儿童饮食红绿灯

主　编

黄秋云　谢英彪

副主编

郑立升　谢　秋

编著者

陈　为　黄娟秀　李君君　林　娟
戴永梅　周　莉　张　弦　陈泓静
虞丽相　周晓慧

金盾出版社

内容提要

　　本书由医学专家和科普作家共同撰写,根据我国丰富的医药典籍和大量的科研资料,以通俗易懂、深入浅出的语言,系统介绍了年轻妈妈所有关心的儿童饮食宜忌方面的问题,包括母乳喂养的 27 盏红灯及 23 盏绿灯,儿童饮食健康的 34 盏红灯及 71 盏绿灯,饮食习惯的 14 盏红灯及 22 盏绿灯,时令饮食的 6 盏红灯及 18 盏绿灯,儿童营养的 15 盏红灯及 25 盏绿灯,食物卫生与烹调的 16 盏红灯及 11 盏绿灯。其内容丰富,科学实用,适合广大年轻父母阅读参考。

图书在版编目(CIP)数据

　　儿童饮食红绿灯/黄秋云,谢英彪主编 . — 北京 : 金盾出版社,2014.12
　　ISBN 978-7-5082-9701-9

　　Ⅰ.①儿…　Ⅱ.①黄…②谢…　Ⅲ.①儿童—忌口　Ⅳ.①R153.2

　　中国版本图书馆 CIP 数据核字(2014)第 218346 号

金盾出版社出版、总发行
北京太平路 5 号(地铁万寿路站往南)
邮政编码:100036　电话:68214039　83219215
传真:68276683　网址:www.jdcbs.cn
封面印刷:北京凌奇印刷有限公司
正文印刷:北京华正印刷有限公司
装订:北京华正印刷有限公司
各地新华书店经销
开本:850×1168 1/32　印张:9　字数:226 千字
2014 年 12 月第 1 版第 1 次印刷
印数:1~4000 册　定价:22.00 元

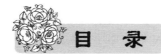

一、母乳喂养红绿灯

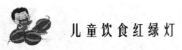

二、儿童饮食健康红绿灯

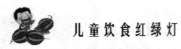

三、饮食习惯红绿灯

四、时令饮食红绿灯

五、儿童营养红绿灯

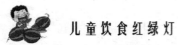

六、食物卫生与烹调的红绿灯

儿童饮食红绿灯

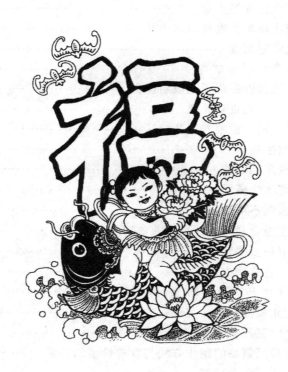

一、母乳喂养红绿灯

（一）母乳喂养的 27 盏红灯

1. 泌乳忌受干扰

影响乳汁分泌的主要因素有情绪波动、哺乳方式、婴儿的吸吮力及乳母的健康状况。与泌乳有关的多种激素都直接或间接地受下丘脑的调节，因下丘脑功能与情绪有关，故泌乳受情绪影响甚大。担忧的心情如惟恐泌乳量不足，可以刺激肾上腺素分泌，使乳腺血流量减少，妨碍营养物质及有关激素进入乳房，从而进一步减少乳汁分泌。刻板地规定哺乳时间也可造成精神紧张，故在婴儿早期采取按需哺乳的方式并做好及时的宣传解释工作甚为重要，新生儿期应合理安排母亲的生活及工作，以避免焦虑、悲伤、紧张、不安、过度疲劳等。

按需哺乳及每日多次哺乳可使催乳素保持较高的血浓度。按需哺乳还能保证婴儿有较强的吸吮力，吸吮对乳头的刺激可反射性地促进泌乳，乳汁排空后使腺泡的压力降低，也可进一步刺激乳汁合成，因此有力的吸吮是促进乳汁分泌的重要因素。给婴儿过多地喂糖水，往往使婴儿在喂奶时缺乏饥饿感，此时婴儿思睡、吸吮无力，使产妇既缺乏泌乳的刺激，又产生不愉快的情绪，从而导致泌乳减少。乳母的健康状况显然会影响泌乳功能，乳母体质健壮是保证泌乳充足的重要条件，体弱多病者一般乳汁较少，因此妇女产后的卫生保健对婴儿的喂养也十分重要。

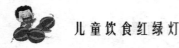

2. 忌给新生儿喂奶过晚

按照传统习惯,新生儿要到 24 小时后才能喂母乳,有的甚至主张待乳房发胀以后(2～3 天)再喂奶。理由是母亲分娩后需要休息,新生儿在母体内已经储存了营养,晚喂奶也无妨。研究表明,新生儿喂奶过晚,对小儿健康不利。一般来说,喂奶晚的新生儿黄疸较重。有的还会发生低血糖,而低血糖能引起大脑持续性损害,尤其是体重轻、不足月的新生儿更容易发生低糖血症。有的新生儿因喂奶过晚还会发生脱水热。因此,现在一般主张尽早给新生儿喂奶。

对于什么时间给新生儿喂奶好,曾有不同的看法。有的主张在生后 6 小时喂 5% 淡糖水,6 小时后再喂一次淡糖水,12 小时后开始喂奶;也有的主张生后 3～4 小时就可少量喂淡糖水,6 小时后可让新生儿吸吮母乳。世界卫生组织认为,新生儿出生后应立即吃母乳或起码在 2 小时以内喂奶。理由是初乳是新生儿最适宜的食物,因为它含有新生儿所需要的高度浓集的营养素和预防多种传染病的免疫球蛋白。此外,由于母乳分泌受神经、内分泌调节,新生儿吸吮乳头,可以引起母亲乳房神经反射,促使乳汁分泌和子宫复原,减少产后出血,对哺乳和恢复产妇健康都有利。

心理学家发现,新生儿在生后 20～30 分钟吮吸能力很强,如果未能得到吸吮刺激,将会影响以后的吸吮能力,而且在生后 1 小时是新生儿的敏感时期,是建立母子相互依恋感情的最佳时间。早喂奶还可以预防小儿低血糖的发生和减轻生理性体重下降的程度。所以,只要产妇情况正常,分娩后即可让新生儿试吮母亲的乳头,让婴儿尽可能早地吃到母乳。

3. 给新生儿哺乳忌弃掉初乳

初乳是产妇分娩后 1 周内分泌的乳汁,颜色淡黄色、黏稠,含有丰富的蛋白质。初乳分泌量虽然少,但对正常婴儿来说是足够了。在一些地方,受旧风俗的影响,主张把产后前几天的少量黄奶汁挤出去扔掉,嫌这些开始的乳汁不干净。其实,初乳不但质量很高,而且有免疫作用。

根据对产后 1～16 天母乳营养成分调查结果表明,初乳中免疫球蛋白含量很高,还含有大量免疫物质,能保护新生儿娇嫩的消化道和呼吸道的黏膜,使之不受微生物的侵袭。而这些物质在新生儿体内含量是极低的。如果用母乳进行喂养,可使新生儿在出生后一段时间内具有防止感染的能力。初乳中含有中性粒细胞、巨噬细胞和淋巴细胞,它们有直接吞噬微生物、异物、参与免疫反应的功能,能增加新生儿的免疫能力。初乳还含有丰富的微量元素,如锌对促进婴儿的生长发育特别是神经系统的发育,很有益处。

初乳具有营养和免疫的双重作用,还能帮助孩子排出体内的胎粪、清洁肠道。据研究,新生儿最初的 1 小时吃到初乳,将有效降低新生儿的死亡率。有些妈妈不知道初乳的好处,认为初乳量少,且颜色不好,就弃之不用,这是错误的。因此,即使母乳再少或者准备不喂奶的母亲,也一定要把初乳喂给孩子。

4. 忌在开始哺乳前喂养新生儿

在母亲第一次喂母乳前给新生儿糖水或配方奶,称为“哺乳前喂养”。研究表明,哺乳前喂养没有必要,应当弃掉。这是因为新生儿在出生前,体内已贮存了足够的营养和水分,可以维持到母亲来奶,而且只要尽早给新生儿哺乳,少量的初乳就能满足刚出生的正常新生儿的需要。

哺乳前喂养会使新生儿产生“乳头错觉”,因为奶瓶的奶头比母亲的奶头容易吸吮。另一方面,因为奶粉冲制的奶比妈妈的奶甜,也会使新生儿不再爱吃妈妈的奶,造成母乳喂养失败。一方面,新生儿得不到具有抗感染作用的初乳。另一方面,人工喂养又极易受细菌或病毒污染而引起新生儿腹泻。对母亲来说,推迟开奶时间也相应地使母亲来奶的时间推迟,一旦新生儿抵制母乳,母亲很容易形成失落感和挫败感,且新生儿不愿吃母乳,乳母易发生奶胀和乳腺炎。

5. 忌轻易放弃哺乳

母乳是母婴之间的血脉纽带。母乳的好处尽人皆知,妈妈们也都清楚母乳喂养对孩子的发育是有极大帮助的。宝宝拒绝母乳的可能性如下:①患病。新生儿除了拒绝吃奶外,还伴有呕吐、腹泻、黄疸、痉挛等。这时应将新生儿带到医院就诊。②鼻腔或口腔有问题。如新生儿感冒引起鼻塞,或口腔内患鹅口疮。解决鼻塞应该疏通鼻腔;鹅口疮可用制霉菌素或甲紫涂在小儿口腔内,每日3次。③吸乳能力差。体重低于1800克的新生儿,可能发生吸吮困难。可以将挤出来的奶用杯和匙喂给新生儿,直到新生儿吸吮能力增强为止。④新生儿和母亲分开过。新生儿出生后由于母亲生病或上班,使母婴分开一段时间,可能会出现新生儿拒奶情况。根据宝宝的脾性,以妈妈的耐心和爱心,可以尝试在各个时间段、各种环境中唤起孩子对母乳的渴望。

6. 忌喂奶时间过长

正常婴儿哺乳时间是每侧乳房10分钟,两侧20分钟已足够了。从一侧乳房喂奶10分钟来看,最初2分钟内新生儿可吃到总奶量的50%,最初4分钟内可吃到总奶量的80%~90%,以后的6分钟几乎吃不到多少奶。

虽然一侧乳房喂奶时间只需4分钟就够了,但后面的6分钟也是必需的。通过吸吮刺激母亲催乳素释放,可增加下一次的乳汁分泌量,而且可增加母婴之间的感情。从心理学的角度来看,它还能满足新生儿在口欲期口唇吸吮的需求。

7. 忌生气时哺乳

人在生气发怒时,可兴奋交感神经系统,使其末梢释放出大量的去甲肾上腺素,同时肾上腺髓质也过量分泌肾上腺素。这两种物质在人体如分泌过多,就会出现心跳加快、血管收缩、血压升高等症状,危害乳母健康。母亲经常性地生气发怒后,体内就分泌出有害物质。若"有毒"乳汁经常被婴儿吸入,会影响其心、肝、脾、肾等重要脏器的功能,使孩子的抗病能力下降,消化功能减退,生长发育迟滞。还会使孩子中毒而长疖疮,甚至发生各种病变。

8. 忌给新生儿哺乳方法不当

刚刚做妈妈的妇女,应学会正确的喂奶方法。首先,每次哺乳前,应给婴儿更换清洁干燥的尿布,母亲先洗净双手,再用温开水洗奶头。母亲应取坐位,不要躺着给小儿喂奶。喂奶时母亲姿势要舒适,以减轻疲劳,抱起婴儿面朝母亲侧卧,嘴及下颏紧靠乳房。母亲用食指及中指夹住乳房,将乳头及乳晕完全送入小儿口中。注意不要堵住小儿鼻孔,以免影响呼吸。小儿吸吮动作缓慢有力,母亲的乳汁会大量涌出,此时母亲可用手指挡一下或暂停一会儿,以防止引起小儿呛咳。

9. 忌母亲给婴儿喂奶姿势不正确

给小儿喂母乳的妈妈,常常习惯于躺着喂奶,以为这样省事、舒服,妈妈还可以睡觉。但是,这样做常常会堵住小儿的口鼻,不但使小儿无法吸吮,还可使小儿窒息,造成生命危险。所以,哺乳时应把小儿抱起来,坐着喂奶,让小儿躺在妈妈的怀里。这样既可避免乳房堵住小儿的鼻孔而影响呼吸,又可轻轻将乳汁挤出帮助小儿吸奶。给婴儿喂奶时母亲不能睡觉,否则堵住小儿的鼻子不知道容易误事,同时也不好掌握喂奶的时间。给婴儿躺着喂奶,还会造成耳聋。这是因为婴儿的咽鼓管短,位置平而低,躺着喂奶时将有一部分奶或小儿呕吐物带细菌流到耳朵里去,加之婴儿的免疫功能尚不健全,细菌侵入耳的鼓室和中耳,婴儿极易得急性化脓性中耳炎,如治疗不及时,就可导致耳聋。所以,母亲不要躺在床上给婴儿喂奶,同样婴儿也不要躺在床上吮吸奶瓶,因为这样也可使乳汁顺着婴儿短且低平的咽鼓管流入耳内,污染中耳,也可引起化脓性中耳炎。

正确的哺乳姿势应该是母亲坐在椅子上或床上,将婴儿抱起,左肘部抬高 45°,将婴儿头部放在左肋部,再让婴儿吮吸乳汁。人工喂养用奶瓶也要这样,一定要让婴儿头部抬高 45°,这样可以防止乳汁流入耳内引起污染,也不会堵住小儿口鼻。

10. 忌不把婴儿未吸尽的奶挤尽

奶量的多少与乳腺接受刺激的强弱有关,对乳腺的刺激越强,乳汁的分泌增加越多。因此,如果乳腺内乳汁每次都被婴儿全部吸出,乳管内空虚,乳腺就会受到较大刺激,分泌的乳汁就会增加。有的婴儿一次不能将乳汁全部吸尽,母亲又舍不得把剩余的乳汁挤掉,如果经常这样,乳腺刺激减少,就会慢慢地使乳汁分泌减少,造成乳汁不足。此外,由于剩余奶汁堵塞乳腺,也会引起乳房内出现圆形或椭圆形的硬块,造成乳房胀痛或刺痛,甚至发生乳腺炎,影响母亲健康和婴儿喂养。

当婴儿吸完奶后,乳房里仍有乳汁时,乳母要把乳管里的剩余奶汁用手挤尽或用吸乳器吸尽。这样乳房轻松,而且乳汁分泌又快又多,有利于增加乳汁。

11. 忌混合喂养和人工喂养方法不当

母乳不足或母亲不适合哺乳则应采取混合喂养(即用部分人工喂养的方法补充母乳不足)和人工喂养。人工喂养(包括混合喂养)除不完全具备母乳喂养的优越性外,还有其他缺点,如婴儿由于吮吸橡皮奶头,其口腔运动截然不同于母乳喂养,如再次母乳喂养时,婴儿就会出现乳头错觉,有拒奶、烦躁等现象,造成母乳喂养困难,这在混合喂养的婴儿表现最为明显。因此,在混合喂养和人工喂养时,除了在喂养的食品上讲究营养成分要适合婴儿发育外,还必须注意以下事项。

(1)婴儿混合喂养:在每次喂奶时应先吃母乳,约10分钟后加喂牛奶、羊奶或其他代乳品。母乳和其他奶类或代乳品间隔喂,或交替喂。一天只有1～2次喂其他奶类或代乳品,其余喂奶时间全喂母乳。

(2)混合喂养和人工喂养:必须做好奶具消毒,由于奶类和其他代乳品易繁殖细菌,食物容易变质,从而引起消化不良。所以,首先要搞好奶具消毒和其他乳品的保存,平时要把消毒的奶具保存好。

(3)配奶时要注意卫生:先把手洗干净。消过毒的奶,要用漏斗分装在瓶内,用消毒巾盖好,最好放在10℃以下的地方冷藏,吃时用开水温热奶瓶即可。

(4)喂奶时温度要合适:喂前可将奶滴在手背或将盛奶的奶瓶贴在脸颊上试温度,以不感到烫也不感到凉为宜。

(5)奶头孔大小要合适:在奶头上扎1～2个孔,以儿童在10～15分钟吃完为适宜。喂奶时要随时注意将奶汁充满奶头,以免儿童吸进空气。

(6)每次喂奶要适量:一般认为,婴儿要吃多少就是他(她)的需要量。一天总乳量计算为:新生儿每日乳量约等于体重的1/5,2～4个月为1/6,6个月为1/7。7～12个月为1/8。喂养新生儿要用2∶1的奶和水,2～4周后用3∶1的奶和水,1个月后可喂4∶1的奶和水或全奶。如果新生儿健康,也可以从一开始就喂全奶的鲜牛奶,这样更有益于新生儿的营养需要。

(7)奶粉调配:按重量1∶8调配,即1份奶粉,8份水,这样相当于全奶。

(8)注意婴儿大小便情况:糖少、蛋白质多,大便干燥,尿量少而发黄。糖多则大便有泡沫或酸味。了解这些情况,有利于喂养食品的调配。

(9)补喂或喂养牛奶、羊奶或其他代乳品:以补充母乳不足的同时,还应及时添加辅食。婴儿出生后第三周,即应添加菜汤、西红柿水或山楂水、鲜橘子汁等富含维生素C的食品。3~6个月时,小儿的唾液腺才能发育完善,唾液量增加,并富含淀粉酶,所以3~4月龄时,可适当增加淀粉食品,如米粉糊、奶糕及烂粥、烂面条等。蛋黄、猪血等富含铁质的食品,也可同时添加。稍后可添加菠菜泥、青菜泥、土豆泥等食品。到7~8个月时即添加碎菜,以锻炼牙齿的咀嚼能力,促进胃肠的消化与吸收。8个月以后婴儿可渐食全蛋、禽肉、鱼肉、肝泥、豆腐、赤豆沙等,到1周岁时即可以添加猪瘦肉、牛肉等,以丰富婴儿的食谱,促进食欲。

12. 忌定时给婴儿喂奶

有的人习惯于定时给婴儿喂奶,使婴儿与成年人一样定时定次的吃奶,研究表明,这种传统的定时喂奶对婴儿和母亲都不利,应做到按需喂奶,婴儿想吃就喂,母亲奶胀就喂,这样可满足母婴的生理要求。刚刚出生的新生儿吸吮力很强,这是让他(她)学习和锻炼吸吮能力的最佳时刻,不必拘泥定时喂奶。如定时喂奶,他(她)可能入睡不吃,而不喂奶时,他(她)又想吃,哭闹不停。因此,硬性规定喂奶时间和次数,就不能满足其生理要求,必然会影响其生长发育。

按需喂奶、勤喂奶,还能促进母乳分泌旺盛,有利于婴儿吃饱喝足,可加快婴儿生长发育。试验证明,每天喂6次奶,乳汁分泌平均每日泌奶为520毫升,如每天喂奶12次,每天平均分泌乳汁

725 毫升。同时有利于消除奶胀,减少患乳腺疾病的机会。为了实现按需喂奶,婴儿生下来就应和妈妈睡在一起,实行母婴同室,这除了能保证随时喂奶有利于母婴外,还便于增强母婴之间的感情,较快地提高母亲抚养婴儿的能力和使新生儿多接收到母爱。

13. 哺乳忌不卫生

乳母应保持个人清洁卫生,饮食平衡,心情愉快,睡眠休息充足,生活规律,避免饮酒、吸烟、接触毒物或服用对小儿有影响的药物。要保持乳腺(尤其是乳头部)的卫生。如果乳儿哺喂后能安静入睡,体重按正常速度增加,而且吸吮时能听到咽乳的声音,则表示乳量充足,反之表示乳量不足。生后最初 2 个月内可每周称一次体重,以后每 2 周或每个月称 1 次。正常婴儿每次摄入的奶量可有较大的波动,故不宜在每次吃奶前后称体重,以免引起乳母的精神紧张或过早地补充牛乳。因吸橡皮奶头较省力故应尽量不用奶瓶哺喂。又因牛奶中常需加糖,故常较母乳甜,补充牛奶后易使婴儿拒哺母乳,从而导致母乳分泌量减少。

当乳头裂伤时,可暂停直接喂奶,用手法或吸乳器按时将乳汁吸出,在乳头裂伤处涂敷鱼肝油软膏,防止感染。喂奶时,如果很少听到儿童吞咽声,且时而哭吵,体重增长较慢或不增,提示奶量不足,必须及时补足。每次喂奶以吃空为宜,如不能吃完,即用手法或吸奶器吸空,以防发生乳腺炎。

14. 母乳喂养忌忽视维生素 K 缺乏

单纯母乳喂养,尤其是在哺乳母亲自身体内维生素 K 缺乏的情况下,婴儿可能会因维生素 K 缺乏而引起消化道、皮肤、黏膜及颅内等部位出血。母乳喂养引起的维生素 K 缺乏性出血现象发生于婴儿出生后 24～90 天,通常称之为晚发性出血,其临床特点为出血时间正常而凝血时间延长,血小板计数正常而凝血机制出现障碍,输新鲜血或静脉滴注维生素 K 可迅速止血,晚发性维生素 K 缺乏致出血对婴儿健康十分不利,可引起贫血、肝肾功能障碍、心力衰竭、昏迷等危象,抢救不及时会有生命危险。

为了保证婴儿健康生长发育,母乳喂养期间应积极预防婴儿晚发性维生素 K 缺乏症的发生,主要措施如下:①新生儿出生后要早喂奶,早喂奶可促进肠道菌群形成,有利于维生素 K 的合成。②哺乳母亲应多食绿色蔬菜、黄豆、肝脏、蛋黄等含维生素 K 较多的食物,提高母乳中维生素 K 的含量。③掌握正确喂奶方法,后半部分母乳所含维生素 K 明显多于前半部分母乳,故喂奶时应先让婴儿吃空一侧再吃另一侧。④如果乳母患有肝胆疾病或服用了妨碍维生素 K 生成的药物,应口服补充维生素 K。有专家建议,从产前 2 周开始服,每天口服维生素 K20 毫克。⑤尽管母乳喂养是婴儿维生素 K 缺乏的主要因素,但不是惟一因素。小儿患有肝胆疾病、腹泻及感染性疾病时,维生素 K 的摄入、吸收和利用会不足,遇到这些情况时,可在积极治疗原发病的同时,每周肌内注射维生素 K 5～10 毫升。

20 世纪 80 年代以来,国内外对维生素 K 缺乏引起婴儿出血进行了广泛研究。认为母乳喂养可以引起本病。因为母乳维生素 K 含量较低,仅为牛乳的 1/4。所以,母乳喂养儿摄入维生素 K 不足。近来研究证实,母乳中含维生素 K 活性抑制因子,使其活性受抑,进而使维生素 K 依赖性凝血因子 II、VII、IX、X 的活性降低。因此,单纯母乳喂养婴儿容易有出血倾向。少数学者认为,单纯母乳喂养儿维生素 K 缺乏所致出血的发病仅是极少数,采取预防措施并无必要。但多数学者强调在大力提倡母乳喂养的同时应强调为婴儿补充维生素 K。通过 CT 扫描发现,婴儿因维生素 K 缺乏所致颅内出血的年龄为 0.5～3 个月,均为母乳喂养,其发生率约 1‰。颅内出血常留有神经系统后遗症,约 40% 致残,并且死亡率较高。除此之外,还可有呕血、便血、皮下出血、注射部位出血不止,给维生素 K 后,出血倾向在数小时至 24 小时内可以缓解。为了预防此病,在大力提倡母乳喂养的同时,应强调在新生儿刚出生及新生儿晚期至婴儿期应结合婴儿的身体状况及有无腹泻、感染等,及时合理地补充维生素 K,以解决母乳中维生素 K 含量的不足。

15. 忌母乳不足

母乳喂养婴儿的好处是非常明显的。首先,母乳中有婴儿必需的免疫抗体,母乳喂养婴儿的患病率明显低于非母乳喂养的婴儿。其次,母乳中的蛋白质、糖类的成分比例适合婴儿消化吸收,其中补体、乳铁蛋白等成分,是其他任何乳品都不可比拟的。世界卫生组织明确指出,婴儿至少要喂满 4 个月的母乳。因此,如果不是母亲有病或母乳缺乏等客观原因,不要完全用人工喂养代替母乳喂养。

婴儿在吃母乳时,常常是吃奶时间超过 20 分钟或更长一些,还不肯放开乳头,或是用力吸住乳头,不让妈妈抽出,也有时吸一阵,吐出奶头哭一阵再吸,这种表现就表明母亲的乳汁分泌不足。母乳不足时,婴儿常常不到吃奶的时间就感到饥饿,因而哭闹,夜间也不好好睡觉。另外,从婴儿生长的情况也能判明,假如体重增加得不好,婴儿长得瘦弱,又无其他疾病,多是母乳不足造成的。

正常情况下,母乳足够喂养婴儿 6 个月,但有很多因素可导致母乳不足。新生儿只需要 10~15 分钟,吸吮的乳汁就可以达到其必需的量。当母乳不足时,婴儿会出现:常要吃奶,睡不熟,好哭,体重不轻,皮下脂肪变少等。甚至发生饥饿性腹泻。发现母乳不足时应该注意:①乳母情绪要稳定,要愉快,要休息好。②乳母要吃易消化、营养丰富的食物。③让小儿每次吃奶要吸空乳房,如有乳头凹陷或破裂,应及时治疗。④用中药发奶,针灸乳根、膻中、少泽等穴位,可使乳汁分泌增加。⑤采用了多种方法,乳量仍不足者,应考虑混合喂养或人工喂养,但这是下策。

母乳不足时,除喂母乳外,还要以其他乳类或代乳品,采取人工喂养的方法,来补充营养的需要,进行混合喂养。①对小月龄的婴儿,可以先喂约 10 分钟的母乳,然后补授一定量的鲜牛奶,这样即先吃完高营养价值的母乳,又补充了优质蛋白的不足。②如婴儿吃完母乳后,不肯再吃乳类食品,而母乳在间隔一次不哺喂后,奶量还够吃一次时,就可以采取一顿纯吃母乳,下一顿完全喂牛奶或其他代乳食品的间隔喂法。③也可根据母亲工作情况或其他原因,安排早、晚吃母乳,白天喂 1～2 次乳类或其他代乳食品。④如母乳不太缺少,就可以一次喂纯母乳,下次喂母乳后加喂一定量的代乳品的间隔喂法,或多吃几次母乳,而其他乳类或制品只喂 1～2 次。⑤个别婴儿如吃母乳后不肯吃其他乳类或代乳品,而母乳又不够吃饱一顿时,就只好采取先喝牛奶后吃母乳的办法。

补充奶类或代乳品的用量,要根据母乳缺少的情况来定,可以先采取一定量试喂,如果婴儿能全吃掉,可以再试加一些,只要吃后有饱的表现,而消化也正常就可以了,根据月龄的增长再适当调整用量。

16. 不宜吃母乳的婴儿

母乳喂养一直被认为是健康母亲哺育婴儿最安全和最佳的方式,但婴儿患先天性代谢性疾病,如半乳糖血症、苯丙酮尿症等就不适宜喂母乳。坚持母乳喂养的前提应该是妈妈的身体健康,如果出现以下情况,妈妈就应该暂时或完全停止母乳喂养:妈妈患有严重传染病时不能喂母乳,以防传染给宝宝;如妈妈患有肝炎、肺病等疾病时,就必须停止母乳喂养;妈妈感冒发热不得不服用药物时,可等病愈停药后再喂,但应注意每天按喂哺时间把奶挤出,保证每天泌乳在 3 次以上,挤出的母乳也不要再喂给小儿吃,以免其中的药物成分给小儿带来不良影响;凡母亲患有严重疾病,如精神病、心脏病、结核病、肝炎、糖尿病、肾脏病、癌症,都不能给小儿吃母乳,一则有些病会传染给宝宝,再则增加母亲身体负担,会加重病情;患有精神病的母亲,更不能给婴儿授乳;母亲患急性病时,如乳腺发炎、感冒、高热,这时就要暂停授乳,等待病愈后再继续哺乳,在停奶期间,应将有菌乳汁排出,同时还可刺激乳汁分泌,以防病后无奶;乳母患一般感冒时,可戴口罩喂奶,以免将病传染给儿童。一般情况下,能够分娩的妈妈就能够哺乳,但更要注意营养和休息,根据身体情况适当缩短母乳喂养的时间,尽量坚持到小儿 4个月以后为宜;妈妈患有严重乳头皲裂和乳腺炎等疾病时,应暂停母乳喂养,及时治疗,以免加重病情,但可以把母乳挤出,用滴管或勺子喂哺小儿,尽量不用奶瓶,以避免小儿产生乳头错觉,也可以试用仿照妈妈乳头形状制作的仿生奶嘴,如果宝宝能用奶嘴吃奶,也不会因此拒绝母乳,这是最理想的。乙型肝炎病毒携带者(HBsAg 阳性)其小儿出生后在 24 小时内、1 个月接受乙肝疫苗注射可以母乳喂养,HBeAg(e 抗原)阳性者可以考虑人工喂养。

工业化的进程,特别是化学工业和核工业崛起,为母乳安全罩上了明显的阴影。研究表明,人类乳腺腺泡上皮细胞在摄取和分泌营养物质的同时,还会大量吸收环境污染物如杀虫剂、除草剂、药物、工业化学成分及有毒金属进入其中。在乳汁中,脂肪占有相当比重,它们主要来源于母亲体内储存的脂肪组织。由于许多毒素如农药、洗涤剂、工业污染物等均有亲脂特性,它们会随着脂肪一起进入乳汁,并经过浓缩,随哺乳传递给婴儿。所以,如果母亲长期生活在污染严重的环境中,或从事较为危险的职业,如为喷洒农药者或为制药厂、电镀厂一线工人等,则其乳汁中有毒成分就会相当高,哺乳就会带来严重的负面影响。

目前已经知道的是,母乳中有机氯化合物毒性最大,它可直接引起基因突变,导致肝脏损伤和诱发癌症,它影响婴儿神经系统的正常发育,导致智力低下和学习障碍,特别是对免疫系统、两性生殖系统有毒性作用,它会使婴儿成年后出现睾丸体积变小、精子数目减少等症状。

有些母亲不宜母乳喂养,一是产棉区大量喷洒农药杀虫剂的棉农;二是在农药制造厂、皮革厂、制药厂、电镀厂一线生产的工人;三是特别肥胖的母亲,因为肥胖,母亲脂肪丰富,毒物容纳量也多;四是超过38岁的高龄产妇,因为年龄越大,脂肪组织中的毒物含量就越多。对这些人的小儿而言,母乳就不能说是安全的。这些母亲可使用牛奶或以科学配方配制的代乳品喂养婴儿,以避免乳汁中环境污染物对婴儿的毒害。

17. 婴儿服药前后忌喂奶

婴儿患病时,在服药前后忌给婴儿喂奶。这是因为:①服药前,家长不要给病婴喂奶或饮水,使患儿处在半饥饿状态,以防止恶心、呕吐,同时,也便于将药咽下。②婴儿服药后不要马上给婴儿喂奶,以免发生恶心、呕吐。婴儿将药咽下后,可继续喂糖水或白开水20～30毫升,将口腔及食管内积存的药物送入胃内。

18. 忌让婴儿吮奶头入睡

有的妈妈为了使儿童很快入睡,喜欢让婴儿吮着奶头睡觉,这种习惯非常不好。婴儿吮着奶头睡觉,一醒就吸奶,天长日久容易导致胃肠功能紊乱而发生消化不良。此外,被窝里的空气本来就不新鲜,加上婴儿嘴里含着奶头,呼吸动作受到一定的限制,可引起儿童缺氧而导致睡眠不安。一旦妈妈熟睡后,身体和乳房也有可能堵住婴儿的口、鼻,使婴儿无力挣脱而引起呼吸困难,甚至发生危险。

用塑胶奶嘴放在儿童嘴里哄小儿入睡也不好。这样做虽能起到一些作用,小儿含着奶嘴很快就会睡着,时间久了就会养成习惯。因此,这成了一些家长防止小儿哭闹的方法,但这样做也产生许多不良后果,主要有以下方面:①经常含奶嘴,小儿总在进行吸吮,会咽下过多的空气,造成胃内空气胀满,会增加吐奶的可能,有时还会引起腹痛。②不断地吸吮会给口腔发育造成影响,造成上下颌骨发育畸形,影响面部的美观。③形成了吸吮奶嘴的习惯以后就很难改正,日后小儿稍大需要断奶时会非常的困难。④小儿含奶嘴睡着以后,奶嘴有可能堵塞小儿的口鼻,造成窒息。因此,用奶嘴哄小儿入睡并不是一种好方法,还会对小儿的健康带来不利影响。

19. 断奶忌过早过迟

母乳中含有多种营养成分,婴儿每天要从母亲的乳房中吸入500～600毫升的乳汁。一般认为,婴儿食用母乳10～12个月后即可断奶。过早断奶代之以人工喂养会对婴儿的生长发育产生某些不良影响,因为母乳是婴儿最理想的天然营养食品。然而,这并不意味着断奶越迟越好。我国的一些农村地区,小儿长到2～3岁时仍然在吃母乳,这种小儿往往瘦弱易生病,因为随着婴儿的逐渐长大,营养素的需要量相应增加,而母乳量和其中的营养成分已不能满足小儿生长发育的需要,因此婴儿4～5个月就要逐渐增加辅食,婴儿吃奶的次数就会逐渐减少,到10～12个月时即可完全断奶。而断奶越迟,小儿恋乳心理越强,不愿吃饭和其他辅食,从而引起消瘦和营养不良。

断乳期是一个从完全依靠乳类喂养逐渐过渡到多元化食物的过程。随着婴儿的长大,母乳类已不能满足小儿生长发育的需要,同时婴儿的各项生理功能也可逐步适应于非流质食物,因此一般主张应在出生后4～6个月开始添加辅食,进入断奶期,为完全断奶做准备。断奶的具体月龄无硬性规定,一般在1岁左右,但必须要有一个过渡阶段,在此期间逐渐增加辅助食品能减少哺乳次数,否则容易引起婴儿不适应,并导致摄入量锐减,消化不良,甚至营养不良。仅在特殊的情况下如母亲突患严重疾病或因急事需要外出,方可于短期内完成断奶(此时对婴儿来说确有一定的风险),这时如果婴儿吵闹过度可用小量苯巴比妥类对症治疗。乳母可服一些药物同时限制水分摄入,这样便可使乳汁迅速减少。炎热的天气或乳儿患病时宜暂缓断奶。

母乳是婴儿最理想的食物,但婴儿生长发育极快,4个月后母乳的营养已明显不足,而且婴儿开始出牙,逐渐学会咀嚼、吞咽食物,消化功能也逐渐增强,能够接纳各种食物。从完全靠吃奶而生存的时期向吃成人类食品过渡的这段时期称断奶期。该时期相应的婴儿食品称断奶食品。断奶食品可补充4个月后,断奶过程中的营养需求,供给充足的蛋白质、维生素、无机盐等,避免佝偻病、缺铁性贫血等营养缺乏症的发生。断奶食品的状态也与该阶段婴幼儿的发育特点相适应。从一开始细腻、滑润的泥状食品到最后的正餐食品,食物颗粒逐渐增大,硬度增加,最后接近于成人食品,可逐步提高婴幼儿的吞咽、咀嚼和消化能力,培养其良好的饮食习惯。避免了因摄食不当而引发的消化不良、代谢失调等问题。

出生4~6个月的婴儿,其所需的全部食物和饮料就是母乳。在这之后,婴儿的生长速度已超过乳汁的供应,虽然母乳产生的量未减少,但已不能满足婴儿的需要。这时,就可以考虑开始断奶,给予适当的辅食了。同时,婴儿的胃容量比初生时增加了3倍以上,唾液腺已发育成熟,牙齿萌出,对粮食类食物的消化能力增强,对食物的品种、质和量的适应性也大大增强,因此添加一部分辅食,既适应婴儿的营养需要,又为断奶做好准备。

有的母亲对何时开始给予婴儿断奶食品掌握不准,加之婴儿需要增加辅食的时间也因人而异,没有固定的标准,怎么办?最简单的方法是观察婴儿的生长曲线,定期称量儿童的体重并记录在生长发育图上。如果体重增加,说明婴儿得到足够食物,反之,则表示婴儿的发育速度超过母乳供应量。尤其是6个月左右的婴儿,如果生长曲线变得平坦,即使其十分健康,也仍表明儿童需要更多的母乳和食物。母亲还可以从婴儿的其他方面看出其需要增加食物:如开始长牙,能够坐,伸手拿着东西并且放进嘴里。当母亲抱着吃东西时,婴儿往往会伸手去拿食物,新生婴儿除了只具备消化奶的酶以外,没有消化其他食物所需的所有的酶,而约6个月大的婴儿的胃已能适应食物,具有了消化食物的酶,他们的胃能消化大部分食物。有人直到婴儿超过1岁才给予断奶食物。这太迟了,既影响小儿的食欲,又妨碍其营养吸收和生长发育,易发生营养缺乏病。要知道,5～6个月大的大多数婴儿容易饥饿,此时添加辅食,可使他们的胃习惯于消化食物。但到了9～10个月时,他们变得更调皮,形成了不易改变的饮食习惯,不愿尝试新的东西,如果到此时才给婴儿添辅食,往往很难。这样,婴儿得不到足够营养,自然会发生营养不良,导致生长发育迟缓甚至停滞。

断奶应逐渐进行,在春季和秋季开始,母乳不足者可提早断奶,母乳充足或婴儿体弱者,适当推迟断奶时间。总之,如果辅食添加得好,断奶就可能比较顺利。开始断奶时,每天减少哺乳一次,以添加辅食代替,以后逐渐减少哺乳次数,增加辅食次数。这一段时间可用杯或匙喂养,使其养成习惯。完全断奶的时间一般可在出生后10～12个月,最迟可到18个月。但是,如果婴儿想继续吃奶,即使在3岁以后也可进行母乳喂养,大多数婴儿在1～3岁自己停止吃奶,这是自然断奶。尽管如此,按时添加辅食仍是不可或缺的。断奶的过程是循序渐进的。根据儿童的具体情况,母亲添加辅食应掌握的原则是:由少到多,由细到粗,一样一样地加,食物由流质、半流质过渡到固体,以使儿童逐渐适应新的食物和不同的味道。

20. 忌强行给小儿断奶

给小儿断奶要慢慢来,让婴儿有一个适应过程。从5～6个月开始就要添加辅食,逐渐使辅食变为主食。开始每天先少喂一次奶,用其他食品来补充,在以后的几周内慢慢减少喂奶次数,逐渐增加辅食,最后停止夜间喂奶,以至于最后完全断奶。有的父母给婴儿强行快速断奶,结果婴儿哭闹不停,很容易上火,吃不好,睡不好,影响健康。

也有的母亲平时不为小儿断奶做准备,要断奶时就往奶头上抹辣椒水或红药水,以此吓唬小儿。这种突然断奶的办法不好,它会使小儿感到不愉快,影响情绪,容易引起疾病,也有的会因为不适应其他食物,造成营养不良。在目前有一种新观点,称为自然断奶,即不断诱导小儿吃其他食物,而且还允许小儿吃奶,逐步使婴儿自己停止吃奶。但时间最长也不要超过一年半。

21. 长大的婴儿忌只吃奶不吃饭

奶类,尤其是母乳,只是婴儿一段时期内的主要食品。出生后至 4 个月,婴儿只吃母乳就可以满足生长发育的需要。随着年龄的增长,奶类所提供的营养素已无法满足小儿生长发育的需要了,必须接受其他食品。如果只吃奶,拒绝其他食品,必将导致生长发育迟滞。婴儿只吃奶而不吃饭的纠正方法如下。

(1)每日的进食时间固定,先喂饭,后喂奶。进食时间固定,可形成有益的条件反射,使婴儿食前就产生饥饿感(即使这是由吃奶而建立起来的也无妨),此时小儿就容易接受除奶以外的食物。在开始加饭时应从少量开始,使他有个适应和品味的过程,不能操之过急。

(2)食物的制作要精细,颜色有适当调配,要适合婴儿消化系统的发育水平,使之能够接受。婴儿对色彩鲜艳的东西有较高的兴趣,在提供食物时可利用这一心理特点,将饭菜的颜色调配适当,使他更容易接纳这种食物。切忌把食品做得颜色很深,那样会引起反感。

(3)家长要有信心和恒心。婴儿在开始吃饭时恐怕会用哭闹等方式进行对抗,家长不能因为哭闹就不坚持了,一旦妥协,就更不容易纠正这一毛病了。

22. 用奶瓶喂婴儿忌不讲究卫生

用奶瓶喂哺婴儿,要讲究卫生和正确的方法。喂奶时,应把婴儿抱紧,使他(她)体验和享受母亲的温情。喂奶前要先滴几滴奶在手腕或手背上,试试温度,不可太热或太冷,要正好适宜食用。千万不要大人用嘴吮奶试温,以免传染疾病。

喂奶时,要倾斜奶瓶,使奶瓶和婴儿面部垂直成 90°,不要用瓶口压迫嘴唇,以便使瓶颈充满奶水,以防婴儿吸入太多空气,引起腹胀或溢奶。奶水要能从奶嘴迅速滴出,但不可像一道水流流出。如果奶嘴孔太小,可用消毒针的针头使它扩大。因为奶嘴孔太小婴儿吃不到奶就会吵闹,或者刚吃几口就睡着了。如果洞孔太大,应更换奶嘴,因为喂得太快,可引起婴儿肠绞痛。

喂奶中应偶尔将奶瓶拿开让婴儿休息,婴儿通常在 12～15 分钟内将奶吃完。不要让他(她)的手指接触到奶嘴。吃完奶后,抱起婴儿在背部轻轻拍一拍后放下,然后要把奶瓶中剩下的奶水全部倒掉,瓶内外彻底冲洗干净,不要留下任何残留物,以防细菌滋生。将奶瓶装满水放在一边,以便与其他喂奶用具一起清洗消毒。奶嘴、奶盖及螺纹环盖使用后用清洁剂清洗,用水冲洗干净,奶嘴的孔一定要用强力的水流穿过来充分冲洗,以免留有的残奶液发生变质。

在家庭对小儿奶瓶消毒最简单的方法是煮沸。煮沸消毒法是把奶具洗净后放入盛有冷水的锅内,水要没过奶具。水沸后,继续煮沸 10 分钟,把奶具捞出(奶嘴容易损坏应在关火前 3 分钟放入锅内即可),放在清洁固定的地方,并用清毒巾蒙盖好以备用。

23. 添加辅食时间忌过早

刚离开母体的婴儿,消化器官很娇嫩,消化腺不发达,分泌功能差,许多消化酶尚未形成,此时还不具备消化辅食的功能。如果过早添加辅食,会增加婴儿消化功能的负担,消化不了的辅食不是滞留在腹中"发酵",造成腹胀、便秘、厌食,就是增加肠蠕动,使宝宝便量多、次数增加,最后导致腹泻。因此,出生4个月以内的婴儿忌过早添加辅食。

24. 添加辅食时间忌过晚

有些家长怕孩子消化不了,对添加辅食过于谨慎。孩子早已过了4个月,还只是吃母乳或奶粉。殊不知孩子已长大,对营养、能量的需要增加了,光吃母乳或奶粉已不能满足其生长发育的需要,应合理添加辅食了。同时,孩子的消化器官功能已逐渐健全,味觉器官也发育了,已具备添加辅食的条件。另外,此时孩子从母体中获得的免疫力已基本消耗殆尽,而自身的抵抗力正需要通过增加营养来产生,此时若不及时添加辅食,孩子不仅生长发育会受到影响,还会因缺乏抵抗力而导致疾病。因此,对出生4个月以后的孩子要及时添加辅食。

25. 添加辅食忌过多

宝宝虽能添加辅食了,但消化器官毕竟还很柔嫩,不能操之过急,应视其消化功能的情况逐渐添加。如果任意添加,同样会造成宝宝消化不良或肥胖。让孩子随心所欲,要吃什么给什么,想吃多少给多少,又会造成营养不平衡,并使孩子养成偏食、挑食等不良饮食习惯,所以辅食添加过多、过滥同样也是不合适的。

26. 添加辅食忌过细

一些父母给宝宝吃的自制辅食过于精细,使孩子的咀嚼功能得不到应有的训练,不利于其牙齿的萌出和萌出后牙齿的排列,食物未经咀嚼也不会产生味觉,既勾不起孩子的食欲,也不利于味觉的发育,面颊发育同样受影响。这样长期下去,宝宝的生长当然不会理想,还会影响大脑智力的发育。

27. 添加辅食的种类有禁忌

(1)主食类:谷类、淀粉类食物,易消化和很容易吸收,且不易致敏,很多家长给宝宝添辅食时首选米粉、稀粥等谷类、淀粉类食物,这是正确的。但过分注重营养的爸妈们常常会犯"过犹不急"的错误,偏向于选择精细的谷类食物,但其实精细的谷类食物里维生素遭到破坏,特别是减少了 B 族维生素的摄入会影响宝宝神经系统的发育。而且,还会因损失过多的铬元素而影响视力发育,成为近视眼的一大成因。

(2)荤食类:荤食类富含铁质和蛋白质,通常都被认为是非常有营养的食物,将肉炖至酥软或者撕成细丝,都有利于让宝宝顺利吃进。不过以下所列举的这几种食物,在辅食的初阶段,不要让它们出现为好:鸡蛋清中的蛋白质分子较小,有时能通过肠壁直接进入婴儿血液中,使婴儿机体对异体蛋白质分子产生过敏反应,导致湿疹、荨麻疹等疾病。蛋清要等到宝宝满 1 岁才能给。汞主要以甲基汞的有机形态积聚于食物链内的生物体,特别是鱼类,而甲基汞可能会影响人类神经系统,孕妇、胎儿和婴儿更容易受到影响。在选择鱼类时,应避免进食体型较大的鱼类或其他汞含量较高的鱼类,包括鲨鱼、剑鱼、旗鱼、鲶鱼、罗非鱼、金目鲷及吞拿鱼等。另外,螃蟹、虾等带壳类海鲜会引发婴儿的过敏症状,不宜在 1 岁以前喂食。

(3)水果类:水果中含有宝宝正常生长发育所需要的维生素C,且酸甜可口,是非常适宜的婴儿辅食,水果中又有哪些不适合进入到辅食的呢?一般来说,容易引起过敏的,最好都不要给宝宝吃。过敏不仅引起皮肤的红肿痒、发生皮疹、腹痛、腹泻,还会引起哮喘,特别是儿童,食物过敏往往是过敏性哮喘的主要诱因之一。

3岁以前的小儿出现食物过敏的几率很大。芒果中含有一些化学物质,不成熟的芒果还含有醛酸,这些都对皮肤和黏膜有一定的刺激作用,引发口唇部接触性皮炎。菠萝含有菠萝蛋白酶等多种活性物质,对人的皮肤、血管都有一定的刺激作用,有些人食用后很快出现皮肤瘙痒,四肢、口舌麻木等。表面有绒毛的水果中含有大量的大分子物质,婴幼儿肠胃透析能力差,无法消化这些物质,很容易造成过敏反应,如水蜜桃、奇异果等。

(4)蔬菜类:宝宝3个月之后,就可以给宝宝添加一些蔬菜汁,再大一些就可以添加蔬菜泥。蔬菜中含有大量的维生素和无机盐,好处多多。但也要注意有些蔬菜,还是不宜过早出现在辅食中的,如菠菜、韭菜、苋菜等蔬菜含有大量草酸,在人体内不易吸收,并且会影响食物中钙的吸收,可导致儿童骨骼、牙齿发育不良。豆类含有能致甲状腺肿的因子,宝宝处于生长发育时期更易受损害。此外,豆类较难煮熟透,容易引起过敏和中毒反应。由于婴儿的消化功能发育不完全,所以竹笋和牛蒡等较难消化的蔬菜最好等宝宝大些才喂给他吃。另外,纤维素太多的菜梗也不要喂给宝宝吃。

(5)饮料类:宝宝消化系统发育尚不完全,滤过功能差,矿泉水中无机盐含量过高,容易造成渗透压增高,增加肾脏负担。长期饮用纯净水,还会使得孩子缺乏某种无机盐,而且纯净水在净化过程中使用的一些工业原料,可能对婴幼儿肝功能有不良影响。饮水机容易造成二次污染,也不宜使用。功能饮料中大都富含电解质,可以适当补充人体在出汗中丢失的钠、钾等微量元素。不过,由于婴儿的身体发育还不完全,代谢和排泄功能还不健全,过多的电解质,会导致婴儿的肝、肾、心脏承受不了,加大小儿患高血压、心律失常的几率。可乐、咖啡、浓茶等含太多糖分或咖啡因且没有营养,容易引起蛀牙并且影响宝宝的味觉,并且使人兴奋,会使小儿不安,甚至影响宝宝的生物钟。

(6)调味类:沙茶酱、西红柿酱、辣椒酱、芥末、味精,或者过多的糖等口味较重的调味料,容易加重宝宝的肾脏负担,干扰身体对其他营养的吸收。1岁以内的宝宝也不要吃盐,味精过多会影响血液中锌的利用。

(7)零食类:在宝宝辅食的初级阶段,是不应该给宝宝吃零食的,特别是含有添加剂及色素的零食,这些东西营养少糖分高,而且容易破坏婴幼儿的味觉,引起蛀牙等。特别是市场上流行的人参类食品,如含人参的糖果、饼干、奶粉、麦乳糖及人参蜂王浆等。人参有促性激素分泌的作用,吃这类产品会导致性早熟。

(二)母乳喂养的23盏绿灯

1. 宜知母乳的营养成分

(1)蛋白质:人乳和牛乳中乳白蛋白与酪蛋白的比率不同。人乳中乳白蛋白占总蛋白的70%以上,与酪蛋白的比例为2∶1。牛乳的比例为1∶4.5。乳白蛋白可促进糖的合成,在胃中遇酸后形成的凝块小,利于消化。而牛奶中大部分是酪蛋白,在婴儿胃中容易结成硬块,不易消化,且可使大便干燥。

(2)氨基酸:人乳中含牛磺酸较牛乳为多。牛磺酸与胆汁酸结合,在消化过程中起重要作用,它可维持细胞的稳定性。

(3)乳糖:母乳中所含乳糖比牛羊奶含量高,对婴儿脑发育有促进作用。母乳中所含的乙型乳糖有间接抑制大肠埃希菌生长的作用。而牛乳中是甲型乳糖,能间接促进大肠埃希菌的生长。另外,乙型乳糖还有助于钙的吸收。

(4)脂肪:母乳中脂肪球少,且含多种消化酶,加上小儿吸吮乳汁时舌咽分泌的舌酯酶,有助于脂肪的消化。故对缺乏胰脂酶的新生儿和早产儿更为有利。此外,母乳中的不饱和脂肪酸对婴儿脑和神经的发育有益。

（5）无机盐：母乳中钙磷的比例为 2：1，易于吸收，对防治佝偻病有一定作用。而牛奶为 1：2，不易吸收。

（6）微量元素：母乳中锌的吸收率可达 59.2%，而牛乳仅为 42%。母乳中铁的吸收率为 45%～75%，而牛奶中铁的吸收率为 13%。此外，母乳中还有丰富的铜，对保护婴儿娇嫩心血管有很大作用。

2. 宜提倡母乳喂养

世界卫生组织、儿童基金会等国际组织将保护、促进、支持母乳喂养，解决可能影响母乳喂养的各种问题，作为保护儿童权利的首要适宜技术，强调了妇幼保健服务的特殊作用，对妇幼保健机构提出了促使母乳喂养成功的 10 点措施：①有书面的母乳喂养政策，非常规范的传达到所有保健人员。②对所有保健人员进行必要的技术培训，使其能实施这项政策。③要把有关母乳喂养的好处及处理方法告诉所有的孕妇。④帮助母亲在产后 30 分钟开奶。⑤指导母亲如何喂奶，以及在需与其婴儿分开的情况下如何保持泌乳。⑥除母乳外，禁止给婴儿吃任何食品及饮料，除非有医学指正。⑦实行母婴同室，让婴儿和母亲一天 24 小时在一起。⑧鼓励按需哺乳。⑨不要给母乳喂养的婴儿吸橡皮奶头或使用奶头作为安慰物。⑩张贴母乳喂养支持组织已经建立的信息，并将出院的母亲转给这些组织。

根据联合国儿童基金会的母乳喂养定义，母乳喂养按不同水平分成以下几类：①全部母乳喂养。纯母乳喂养是指除母乳外，不给婴儿吃任何其他液体或固体食物。几乎纯母乳喂养是指除母乳外，还给婴儿吃维生素、果汁，但每天不超过 1～2 次，每次 1～2口。②部分母乳喂养。高比例母乳喂养是指母乳占全部婴儿食物的 80% 以上的喂养；中等比例母乳喂养是指母乳占全部婴儿食物的 20%～79% 的喂养；低比例母乳喂养是指母乳占全部婴儿食物的 20% 以下的喂养。③象征性母乳喂养。指几乎对婴儿不提供热量的母乳喂养。从上述可以了解到母乳喂养在实际实施时包括了以上多种的情况,往往可以是其中一种或两种以上的情况混合或者交替存在。

母乳是儿童生后 4～6 个月内最佳营养食品,年轻妈妈应坚持给儿童母乳喂养。母乳为母亲气血所化生,是婴儿最适宜的天然营养品,也最适合小儿生长发育的需要。婴儿出生后,能够得到母乳喂养,是人生健康的第一步。一般来说,产后 12 天内所分泌的乳汁称为"初乳",13～30 天内的乳汁为过渡乳,2～9 个月的乳汁为成熟乳,10～12 个月的乳汁为晚乳。研究表明,初乳稀薄,含脂肪少,正适合初生儿消化能力较弱的特点,随着婴儿月龄逐渐增长,乳汁也变得浓稠,内含大量的蛋白质、脂肪、糖类等营养物质,并且他们的比例适当,其所含的钙、磷比例也十分适当,其脂肪中,含不饱和脂肪酸较多,并有大量的脂肪酶,其脂肪颗粒小,均十分有利于小儿的消化吸收。母乳中乳糖可促进肠道生成乳酸杆菌,造成肠内 pH 值较低,其酸性的环境,抑制了大肠埃希菌的繁殖,有利于大脑的发育。母乳中含有免疫球蛋白、溶菌酶和吞噬细胞,具有抗感染的作用,所以母乳喂养的小儿疾病发生率低。母乳喂养,还可增进母子之间的感情,有利于母亲对小儿的照看,使小儿生病能够及早发现,及早就医。母乳喂养,也有利于母亲产后身体的恢复,是母子双得益的最佳选择。

3. 宜知母乳喂养的优点

(1)新生儿每次肚子饿一哭,就需要吃东西,因为他未成熟的身体,是不适合等待的。而母乳可立即喂,配方奶却得"冲"。

(2)母乳的温度和体温一样,这刚好适合于婴儿,但奶瓶里的奶就不一样了,加热后的温度会在喂食时逐渐冷却。

(3)夜间喂母乳更方便,不需要起床喂奶,孩子也不会因等待心急而哭闹。

（4）母乳是新鲜的，并且更易消化吸收。

（5）喂母乳的婴儿是很少便秘的，即使2～3天不大便，排出来的粪便也还是软的。吃配方奶的婴儿却常常有便秘之苦，这是因为母乳喂养儿的肠道中，有益菌的数量多。而且母乳可以促进益生菌的生长，并调节肠道蠕动，从而减少便秘。

（6）一般来说，相比含完整牛奶蛋白的普通婴儿配方喂养，母乳喂养的宝宝发生过敏的风险较低，所以母乳喂养是比较便捷的预防婴儿牛奶过敏方式。因为母乳中的蛋白质对宝宝来说是同种蛋白，致敏性很低。母乳中还有双歧杆菌等益生菌，可帮助宝宝建立健康肠道菌群，训练宝宝免疫系统，从而降低过敏的风险。因此，宝宝出生后至少应纯母乳喂养4～6个月。不能母乳喂养时，应该使用经临床验证、效果明确的适度水解蛋白配方。

（7）如果到一个落后的国家或者国家遭遇战乱，最好的方法还是喂母乳，因为在那种情况下是没有处理良好的奶嘴、奶瓶及牛奶或羊奶之类的东西，而且得之不易。所以喂母乳是比较安全、可靠而健康的。

（8）吸吮母乳的运动，可增进婴儿脸部形状的完美。

（9）喂母乳是一种自然的计划生育。根据医学统计，在同样没有采用避孕措施的情况下，婴儿在9个月以前喂配方奶的妈妈怀孕的机会2倍于喂母乳的妈妈。

（10）喂母乳可预防患乳癌的几率，而从未喂母乳的妈妈根据统计患乳癌的风险高于母乳喂养的妈妈。

（11）喂母乳可帮助增进母爱，婴儿吸吮母乳可刺激激素等的分泌，增进感情，这种激素的刺激连没有母爱的动物都能产生母爱，更何况是我们人类。喂母乳时，可使母亲与婴儿同时享受身体的温暖，母亲涨奶时便想起了婴儿，这都是一种身体与感情的结合，也利于培养日后家庭的爱及安全感。

（12）喂母乳的婴儿很少有消化不良或吐奶等现象。

(13)喂母乳的婴儿很少得皮肤病,很少有湿疹或尿布疹等现象。

(14)喂母乳的婴儿很少有呼吸道的严重疾病,但喂配方奶的婴儿却常受此类疾病的侵袭,如支气管炎、肺炎等。

4. 宜提高母乳喂养率

由于现代生活方式的改变,妇女参加社会生产和争取平等权利的愿望及新的代乳品的不断出现,近年来世界上许多国家的母乳喂养率急剧下降,如在 20 世纪 60 年代以前我国母乳喂养率达 80% 以上。1983 年全国调查表明,城市母乳喂养率降为 42.5%,农村为 69.9%。1985 年城市进一步降到 33.6%,1989 年全国八大城市调查,平均母乳喂养率仅 23.6%。为了促进母乳喂养,应努力做好以下工作:①从产前检查起,孕妇就要做好母乳喂养的心理和生理准备。有些医疗单位中推行一系列有利于母乳喂养的产科制度,如产后实行母婴同室,尽可能提早产后喂奶的时间(一般不迟于分娩后 2 小时),以使新生儿尽早获得母乳。满月前要实行按需哺乳等。②哺乳期间应采取宫内避孕器等措施,尽量不用激素类避孕药,因激素类避孕药不仅可明显地抑制催乳素的作用使泌乳量急剧减少,而且药物还可通过乳汁,影响乳儿。③保证孕妇和乳母的合理营养,保持身心愉快和充足的睡眠,避免精神紧张。④有关的政策制定,如产后哺乳假期,落实哺乳时间,制定婴儿食品生产的道德准则,对奶粉、代乳品的广告宣传和销售,以及奶瓶等的零售都要制定合适的法规,以防止群众对代乳品的盲目信赖和医务人员在保健咨询中对鼓励母乳喂养的消极态度。

5. 宜知夜间喂奶和白天喂奶的区别

(1)夜间光线暗,视物不清,不易发现孩子皮肤颜色和是否溢奶。

（2）妈妈困倦，容易忽视乳房是否堵住孩子的鼻孔，使孩子发生呼吸道堵塞。

（3）妈妈处于朦胧状态，孩子含着乳头睡着了，这时有可能发生乳头堵住孩子的鼻孔而造成窒息，也有可能溢乳而发生窒息。

（4）妈妈怕半夜影响其他人的睡眠，孩子一哭就立即用乳头哄，结果半夜孩子吃奶的次数越来越多，养成不好的夜间吃奶习惯。喂奶次数多影响孩子睡眠。

6. 母乳喂养宜有正确姿势

正确的母乳喂养姿势对母乳喂养的顺利进行有很大的帮助，在妈妈母乳喂养时，抱小宝宝的姿势有数种，您可以每种都试试，选择一种您和自己的小宝宝感觉最舒适的姿势。无论选择哪种姿势，请确定宝宝的腹部是正对自己的腹部。这有助于宝宝正确的"吮住"或"攀着"。也不要仅以双手抱着宝宝，应将宝宝放在自己的大腿上，否则，哺乳后容易发生腰酸背痛，影响休息。

（1）搂抱：轻松且常用的姿势。

（2）交叉搂抱、垂直搂抱或中间姿势：宝宝头下垫上东西，有助于宝宝含住乳头。适合于早产儿或吮吸能力弱或含乳头有困难的小宝宝。

（3）紧抱或"像抱橄榄球一样"：可让母亲看到并控制宝宝的头部。适合于乳房较大或乳头内陷而非凸出或扁平的母亲。

（4）侧卧：可让母亲在宝宝吃奶时休息或睡觉。适合于经过剖宫产手术的母亲。避免压迫伤口。

（5）换位：有助于鼓励拒绝在不太喜欢的乳房上吃奶的宝宝吃奶。

7. 宜知母乳喂养的技巧

要保证母乳喂养顺利成功，新生儿妈妈除了学习喂养姿势外，还必须学习正确的母乳喂养技巧——正确的嘴乳衔接方法。

（1）用乳头挠弄宝宝的小嘴唇：一旦母婴都处在感觉非常舒适的体位，妈妈就可以用乳头轻轻抚弄宝宝嘴唇，等婴儿小嘴完全张开——直到像打呵欠那样大大地张开小嘴为止。

（2）嘴乳衔接：一旦宝宝大大地张开了小嘴，就把婴儿向妈妈靠近。妈妈不要将自己的乳房去接近宝宝的小嘴，更不要将宝宝的头部推向乳房。

（3）嘴乳衔接的检查：婴儿正确衔接乳头的表现应该是嘴唇向外凸出（就像鱼嘴一样），而不是向口腔内回缩。妈妈还要检查婴儿有没有吸吮自己的下唇，妈妈牵拉下唇就能检查出婴儿是否在吸吮下唇和舌头。

（4）给宝宝留点呼吸空间：宝宝衔接乳头后，如果乳房组织阻塞了宝宝的鼻孔，妈妈用手指轻轻地向下压迫乳房表面组织就能让宝宝呼吸畅通，轻轻抬高宝宝也能提供一点呼吸空间。

（5）终止吸吮：如果宝宝吸奶完毕仍不肯松开衔在乳头上的小嘴，唐突拉开会导致乳头损伤。首先应该终止婴儿的吸吮，妈妈终止婴儿吸吮的方法就是用手指非常小心地插入宝宝的口角让少量空气进入，并迅速敏捷地将手指放入宝宝上、下牙槽突龈缘组织之间直到宝宝松开为止。

8. 宜解决好母乳喂养中的烦心事

（1）喂奶时另一侧乳房一直漏奶，这是宝宝正确地吮吸乳汁时，妈妈身体做出的正常反应，因此不需要担心。可以在哺乳时，在另一侧文胸罩杯中塞入乳垫，就可以轻松愉悦地进行哺乳了。

（2）乳腺炎是乳房感染细菌的信号。得了乳腺炎，乳房会胀痛，身体出现高热，被感染的部位则会变得红肿。这时需要更加努力地喂食母乳才能好起来。另外，还应该到医院就诊，喂食母乳时尽量让宝宝含得深一些，纠正哺乳姿势，这样才能有效地预防病情再发。

（3）大部分妈妈认为乳头上出现伤口是很自然的事情，实则不然，这说明妈妈的哺乳姿势不够正确。应该让宝宝深深地含着乳头和乳晕部分。端正哺乳姿势，乳头就不会受伤了。即使出现伤口，矫正姿势2～3天内伤口也会自然痊愈。

（4）如果乳房瘀血很严重，给宝宝充分喂食母乳就是最好的治疗办法。比平时更频繁地喂食母乳，宝宝吮吸奶水可以帮助奶水流动，起到活血化瘀的作用。如果胀得发硬的乳房不容易含住，可以用手先将乳头和乳晕挤揉一下，变松软后再让宝宝含住。在哺乳前按摩乳房内侧有助于奶水的流动及淋巴和血液的循环。也可以使用圆白菜叶来缓解瘀血症状，把冷藏过的圆白菜叶去掉粗茎，在中间穿一个洞，敷在乳房上。

（5）得了乳头炎，乳头上长出白色透明状水疱就是乳头炎的主要症状。这是由于奶水残渣堵塞乳管所引起的，可以在喂食母乳前将热毛巾敷在乳房上并紧紧按住，之后让宝宝尽量吸空这一侧的乳汁。尽量避免直接用手挤破水疱，实在需要挤破可以到医院处理。

（6）如果乳头内陷的话，一定要在刚开始喂养母乳时让宝宝深含乳头，并采用正确的哺乳姿势。含过一次奶嘴的宝宝一般就不愿意再含内陷的乳头了。但是，对于只含过内陷乳头的宝宝来说，就会很神奇地适应这种情况，母乳喂养也不会产生任何问题。此时最重要的是不要让奶水积累太多，喂食前可以先稍微挤出一点奶水，帮助乳头尽量突出，并按摩乳头部分，这样就可以让宝宝容易地含住了。

（7）每天用温水轻轻擦拭一遍乳房，在哺乳前挤出少量奶水涂抹在乳头周围就足够了。特别注意不要在哺乳前用香皂擦洗乳房，这会让皮肤保护膜和抗菌物质消失，反而更容易导致乳房出现病症。

（8）宝宝的胃是长管状的，而不是弯曲的，所以即使吃很少也容易吐奶。宝宝吐奶时如果不及时擦拭干净，吐泻物进入鼻子或耳朵会引起感染，还有可能堵住气管，妈妈们一定要小心再小心！宝宝一旦吐奶，要立刻使宝宝的脸朝下，防止吐泻物堵住气管。

（9）造成宝宝不吃奶一直磨人的原因有很多种，所以首先要找出真正的原因是什么。例如，有可能是妈妈换了香皂；有可能是宝宝得了中耳炎，吃起奶来很难受，还有可能是周围环境太吵闹或室内温度太高等环境因素；也有可能是宝宝吃奶的姿势不对，奶水不能很好地被吸出来。

（10）对于宝宝来说，一侧乳房的奶水量也能让宝宝的体重正常增加的话就没什么大问题。但如果一直这样持续下去，妈妈两侧的乳房就会变得不对称，因此要尽可能让宝宝交替吮吸两侧乳房。如果想让宝宝吮吸不经常吸的那一侧乳房，可以先提前按摩这侧乳房的乳头和乳晕部位，让宝宝吸起来更容易。如果宝宝还是拒绝吮吸，可以让宝宝先吮吸爱吸的一侧，把另一侧稍挤出一点奶后，再在不知不觉中换给宝宝吸，或换个姿势也能让宝宝更快地接受。

（11）如果哺乳姿势正确，宝宝的舌头应该在下牙和乳头中间，嘴唇和牙龈包着妈妈的乳晕外圈部分，这样是不会咬到妈妈的乳房的。如果宝宝咬着妈妈的乳房，大多时候是因为宝宝已经吃饱了，如果这时硬将乳头从宝宝嘴里抽出容易留下伤口，也会让宝宝咬得更紧，最好的办法是轻轻地捏住宝宝的鼻子让宝宝自然而然地松开嘴。

（12）一般情况下，宝宝吃奶的姿势不正确便会导致妈妈乳房疼痛。可以先将乳头从宝宝嘴里抽出，调整姿势后再次尝试，或者让宝宝吮吸另一侧乳房。有的妈妈怕宝宝含得太深，堵住鼻孔导致窒息，便只让宝宝含住乳头部分，这时敏感的乳头可能会产生疼痛感。还有可能是因哺乳姿势不正确导致乳头留下外伤产生疼痛。这时可以在喂食后涂抹一两滴奶水,并把乳头暴露在空气或阳光中。另外,奶水积累太多时也容易产生胀痛,在喂食前挤出少许可以缓解。

9. 宜知不进行母乳喂养的危害

人的成长不同于动物,动物出生时大脑已近乎成熟,但人出生时大脑远未成熟,还要经历一次宫外孕期。十月怀胎的宫内孕期,靠脐带提供营养,而在出生后的宫外孕期,则是靠乳带提供营养。母亲哺乳时的怀抱形成了类似胎儿在子宫里的环境,让婴儿有一种安全感,从而身心得到健康成长。因此,做母亲的要把自己的天性传给子女,就要承担起哺乳的责任。

研究证明,母乳是婴儿最好的食物,能以恰到好处的成分配比满足婴儿所需的全部营养。更令人不可思议的是,母乳的"配方"会随着婴儿需要的改变而改变。一个已经能够蹒跚学步的孩子可能还在吮吸和他在婴儿时期同样的奶头,但乳汁的成分却已经全然不同了。而其他婴儿食物即使某方面营养再丰富,也无法与母乳相媲美。

因为母乳里充满了抗体,特别是初乳中富含大量免疫物质,这是人工婴儿配方奶粉所不能替代的。研究表明,母乳喂养的婴儿比使用奶瓶的婴儿较少患肠胃感染、尿道感染、呼吸道感染、中耳感染、食物过敏、牙齿脱落、肺炎、脑膜炎及婴儿猝死综合征等,而且这些抵抗力将在断奶之后的很长时间里继续发挥作用。母乳喂养甚至能够提高疫苗的有效性,确保婴儿从各种途径得到最大的健康保证。

10. 宜走出母乳喂养的误区

误区一:母乳喂养会使身材走样、乳房下垂。现代女性在生育后,大都急切希望能恢复昔日苗条的身材,有不少新妈妈甚至因此在生育后拒绝给宝宝哺乳,理由是怕出现乳房下垂、身材走样等问题。其实,造成身材走样并非母乳喂养所致,大量补充营养才是造成身材走形的主因。而母乳喂养有促进母亲形体恢复的作用,若能坚持母乳喂养,可把多余的营养提供给宝宝,保持母体供需平衡,并且宝宝的吸吮过程反射性地促进母亲催产素的分泌,促进母亲子宫的收缩,能使产后子宫早日恢复,有利于消耗掉孕期体内蓄积的多余脂肪。

误区二:配方奶粉营养成分高,不比母乳喂养差。这是最大的误区,母乳是新生儿理想的天然食品,有其他乳制品无法替代的优势。具体地说,母乳营养丰富,蛋白质、脂肪、糖比例适宜(1:3:6)适合新生儿生长发育需要。钙、磷比例适宜(2:1),易于吸收。含微量元素很多,铁含量虽与牛乳相同,但吸收率却高于牛乳5倍。同时,哺乳还能增进母婴感情,促进母婴间的精神接触和情感交流,有利于小儿的心理和社会适应性的发育。此外,新生儿吃奶粉容易造成便秘,而母乳则很少出现这个问题。

误区三:乳房排空了,乳汁就会越产越少。很多新妈妈认为,乳房排空了,乳汁就会越产越少。其实这种观点是错误的。充分排空乳房,会有效刺激泌乳素大量分泌,可以产生更多的乳汁。如果妈妈不能哺乳时,一定要将乳房内的乳汁挤出、排空。每天排空的次数为6～8次或更多些。只有将乳房内的乳汁排空,日后才能继续正常地分泌乳汁。

误区四:母乳喂养的宝宝也需要特别补钙。一些地方的医院让婴儿出生后半个月就开始补钙,这是没有道理的。地球上的生物都是依照地球的元素进化发展的,人类作为最高级的生物,绝对不会拿着地球上没有的元素作为必需元素,也不会拿着自然状态下无法满足的元素,作为自身大量需要的元素,因此全社会都缺钙,实际上肯定是错误的。因为全社会的人,包括了大多数健康的人,健康的人几乎都无一例外的缺钙,只能说明身体内血钙的正常值被定高了。钙在地球上是排名第五的元素,江河湖海中的带壳动物的壳,最主要的元素就是钙。大家在家中用水壶烧水,水垢最主要的也是碳酸钙、硫酸钙、硅酸钙等含钙化合物,地球上到处都不缺钙。身体内的钙元素是常量元素,常量元素也就是含量大于0.01%的元素。在身体内,钙元素同样是排名第五,只要正常饮食,身体内的常量元素是几乎不会缺乏的。婴幼儿轻微的钙过量,会引起宝宝食欲下降、发热、出汗增多、恶心、消瘦、便秘等症状。中重度的钙过量就会引起尿路结石,引起囟门早期闭合,形成小头畸形,影响大脑发育;引起骨骺的早期闭合,影响未来身高;引起鬼脸综合征,也就是长得非常难看的面孔;引起心、肝、肺、肾、脑等重要脏器的异常钙化,影响重要脏器的功能等。在临床上很少能看到真正缺钙、鸡胸的宝宝,但是补钙过多的很常见。其实,只要宝宝正常饮食,如果担心缺钙,就多参加户外的阳光下活动,宝宝就不用补钙。同时宝宝不用特意加补的还有鱼肝油。鱼肝油中主要成分是维生素 A 和维生素 D。同钙元素一样,宝宝不需要特别的补充,相反的,补充过多会引起宝宝囟门早期闭合,尤其是在小宝宝出生后半岁之内如果已经闭合,往往影响今后头围的生长,可能造成小头畸形、颅骨发育异常,并影响智力的发育。

11. 宜知母乳喂养的窍门

窍门一:要坐得舒服。选择一把舒适的、有扶手的椅子,再用枕头支撑好后背和胳膊。大多数沙发都不能提供足够的支撑,得靠枕头的帮助。可以在脚下垫几个枕头,以免身体向宝宝倾斜,也可以把脚放在脚凳、咖啡桌或一摞书上。在大腿上放个枕头或叠起来的毯子,就不用弯腰了。无论采用哪个姿势喂奶,都一定要把宝宝抱向母亲的乳房,而不是用乳房去够宝宝。

窍门二:托好乳房。母乳喂养期间乳房会变得更大、更沉重。所以,在喂奶的时候可以用空着的那只手以 C 形(4 个手指托在乳房下面,大约在时针 9 点钟的位置,大拇指在上面 3 点钟的位置)或 V 形(把乳房托在分开的食指和中指之间)托住乳房。手指应距离乳头和乳晕至少 5 厘米,以免宝宝咬到母亲的手指。

窍门三:支撑好宝宝。让宝宝感到安全舒适,有助于他更愉快有效地吃奶。用胳膊、手加上枕头或叠起来的毯子来支撑宝宝的头、颈、背和臀部,让其保持在同一直线上。可以把宝宝包裹起来,或把宝宝的双臂轻轻固定在身体两侧,这样就能更轻松地给宝宝喂奶了。

窍门四:经常变换姿势。尝试不同的喂奶姿势,有助于找到母亲觉得最舒服的姿势。很多妈妈发现避免乳管阻塞的最佳方法就是有规律地变换喂奶的姿势。因为每种姿势都会使乳头的不同部分承受压力,也可能会帮母亲避免乳头疼痛。每次喂奶轮流用不同的乳房先喂,奶量会大大增加。

窍门五:先放松,再喂奶。做几次深呼吸,闭上眼,冥想一些宁静的画面。在手边放一大杯水、牛奶或果汁,准备在喂奶的时候喝。别忘了,补充足够的水分能帮母亲分泌更多乳汁。

窍门六:正确让宝宝停止吃奶。理想的状态是,当宝宝吃完一个或两个乳房里的奶时,宝宝能知道自己是否吃饱了,并主动把嘴从妈妈的乳头松开。如果需要改变宝宝的姿势、让宝宝换吃另一个乳房,或者出于某些原因需要停止喂奶时,可以把手指轻轻伸进宝宝的嘴角里,当宝宝的嘴发出一声轻轻地"啪"后,就表明宝宝停止吃奶了,这时就可以把宝宝抱开了。

12. 母乳喂养宜适当喂水

不少母亲片面地认为,奶中已有足够的水分,再给婴幼儿喂水是多此一举,自添麻烦。其实,这是十分错误而有害的。母乳中的确含有大量水分,然而这远远不能满足婴幼儿迅速生长发育的需要。因为婴儿新陈代谢旺盛,对水分的需求量比成人要多。且肾脏的浓缩功能较弱,更需要较多水分帮助排泄废物。有的新生儿在出生后 3～4 天可因水分摄入不足而发热,称"脱水热",这时只要适当补充水分,体温多可以迅速降至正常。另外,有些婴儿长期出现腹胀、便秘、胃口差、烦躁不安等现象,这都可能与长期饮水量不足有关。

喂奶的婴儿还需要喂多少水呢? 1 周岁内的婴儿,每千克体重喂水 150 毫升左右。例如,小儿已有 5 千克,每天宜喂水 750 毫升左右。水可用白开水,亦可适量喂些米汤、菜汤、稀粥等。

13. 宜知乳母服药对母乳喂养的影响

并非血液里所有的药物都能进入乳汁,因为乳腺和血液之间有一个血乳屏障。分子量在 200 以上的药物,不易进入乳汁。与血浆蛋白结合力低的药物,即游离型药物,易进入乳汁。不能解离的脂溶性药物容易进入乳汁。能解离的药物,有些是由碱基组成的盐,在偏碱的环境中,脂溶性增高,容易进入乳汁。还有的药物通过与载体相结合,虽然浓度低也能主动穿透血乳屏障进入乳汁。

乳母用药时应遵循以下原则:尽量不用药物治疗,必须使用时,应首先选用对婴儿影响最小的药物。应选用作用时间短的药,以减少药物的积累。应在哺乳时或哺乳后马上应用,避开在血中药物浓度高峰时哺乳。如果必须应用对婴儿有害的药物时,应暂时中断母乳喂养。

现已明确地对婴儿影响较大、应禁用的药物有:氯霉素、锂、抗癌药物、磺胺制剂、可卡因、抗凝血药、大剂量水杨酸盐、汞制剂、异烟肼、放射性药物等。对婴儿有显著影响,应慎用的药物有:类固醇激素、四环素、巴比妥、抗癫痫药、甲巯咪唑(他巴唑)、避孕药、林可霉素(洁霉素)、麦角、呋喃妥因、利舍平(利血平)、抗组胺药、水合氯醛、咖啡因等。乳汁中浓度低,对婴儿影响不大的药物有:胰岛素、肾上腺素、甲状腺素、地西泮(安定)、地高辛及一般抗生素。

目前新出药物较多,对其不良反应了解不多,因此乳母应在医生指导下用药,切忌自行服用。

14. 宜知婴儿配方食品的不足之处

初为父母的人们总是担心儿童的营养不足,认为调配的婴儿食品比母乳好,往往在儿童出世不久,就开始辅喂婴儿配方食品。事实上,母乳是婴儿最好、最安全的天然食品,正常情况下,它完全可以满足4~6个月的婴儿各方面的营养需要。4个月以内的婴儿胃肠屏障功能还未发育完全,其消化和吸收功能自然不完善,对一些配方食品中的蛋白质、脂肪、糖类等大分子物质难以充分消化,很容易引起婴儿机体过敏或产生其他不良反应,导致腹泻、呕吐、咳嗽或发热等。而母乳中的这些大分子物质不仅利于婴儿吸收消化,还可协助预防婴儿湿疹、肠道疾病。

婴儿配方食品,实际上是根据婴儿生理阶段的需要而调配出的固态或液态"母乳仿制品",即在某种工艺条件下,将羊奶或牛奶适当稀释,补充乳糖或蔗糖,再强化无机盐和维生素。但母乳中所含的特异性抗体、生长因子等多种生理活性物质(它们具有抗感染、促进婴儿生长发育等诸多作用),在人工配方食品中是难以添加的。如果忽视母乳喂养,不仅达不到预期的效果,还会带来负效应。配方食品在加工、储藏过程中,容易造成营养素的损失,甚至变质,母乳则不会。母乳温度适宜,喂养简单方便,配方食品则需称量、加热、调配、消毒等环节,喂食也不方便。配方食品的喂养量不能很好地控制,婴儿摄入过多,易造成体重超重或消化不良,摄入量不足又会导致营养不良。

尽管母乳喂养有许多优点,但目前的母乳喂养率远远低于世界卫生组织提出的80%的要求。年轻的父母们应念好科学的育儿经,如果不是在无奶、母乳分泌不足,或患有乙肝、感冒、性病等可通过母乳传播的细菌性、病毒性疾病,就应该保证婴儿的母乳供应,在6个月后,方可逐渐断奶,选用优质、新鲜的配方食品,或肝泥、蛋黄、蔬菜泥、果汁、稀粥等有营养又易于消化吸收的食物来作为替代品。

15. 宜选好小儿断奶食品

4~6个月的断奶食品:在婴儿不太饿也不太困倦的情况下,给小儿尝试断奶食品,该阶段食物应细腻、滑润、易消化、不含果蔬中的子或长纤维等,口味应清淡适中,不添加食盐及蔗糖。

9~10个月的断奶食品:经过前一阶段的喂食,婴儿已逐渐适应了断奶食品,而且本阶段婴儿的活动能力增强,生长发育极快,已开始出牙,因而本阶段的食品也应与此相适:口味增多,以使婴儿适应更多的新口味。品种增加,提供更多的营养素。食物中所含2~4毫米左右软颗粒,可被婴儿的牙床轻易磨碎,从而起到磨牙的作用,并提高进食兴趣。

10~36个月的断奶食品:应给予该阶段婴幼儿更多口味和形态的食物,并逐渐接近成人食品。肉、菜、谷物混合型的正餐食品(含有小块的肉类、整粒米饭、小块面条)将是极好的选择。另外,为满足其正常的生长发育及不同口味,果汁、水果类食品都是十分必要的。可手拿的块状食品应继续供给。

16. 宜知宝宝需要添加辅食的信号

在宝宝成长的过程中,如果太早给宝宝添加辅食,妈妈会担心宝宝的肠胃功能还没发育完全,消化不了从而影响健康。如果添加辅食太晚,妈妈又会担心宝宝所需的营养会跟不上。其实,可以通过观察宝宝的表现来决定添加辅食的时间。

信号一:抓到东西往嘴里送。在宝宝半岁大左右,就会出现常常在抓到任何东西后都会往嘴里送的行为。这时就应该联想到宝宝是想要加辅食了,这个时期更要防止宝宝误吞有害的东西,如药物等。

信号二：对大人食物感兴趣。当喂奶还不能满足宝宝的时候，就会对大人的食物特别有兴趣，胆大的宝宝会主动抓大人手里的食物，想要尝尝是什么味道。这就是在暗示妈妈，是时候给宝宝添加辅食了。

信号三：脖子自己挺起来了。宝宝出生的时候，骨头都很软，根本还没有发育到能支撑起自己身体的阶段。随着时间的推移，宝宝慢慢成长，开始学会自己抬头，随后，宝宝还会发育到只要爸爸妈妈稍加扶持便可以坐稳，他的头颈部肌肉都发育较完善，能够自主挺直脖子了。细心的妈妈还会发现，宝宝闻到食物香味就会把脖子稍微地往前伸，发出想吃的信号。这个时候的宝宝，其他的身体功能都将慢慢发育完善，爸爸妈妈可以给宝宝添加相应的辅食，补充宝宝所需要的营养，让宝宝的身体发育更进一步。

信号四：挺舌反射消失了。宝宝的吞咽功能完善，挺舌反射消失的时候，可以给宝宝添加辅食。宝宝在一出生的时候，会有一种挺舌反射，表现为把爸爸妈妈送入嘴里的东西吐出来。当这种反射要消失的时候，就证明宝宝准备接受辅食了，他的舌头及嘴部肌肉将发展到可以将舌头上的食物往嘴巴后面送，一起来完成咀嚼的动作，不会再将送到舌头上的任何食物都往外吐。

信号五：常因为肚子饿哭闹。随着宝宝的成长，宝宝所需要的营养物质也会随之增加，纯母乳喂养不能满足宝宝所需要食物量。当妈妈发现宝宝特别容易饥饿的时候，就要尝试给宝宝添加辅食，如果宝宝开始接受，而且不会再闹肚子饿了，证明添加辅食的时机抓准了。

信号六：烦躁的情绪增加。当宝宝突然无理取闹的哭闹或者表现烦躁的时候，爸爸妈妈第一时间要排除了宝宝生病的可能性，之后，就要考虑宝宝是否到了添加辅食的年龄。

信号七：生长缓慢，远离标准值。如果是只喂母乳的宝宝，有将近一两个月的身高、体重的增长都不太好,生长曲线过于平缓,甚至不能达到正常标准的时候,就说明仅喂母乳已经不能满足宝宝生长的需求了,要在给宝宝母乳的基础上添加相应的辅食。

17. 宜知小儿辅食的添加流程

辅食添加不能过早或过晚,纯母乳婴儿一般在第六个月后开始添加,人工或混合喂养婴儿则在 4 个月后开始添加辅食。最先给宝宝添加的应该是铁强化米粉,而不是家庭制作的米粉。选择米粉不仅仅是因为米粉容易吸收,而且很安全,不容易引起过敏。米粉应吃到 1 岁。可用母乳、配方乳或水调配米粉,也可以用苹果汁来调。

等宝宝学会用勺子吃米粉后,可以添加蔬菜泥,如胡萝卜泥、青菜泥、南瓜泥。在学会吃 3～4 种蔬菜之后,还可添加水果汁。应先添加蔬菜,后添加水果,因为先尝到水果甜味的婴儿,有可能会拒绝蔬菜。不要在蔬菜泥或果汁中添加任何糖。到宝宝 5 个月时可以添加煮熟的鸡蛋黄,先 1/4,然后 1/3、1/2 到 1 个蛋黄。鸡蛋黄外面颜色深的部分是黏蛋白,容易引起过敏,应避免给宝宝吃。10 月龄前不要吃全蛋,过早吃全蛋会增加宝宝 5 岁内的过敏发生率。

一般鱼肝油可以在早上 9 点时服用,钙制剂一般在下午 3 点即午餐和晚餐之间服用,也可在临睡前服用,以减少食物中的有些因素影响到钙吸收。由于蛋白质消化产生的氨基酸可以与钙结合,形成可溶性的钙盐,因而促进钙的吸收。但蛋白质摄入过多也会增加钙的排出。

食物中含草酸或植酸过多时,不仅食品本身所含钙不易被吸收,还会影响其他食品中钙的吸收,如菠菜、苋菜、空心菜、竹笋、毛豆、茭白、洋葱、草头等。因此,在烹调这些蔬菜之前,可先将这些菜在沸水中焯一下,去除草酸。这些菜肴的菜汤不要泡饭给宝宝吃。不要将菜汁放置过久,否则亚硝酸盐增高,将导致高铁血红蛋白血症,甚至产生中毒。小宝宝喂果蔬汁时,第一次喂量约一茶匙(10～15毫升),以后逐渐增多,最多每次不要超过80毫升。添加熬熟的植物油,可以给宝宝提供足量的热能和多不饱和脂肪酸,可以促进宝宝大脑的发育。

高质量的菜粥或烂面条的能量和营养密度要比普通白粥高,这种混合食品的内容可以经常变换,可以产生许多不同的口味,还可以提供不同的营养素。应该先让宝宝学会吃一顿混合食品,然后过渡到每天吃两顿。要把吃混合食品的时间放在正餐的点上,就是午餐与晚餐时间。

18. 宜安排好小儿辅食

随着宝宝日渐成长,单靠喂奶已不能满足其营养上的需要,这时候就应该为儿童添加辅食。对于宝宝来说,断奶过渡期是一个重要的学习阶段,因为这代表宝宝从婴儿时期的单一饮食向成人膳食踏出了第一步。在婴儿4～6个月时开始为其添加辅食最理想,因为此阶段的婴儿,无论胃肠道、神经系统及肌肉控制等发育已较为成熟,而且舌头的排外反应消失,有正常的吞咽动作。4个月以前添加固体食物,对婴儿的生理功能会造成不良的影响,因为婴儿的消化器官还没完全成熟,消化能力有限,过早添加辅食,会对幼嫩的胃肠道和肾脏造成不必要负荷,影响儿童的健康。也影响对奶的吸收。

6个月小儿已由一个只有3～4千克重的小不点,长成了7～8千克重的小人儿,这时的他,已经可以吃一些米糊、蔬菜、果泥,甚至稀饭等食物。在这个时候,一些家长都松了一口气,给儿童选择食物就没有以前那么细致、认真了。殊不知,这个时期仍然是儿童生长发育的重要时期,所需的营养也就应该更多。如果没有足够恰当的营养支持,不但会影响他的身体发育,而且会影响他的智力和心理发育。另外,在这个时候,儿童从妈妈身上获得的免疫物质逐渐减少,如果不注意营养,小儿很容易长得不好,患上感染性疾病。

在消化方面,小儿已具有咀嚼运动,并开始出牙,胃肠适应能力已逐渐增强,加之已适应了前面阶段的食物,此期可以添加的食物种类扩大了,而且食物的质地也应逐渐由液状变为糊状和小块状。随着小儿消化吸收的能力日渐提高,可试喂合适的婴儿辅助食品,由少量到多量,从一种增加到多种,从细到粗,从稀到稠。可以喂小儿混合谷类的食物,如营养奶糊等,为小儿提供较多的蛋白质和铁等营养素,同时让小儿尝试不同质地、不同口味的新食物。另外,在这一阶段还需添加肉泥、肝泥、蛋黄或全蛋、蔬菜泥、水果泥等,以保证儿童摄入平衡的膳食。在添加上述食品时,可将其搅拌在稀饭中一起喂小儿,或者直接选用未添加防腐剂、香料及色素等的市售谷类食品喂养小儿,这样一方面满足小儿所需,另一方面可减轻妈妈们制作食品的辛劳。

在为小儿添加辅助食物时,不要喂小儿那些无益或危险的食品。有些食品不能提供小儿适宜的营养并且有可能引导小儿养成不健康的饮食习惯。如煎炸的食品、加香料的饮料、巧克力等。另外,有些可能引起哽噎的食物,即使在有人看管的情况下,也不应给小儿吃。这些食物包括生而硬的水果或蔬菜,如葡萄、樱桃或浆果、花生仁、核桃仁、油炸土豆片及小块硬糖等。

断奶过渡期首先给婴儿喂米糊,可以用小茶匙来喂哺这类食物。米在谷类中较少引起婴儿的过敏反应,妈妈可以从每日一到两茶匙开始,如果没有呕吐、腹泻及食欲不振等不良反应,可逐渐增量到每餐小半杯左右。在婴儿习惯吃米糊1周后才可添加其他食物,如可尝试喂果泥和菜泥等,待小儿习惯一种食物后再试喂另一种。

如果小儿连续两天拒绝同一种食物,就不应勉强他进食,可待日后再作尝试。辅食应避免一些难以消化及容易引起过敏的食物,应选用新鲜的材料及简单的调味烹调,在 1 岁以前不应该用盐和味素作调味。

断奶过渡期是儿童快速成长的一个阶段,均衡的营养依然对小儿的健康发育非常重要。虽然小儿已能吃固体食物,但是奶仍然是婴儿的主要营养来源。因此,妈妈们应该尽量选择优质的奶类食品给小儿作为补充。这些奶类食品应该含有优质蛋白质,容易被小儿消化和吸收,以利于小儿成长发育;也应含有丰富的钙质及维生素 D,这样可以保证儿童的骨骼及牙齿更健康地发育;含有充足的铁质,以预防缺铁性贫血。目前的科学研究表明,胡萝卜素有助于视力发育,帮助小儿增强身体抵抗力,对于小儿的健康非常重要。

19. 宜掌握好添加辅食的原则

添加的辅食必须与宝宝的月龄相适应。4～6 个月可加烂粥、蛋黄、果泥,或薄面片汤内加碎菜、食油少许。7～12 个月可加软面条、鸡蛋羹、豆腐、馄饨、各种碎菜、鱼肉、瘦肉末等。从谷类开始,向蔬菜水果、鱼肉禽蛋、豆类制品等过渡,也可选择一些婴幼儿营养辅食系列产品作补充。

要按照宝宝的营养需求和消化能力逐渐增加食物的种类。刚开始时,只能给宝宝吃一种与月龄相宜的辅食,待尝试了 3～4 天或一周后,如果宝宝的消化情况良好,排便正常,再让宝宝尝试另一种,千万不能在短时间内一下子增加好几种。这样做还有一个好处,即宝宝如果对某一种食物过敏,在尝试的几天里就能观察出来。若是吃后的几天内没有发生不良反应,则表明宝宝可以接受这种食物。如果怀疑宝宝对某种食物过敏,不妨一周后再喂 1 次,要是接连出现 2～3 次不良反应,便可认为宝宝对这种食物过敏。

宝宝在开始添加辅食时,都还没有长出牙齿,因此父母只能给宝宝喂流质食品,逐渐再添加半流质食品,最后发展到固体食物。如果一开始就添加半固体或固体的食物,宝宝肯定会难以消化,导致腹泻。应该根据宝宝消化道的发育情况及牙齿的生长情况逐渐过渡,即从菜汤、果汁、米汤过渡到米糊、菜泥、果泥、肉泥,然后再过渡成软饭、小块的菜、水果及肉。这样,宝宝才能吸收好,才不会发生消化不良。

宝宝的食物的颗粒要细小,口感要嫩滑,因此菜泥、果泥、蒸蛋羹、鸡肉泥、猪肝泥等"泥"状食品是最合适的。这不仅锻炼了宝宝的吞咽功能,为以后逐步过渡到固体食物打下基础,还让宝宝熟悉了各种食物的天然味道,养成不偏食、不挑食的好习惯。而且,"泥"中含有纤维素、木质素、果胶等,能促进肠道蠕动,容易消化。另外,在宝宝快要长牙或正在长牙时,父母可把食物的颗粒逐渐做得粗大,这样有利于促进宝宝牙齿的生长,并锻炼宝宝的咀嚼能力。

每次给宝宝添加新的食品时,一天只能喂一次,而且量不要大。如加蛋黄时先给宝宝喂 1/4 个,三四天后宝宝没有什么不良反应,而且在两餐之间无饥饿感、排便正常、睡眠安稳,再增加到半个蛋黄,以后逐渐增至整个蛋黄。

宝宝吃了新添的食品后,父母要密切观察宝宝的消化情况,如果出现腹泻,或便里有较多黏液的情况,就要立即暂停添加该食品,等宝宝恢复正常后再重新少量添加。但父母们应了解,宝宝在刚开始添加辅食时,大便可能会有些改变,如便色变深,呈暗褐色,或便里有尚未消化的残菜。

通常宝宝在开始添加辅食时,都还没有长出牙齿,因此流质或泥状食品非常适合宝宝消化吸收。但不能长时间给宝宝吃这样的食品,因为这样会使宝宝错过发展咀嚼能力的关键期,可能导致宝宝在咀嚼食物方面产生障碍。

有的父母为了让宝宝吃上丰富的食品,在宝宝 6 个月以内便减少母乳或其他乳类的摄入,这种做法很不可取。因为宝宝在这个月龄,主要食品还是应该以母乳或配方奶粉为主,其他食品只能作为一种补充食品。

父母在给宝宝制作食物时,不要只注重营养,而忽视了口味,这样不仅会影响宝宝的味觉发育,为日后挑食埋下隐患,还可能使宝宝对辅食产生厌恶,从而影响营养的摄取。辅食应该以天然清淡为原则,制作的原料一定要鲜嫩,可稍添加一点盐或糖,但不可添加味素和人工色素等,以免增加宝宝肾脏的负担。

父母们都很重视宝宝从辅食中摄取的营养量,却往往忽视培养宝宝进食的愉快心理。父母在给宝宝喂辅食时,首先要为宝宝营造一个快乐和谐的进食环境,最好选在宝宝心情愉快和清醒的时候喂食。宝宝表示不愿吃时,千万不可强迫宝宝进食,因为这会使宝宝产生受挫感,给日后的生活带来负面影响。

20. 宜知添加辅食的注意事项

(1)配方合理,营养均衡:辅食最简单的配方只含两种食物,如粥类加一种肉类,称之为基本混合膳食。但最好能增加一些其他食物以供给宝宝多种营养素,使之成为更完善而平衡的饮食。这种多种混合膳食一般含 4 种成分:①一种主食作主要的成分,最好用谷类粥等。②一种蛋白质辅助食品,可用动物或植物蛋白质如奶类、肉类、鱼、蛋、豆类等。③一种含无机盐和维生素的辅助食品蔬菜和水果。④一种供应热能的辅助食品油类或糖类以增加混合膳食所提供的热能。当以合适的比例采用这 4 种成分时,即可形成完善的平衡膳食。注意主辅食的比例合理,如 65 克的米可配合 25 克的禽畜肉或 30 克的蛋或 25 克的豆类,有时可采用两种提供蛋白质的食物,如豆和小鱼,最好能采用动物蛋白质以增加生物利用率。最好能选富含维生素 C、维生素 A、钙的深绿色和黄红色的蔬菜、水果。

（2）选择含高能量的食物：宝宝的胃容量较小，一餐不能容纳过多的食物，一般 6～12 个月的宝宝每餐只能吃 100～200 毫升食物。因此，应为宝宝每餐配制量少但质量高、营养素丰富的食物，以满足宝宝生长发育的需要。

（3）限制纯热能食物：给宝宝的饮食，不宜多加油、糖等纯热能食物，每天最多只能加 5 克或 10 克油和 10 克或 20 克糖。

（4）不含刺激性食物：烹调时应注意用不同颜色食物的搭配，这样可以刺激宝宝的食欲。烹调时可放入少量调味品，如油、盐等，但不宜用刺激性调味品如辣椒等，尽量少用或不用味精，烹调以清蒸或煮为主，不宜煎、炸。

（5）新鲜并切碎煮烂食物：选择新鲜的食物，并挑选其较嫩的部分，如蔬菜的菜叶部分。肉类应以肝或其他内脏及瘦肉为好，豆制品则以豆腐、豆腐干等为宜。制作前，应注意切碎煮烂，但维生素 C 与制作过程极有关系，蔬菜不宜长时间烧煮。

（6）讲究卫生：在配制辅助食物的过程中，如不注意卫生，就容易引起宝宝胃肠感染，导致腹泻、呕吐等症状的发生。

21. 加工小儿辅食宜细心

给婴儿制作辅助食品时，应按照下列顺序，先喂米糊等单一谷类食物，然后是蔬菜和水果，再添加肉类，这个顺序是遵循婴儿消化吸收功能发展的规律。婴幼儿的食品基本分为四大类：奶及奶制品、蔬菜和水果、大米等谷类、蛋和肉类。当小儿逐渐适应了上述各类食物后，每餐或每日的食物中应包含上述 4 种食物，这就要家长制作含有不同种类食物的混合食物，使小儿的营养更全面均衡。

食物的性状应从液体、糊、泥状向固体过渡，即从喂菜汤、果汁、肉汤，过渡到米糊、菜泥、果泥或肉泥，继而是小块的菜、果或肉块。刚给小儿制作辅食时，应选择加工后食物颗粒细小，口感细腻嫩滑的食物,如胡萝卜、苹果泥、香蕉泥、蒸鸡蛋等,利于小儿吞咽和消化吸收,稍大后可选择食物颗粒较粗大的食物,以锻炼小儿的牙齿,促进咀嚼功能的发展。

家长不应用成人的口味来制作婴儿食物,婴儿食物以口味清淡天然为佳,不宜添加盐、过多的糖等调味剂,以免增加肾的负担,并养成日后嗜甜或咸的不良习惯,更不可添加人工色素、味素、防腐剂等添加剂。制作婴幼儿食品的用具和进食的餐具应消毒,保持清洁卫生,因小儿的免疫力较成人低,易受病菌感染而患病。

22. 小儿宜吃的辅食

(1)浓米汤:大米或小米洗净,放入锅中加水煮至米烂,取米汤喂宝宝。

(2)果汁:常用橘子、橙子、鲜梨、西瓜榨汁;可用市售榨汁机榨取鲜果汁;果汁可直接饮用;体弱的宝宝可适当稀释后饮用。市售的罐装的各种果子露饮料,并无果汁,因含色素、糖等不适合宝宝饮用。

(3)菜水:用生菜、油菜、小白菜均可。将菜洗净后切碎,入等量沸水中,盖好锅盖,急火煮 10 分钟,离火后加盖放置 20 分钟。用汤匙压取菜汁,加少许食盐饮用。煮菜时不可把菜放冷水中煮,一定要放入沸水中煮,这样可减少维生素的损失。加盖煮,因不加盖比加盖煮维生素损失多 1 倍。

(4)山楂水:取鲜山楂 100 克,浸入冷水中洗净,再沸水冲泡,加盖闷。至微温时,即成山楂水,加白糖后饮用。

(5)番茄汁:将番茄洗净后用榨汁器榨取原汁,加少许白糖饮用,或可加适量温开水后饮用。亦可用橘子榨汁。

(6)胡萝卜汤:取胡萝卜 500 克,洗净,切碎,放入锅中,加水、植物油适量,煮沸 1 小时离火。待降温后用纱布过滤取汁,加白糖饮用。

(7)清炖肉煲汤:取鸡肉、牛肉等 500 克,洗净、切碎,加入葱、姜和水,急火煮开后去浮沫,加少许食盐,再煲 3 小时至肉熟烂,喝汤。

(8)鸡蛋面片汤:取面粉 100 克,打入鸡蛋 1 个,与面共搅成面团,再压成薄片,切细,水烧开后下面片,煮熟离火,加 1 匙酱油及少许香油即可食用。

(9)虾糊:把虾去壳,洗净煮开,取出研碎,倒入肉汤中共煮,加入淀粉、食盐,呈糊状即可食用。

(10)奶油蛋:蛋黄半个,淀粉半匙,加水,入锅共煮,边煮边搅拌,至黏稠状时加入牛奶 3 匙,停火。凉后加蜂蜜少许即可食用。

(11)蛋黄末:取鸡蛋 1 个,洗净后放入锅中煮熟,去壳及蛋白。取蛋黄加温开水少许,用汤匙搅烂成泥,即可喂食,亦可将熟蛋黄压碎拌入牛奶、米汤、菜水中成糊状喂食。

(12)肝泥:将猪肝洗净,放入锅中加葱、姜、酱油,急火煮开,撇去浮沫,慢火炖熟。熟猪肝放入碗中,加少许汤汁,用汤匙搅成泥状即可食用。

(13)菜泥:将菜洗净,切碎,投入沸水中,急火煮烂,捞入碗中,用汤匙捣烂,去粗纤维,加食盐即可食用。

(14)水果泥:将香蕉、苹果、梨,洗净后去皮,用不锈钢小勺轻轻刮取果肉即是果泥。成熟的香蕉滑而软且是新鲜的,是婴儿所喜欢的有营养之最初食物,它的营养也比壳类食物高,且不引起过敏反应,开始可以试着拿点香蕉泥放在汤匙或指头上喂小儿,母亲会发现他很快就会把它吃掉的。如果刚开始几次,婴儿都没有兴趣的话,可以停下来等过了一段时间,再试着给他,因为有时婴儿在八九个月以前,不会对食物有兴趣。如果婴儿是健康的,也不要着急,因为母乳足够维持他的营养直到他接受食物的喂食。继续喂他食物并保持愉快的态度,不可因有时他拒绝接受食物而生气或受挫。要知道,婴儿也是具有社会性的,有时他可能喜欢与家人共进餐而不是用另外的时间,然后模仿大人吃东西。

(15)薯泥:将红薯洗净,去皮,放入水中煮烂,捞入碗中捣成泥状,加香油、食盐少许后食用。炒一下亦可。红薯和马铃薯很有营养,而且味道和松软的质地都是婴儿所喜爱的,把它整个的煮过或烤可保留维生素,然后弄成泥掺在开水里或母乳里,也很理想。尽量不加奶油,直到婴儿开始添加奶制品。如果婴儿爱用手抓食物,可把马铃薯切成小块。

(16)蒸鸡蛋:将鸡蛋打散,加1/3温开水、食盐、香油。放入沸水锅中,隔水蒸3分钟。不要用冷水调鸡蛋。冷水调鸡蛋熟后有泡泡眼,孩子不爱吃。一开锅后3分钟即离火。蒸硬了孩子也不爱吃。

(17)鱼泥:将净鱼肉100克,挤去水分。鱼肉放入锅内,加白糖、食盐搅匀,加入200毫升水,将鱼肉煮软即可食用。

(18)蜂蜜橘糊:橘子300克,蜂蜜30克。将橘子洗净,去皮,放入容器内研碎,去粗纤维及核。食用时加入蜂蜜搅拌均匀。酸甜适口。

(19)什锦蛋羹:分为两部分,一部分是蒸鸡蛋羹,另一部分用海虾、番茄酱、菠菜末共煮,放食盐少许,开锅后用淀粉勾芡,滴入香油。食时将芡汁倒入鸡蛋羹上即可食用。

(20)蛋黄羹:鸡蛋5个,肉汤200毫升,食盐少许。将鸡蛋煮熟留蛋黄。蛋黄研碎后,与肉汤共煮,加食盐。适用于3个月以上宝宝食用。

(21)鱼肉末:净鱼肉100克,食盐少许。蒸熟鱼肉,取出捣烂,加食盐,拌入粥、面中食用。鱼肉是一种极佳的蛋白质,有丰富的营养非常适合婴儿食用。

(22)番茄鱼:净鱼肉100克,番茄70克,食盐2克,将番茄煮熟去皮,切碎,加入鱼肉、开水同煮,加食盐,煮至糊状即可食用。

(23)猪肝末:猪肝500克,洗净,与葱、姜、蒜、酱油、食盐共煮熟。肝切碎末,煮30分钟即可食用。

(24)番茄肝末:将番茄煮熟,去皮,切碎,加入肉汤、肝末、葱头末、食盐共煮,煮开即可食用。做此菜时,葱头末不炒,直接加入肉汤中共煮。

(25)三色肝末:猪肝、葱头、胡萝卜、番茄、青菜叶。先制成番茄肝末,最后加入番茄、食盐、胡萝卜,煮片刻即可。所有菜、肝均不单炒,直入汤中煮即可食用。

(26)芝麻豆腐:豆腐1/6块,入开水中浸一下,取出研碎,加入芝麻、淀粉、豆酱各1小匙,拌匀,做成小饼状,在容器中蒸15分钟即可食用。

(27)虾豆腐:小虾2条,豆腐1/10块,豌豆苗3根,入锅内共煮,亦可加入切碎香菇、海虾米共煮,熟后加糖、酱油各1小匙,加淀粉勾芡即可食用。

(28)豆腐饭:将豆腐半块,在开水中煮一下,切小方块。米饭1小碗,加海味汤煮,煮软后倒入豆腐、酱油,撒上青菜碎末,再煮开即可食用。

(29)牛奶麦片:市售速溶麦片1小袋,煮沸片刻,待微温时即可喂食。

(30)蛋奶糕:鸡蛋1个,打匀,加糖1匙,牛奶100毫升调匀,置碗中蒸熟即可食用。

(31)藕粉:藕粉1匙,糖1匙,先用冷开水调匀,再用沸水调成糊状即可食用。

(32)杏仁羹:杏仁粉1匙,糖1匙,用开水调成糊状即可食用。

(33)芝麻花生核桃粥:将芝麻、花生、核桃炒熟压成粉,加入煮好的粥中即可食用。

(34)枣泥粥:红枣煮熟压成泥,加入粥中食用。

(35)红薯条或土豆条:烤熟宝宝手拿食用。

(36)绿豆汤:绿豆性凉,有清热、解毒、祛暑功效。将绿豆熬好后加糖或盐即可饮用。

（37）烂米粥：将好大米或小米 50 克，淘洗干净，放入小锅中，加水 500 毫升，浸泡 1 小时左右，使米粒吸水膨胀，上急火烧开后再慢火煮至烂熟，待温即可食用。

（38）肝泥粥：将猪肝洗净，再用食盐和醋拌洗，冲净，去筋膜，切片置锅中煮熟，再置菜板上剁成泥状，混入粥或烂面中煮沸后食用。

（39）蛋花粥：鸡蛋 1 个打碎，取浓米汤 1 碗，置于火上，倒入鸡蛋，边煮边搅拌，煮成蛋花米汤状，再倒入一碗米粥，加食盐、熟油、味精调好后食用。

（40）鱼粥：将鱼洗净，去鳞、腮及内脏、去刺去骨，将鱼肉压碎混入粥中，加入少许食盐、葱、姜、味精同煮即成鱼粥食用。

（41）菜肉粥：取绿叶蔬菜适量，洗净，切碎。待米粥煮熟后下菜末、肉末及食盐少许，煮烂即成。

（42）香蕉粥：1/6 根香蕉去皮后碾成糊状，放在锅内加牛奶 1 大匙混合后上火煮，边煮边搅拌均匀，停火后加少许蜂蜜即可食用。

婴儿刚开始吃的时候，什么都喜欢，所以不要以为大人不喜欢的，小儿也不喜欢，很多婴儿喜欢吃动物肝、肾或豆制品。通常，婴儿喜欢吃的食物一辈子都喜欢它。

23. 宜知不同大小的宝宝如何吃蔬菜

3 个月内的宝宝无牙齿，消化功能不成熟，适合给宝宝喂一些菜水。具体做法是：先烧开约 200 毫升的水，将洗净并切碎的嫩青菜叶约 100 克放入沸水中，待再次煮沸后，离火带盖静置一会儿，稍凉后弃渣留水即成。可加少许白糖（浓度低于 5%）。注意即时做好即时吃，因为菜水中维生素 C 的性质极不稳定，遇空气很容易被氧化受到破坏。同时，千万不能留过夜再喂给婴儿，以防亚硝酸盐中毒。可以在两次喂奶之间喂给婴儿食用，每次 50～60 毫升，每日 1～2 次。随着婴儿年龄的增加可逐渐增量到每次 100 毫升左右。特别要注意不用奶瓶喂菜水（婴儿吸奶瓶较吸母乳容易），以免造成婴儿吸奶无力。

4～10个月的婴儿牙齿逐渐萌出，胃容量也逐渐增加，此时可以给宝宝喂菜泥，不仅可以补充丰富的纤维素、无机盐和维生素C，还可以使婴儿的食物从菜水类流质向菜泥类软食逐渐过渡，从而顺应消化功能的改变，以满足婴儿的生理需要，为断奶做准备，同时可以培养婴儿咀嚼的习惯。具体做法是：先将洗净的青菜撕下菜叶，并将菜叶撕成碎片，不要用刀切，以免将粗糙的纤维混入，不利于婴儿的消化。同时烧开等量的水，再将碎菜叶放入沸水中，煮沸10分钟左右，稍凉后将煮烂的碎菜叶连水一起倒入不锈钢或铜丝筛子中，滤去水分，再用不锈钢勺在筛中刮压滤过。弃去渣子，筛子下滤出的泥状物即为菜泥。菜泥可单独给婴儿喂食或调入稀粥、烂面条中食用，每次15克，每日1～2次。随着婴儿月龄的增大逐渐加量。

婴儿适应一种新的食物，一般要经历7～10天，所以给婴儿食用时应注意从很少量开始，观察3天以上，如果无不适，再增加分量或试用另一种食物。密切注意食后的反应，并随时观察大便，如果发现大便异常而不能用其他原因解释时，应暂时停吃这种食物，待婴儿消化功能改善和大便恢复正常后再从头开始。婴儿患病时也应暂缓添加新的食物，以免消化不良。除菜泥外，胡萝卜切成小丁煮熟后也可按上法制作。

10个月后，宝宝的消化功能逐渐增强，牙齿多已萌出，此时给婴儿添加的蔬菜可由菜泥改为碎菜的形式。碎菜含有更丰富的膳食纤维，不但特别有利于防止婴儿便秘，而且能有效地训练婴儿的咀嚼功能。具体做法是：先将洗净的青菜叶除去粗茎，再用刀切碎至细末状，加入少量水煮烂，放入少许食盐调味后喂给婴儿，也可用植物油炒片刻后直接调入稀粥或烂面条中混合食用。每次30～40克，以后逐渐增加到每次70～80克。

二、儿童饮食健康红绿灯

（一）儿童饮食健康的 34 盏红灯

1. 忌食可能会伤害儿童大脑的食物

对于家长来说,应该多注意儿童饮食的健康问题,尤其是对儿童的大脑有伤害的食物必须去除,要从饮食上帮助儿童除去一些隐患。

（1）含铅食物:铅是脑细胞的一大"杀手",食物中含铅量过高会损伤大脑,引起智力低下。有的儿童常吃爆米花,由于爆米花在制作过程中,机罐受高压加热后,罐盖内层软铅垫表面的铅一部分会变成气态铅。皮蛋在制作过程中,其原料中含有氧化铅和铅盐,铅具有极强的穿透能力,因此食用皮蛋也会影响智力。

（2）含铝食物:世界卫生组织提出人体每天摄铝量不应超过60 毫克,要是一天吃 50～100 克油条便会超过这个允许摄入量,导致记忆力下降,思维能力迟钝,所以早餐不能以油条为主食。经常使用铝锅炒菜,或用铝壶烧开水也应注意摄铝量增大的问题。

（3）含过氧脂质的食物:过氧脂质对人体有害,如果长期从饮食中摄入过氧化脂并在体内积聚,可使人体内某些代谢酶系统遭受损伤,促使大脑早衰或痴呆。哪些食品中含有较多的过氧脂质呢? 主要有油温在 200℃以上的煎炸类食品及长时间暴晒于阳光下的食物,如熏鱼、烧鸭、烧鹅等。还有炸过鱼、虾的油会很快氧化哈喇并产生过氧脂质。其他如鱼干、腌肉及含油脂较多的食品在空气中都会发生哈喇而产生过氧脂质。这些食物,儿童以不吃或少吃为好。

（4）含糖精、味精较多的食物：糖精用量应加以限制，否则会损害脑、肝等细胞组织，甚至会诱发膀胱癌。世界卫生组织曾提出成人每天食用味精不得超过 4 克，孕妇及周岁以内的婴儿禁食。试验结果提示，1 周岁以内的婴儿食用味精有引起脑细胞坏死的可能。妊娠后期的孕妇多吃味精，会引起胎儿缺锌，影响儿童出生后的体格和精神发育，不利于智力发展。

2. 婴儿食物忌太咸

年轻的妈妈们在给宝宝调剂食物时，都习惯以自己的口味为标准来较正咸淡，长此下去是十分有害的。婴幼儿食物中食盐含量高，将来他们长大很容易患高血压或脑卒中。在美国，有人把市场上出售的 30 种婴幼儿食用的咸味食品喂养小白鼠，喂到第四个月时，这些白鼠纷纷发生了严重高血压；而喂没有加盐的同样食品的白鼠，到第四个月时，依然健康地成长。美国一个医学组织还对一些学龄儿童进行调查，发现吃含盐过多食物的儿童有 11％～13％患了高血压。

食盐是钠和氯两种元素的化合物，婴儿肾脏发育尚不成熟，排钠能力弱，食盐过多易损伤肾脏。体内钠离子增多，会造成钾离子随尿排出过多，从而易引起心脏、肌肉衰弱。因此，婴儿食物不宜太咸。

3. 婴儿忌喝成人饮料

（1）兴奋剂饮料：如咖啡、可乐等，其中含有咖啡碱，对小儿的中枢神经系统有兴奋作用，影响大脑的发育。

（2）酒精饮料：酒精刺激小儿胃黏膜、肠黏膜乳头，可造成损伤，影响正常的消化过程。酒精对肝细胞有损害作用，严重时可有转氨酶增高。

（3）茶叶水：虽然含有维生素、微量元素等对人体有益，但小儿对所含茶碱较为敏感，可使小儿兴奋、心跳加快、尿多、睡眠不安等。茶叶中所含鞣酸与食物中蛋白质结合，生成具有收敛性的鞣酸蛋白质，影响蛋白质的消化和吸收。饮茶后铁元素的吸收下降2～3倍，可致贫血。如以色列人有让婴儿喝茶的习惯，其中32.6％的婴儿有贫血症，而不喝茶的婴儿患贫血症只占3.5％。

（4）汽水：内含的小苏打可中和胃酸，不利于消化，而胃酸减少，易患肠道感染；所含磷酸盐，影响铁的吸收，亦可成为贫血的原因。

4. 儿童喝饮料的禁忌

汽水中含有色素、甜味剂、防腐剂等人工合成的化学物质，过量食用这些食品添加剂对人体健康不利，尤其对儿童危害更大。一般来说，一个60千克体重的成人，每天只能饮用1 000毫升汽水，儿童的摄入量则更低。3个月以下婴儿则不宜饮用含有色素、香精等化学物质的汽水，因为3个月以下婴儿的消化代谢功能和某些保护性机制尚未成熟，容易引起饮料中的色素、香精和其他化学物质在小儿体内蓄积，从而严重危害小儿健康。

一些家长为了给婴幼儿增加营养，常常给婴幼儿饮用果子露。其实，果子露是成人饮料，并不适宜婴幼儿饮用。而有些家长给婴幼儿饮用果子露的原因是混淆了果子露与果汁这两个不同概念。果汁是从水果中直接提取出来的液体，可果子露却是人工配成的饮料，并不是水果制品。果子露的气味主要来源于水果香精。水果香精是人工合成产品，其成分较为复杂。例如，菠萝露的香味主要来源于丁酸乙酯为主的人工合成香精，苹果露含有异戊酸异戊酯，香蕉露含有丁酸戊酯等。果子露的艳丽色泽源于人工合成的食用色素，黄色果子露系添加了柠檬黄，红色果子露则是添加了苋菜红。人工合成的食用色素均以煤焦油为原料制成，我国允许使用的人工合成食用色素有苋菜红、胭脂红、柠檬黄、靛蓝等,这些色素没有营养价值,过量使用还会造成毒害。苋菜红和胭脂红的最大用量不得超过 0.005％,柠檬黄和靛蓝的用量应低于 0.01％。此外,糖精是甜味剂,也不能为人体利用,没有任何营养价值。我国对食品添加剂的使用已经制定了法规,婴幼儿代乳食品中不得使用色素、香精和糖精,其他食品添加剂应尽可能不用或少用,必须使用时应严格控制使用范围和用量,以免影响婴幼儿的身体健康。这是由于婴幼儿的身体发育尚不完善,肝脏的解毒功能和肾脏的排泄功能均较差,有害物质不能尽快排出,易在身体内蓄积,影响新陈代谢,妨碍婴幼儿的体力和智力的发育。因此,家长在为婴幼儿选择饮料时应以鲜橘汁、鲜橙汁等天然果汁为宜,不要给婴幼儿饮果子露。

婴幼儿对咖啡因尤为敏感,饮用咖啡后易兴奋、发脾气、吵闹、失眠。1 岁的小儿每天摄入 50 毫克咖啡因,可使记忆力降低。儿童如果经常饮用咖啡,可逐渐成瘾。咖啡中含有一种能与钙结合的生物碱,食用后使钙从大小便排出体外,所以婴幼儿饮用后会发生血钙减少。咖啡中的生物碱还会破坏维生素 B_1,婴幼儿经常饮用咖啡会引起维生素 B_1 减少症,轻则烦躁、食欲下降、记忆力减退、便秘,重则可发生多发性神经炎、心脏扩大、四肢水肿,所以婴幼儿不宜饮用咖啡。

婴幼儿的生长发育较快,需铁量相对较多,所以很容易缺铁,造成贫血,为了估计饮茶对婴儿贫血的影响,美国科学研究人员曾对 122 名年龄在 6～12 个月的健康儿童进行常规的血液检查,饮茶组婴儿有 1～11 个月的饮茶史,每日饮茶量在 50～75 毫升,非饮茶组婴儿从未以茶作为饮料。研究结果表明,饮茶组缺铁性贫血的发生率明显高于非饮茶组婴儿,贫血的发生与性别、哺乳时间长短无明显关系,说明婴儿饮茶在缺铁性贫血的发生中有重要作用。茶叶中含有的鞣酸、茶碱、咖啡碱等成分,能刺激胃肠道黏膜,阻碍营养物质的吸收,造成营养障碍。咖啡碱会使大脑兴奋性增高,婴幼儿饮茶后不能入睡,烦躁不安,心跳加快,血液循环加速,使心脏负担加重。茶水具有利尿作用,而婴幼儿的肾功能尚不完善,所以婴幼儿饮茶后尿量增多,会影响婴幼儿肾脏的功能。

儿童饮酒危害大,因为儿童的大脑皮质生理功能不完善,身体各器官均处于生长发育过程中,容易受到酒精的伤害,且年龄越小的幼儿,酒精中毒的机会越多,酒精可对儿童组织器官产生损害,可导致急、慢性胃炎或溃疡病,还能引起肝损伤,导致肝硬化。酒精对脑组织的损害更为明显,使儿童记忆力减退,智力发育迟缓。一些厂家生产的小香槟酒是在水中兑制 2%~4% 酒精,加入少量香精、糖精、色素及少量果汁,再置于低温条件下充入二氧化碳气体装瓶后制得。这种小香槟酒只能满足人们的口感,对健康无益。儿童处于发育期,对香精、色素等的解毒功能尚未健全,因而小香槟酒也不宜多饮。

一些缺奶的妈妈爱把麦乳精当主食喂养婴幼儿,这不太好。因为麦乳精的营养价值远不如鸡蛋的营养价值高。麦乳精的含糖量偏高,蛋白质及脂肪含量偏少,虽可增进人的食欲,作为成年人的补充饮料是有益的,但对婴儿来说则营养不足,如果长期用麦乳精喂养婴幼儿,又不加辅食,就会使婴儿体内缺乏蛋白质、脂肪、维生素,影响生长发育,出现脑功能丧失,心肌坏死,肝、肾、胃、肠等器官功能低下,导致腹泻、少尿、心功能不全、免疫功能差、肺炎、败血症等。此外,麦乳精中含有可可等,会使小儿出现失眠、惊吓、夜哭等。因此,不要用麦乳精长期喂养婴儿。

5. 给宝宝冲奶粉忌太浓

一些家长以为给宝宝冲奶粉越浓越好,其实不对。奶粉冲调适宜的浓度,取决于配方奶粉中各种营养成分的比例和宝宝不同生长阶段的消化吸收能力,是有科学依据的。如果冲调太浓,会导致宝宝消化不良，排便困难。或因为宝宝肠胃功能较弱，导致营养吸收不足，出现拉肚子、体重不增加等问题。奶粉冲调过浓直接增加了宝宝罹患消化道疾病的风险。

奶粉中含有钠离子，需要加足量水稀释。婴幼儿的毛细血管很嫩弱，宝宝饮用过高浓度的奶粉，会使血管壁压力增加，从而容易引起脑部毛细血管破裂，导致脑出血，出现抽搐、昏迷等症状，久而久之也会影响宝宝的智力发育。同时血液中钠的含量过高，也会影响钙的吸收，使宝宝身体发育迟缓，个子矮小。血钠含量过高同时会加重肾脏负担，日久对肾脏也有损伤。

用奶粉喂养的宝宝，必须补充足够的水分。奶粉过浓，会使宝宝食欲减退，不愿意饮水，随之尿量和次数也会减少，间接增加了宝宝肾脏负担，危害很大。过浓的奶粉也意味着宝宝摄入过量的蛋白质，加之摄入水分减少，蛋白质分解代谢所产生的非蛋白氮物质就会在血浆内潴留，从而导致氮质血症，严重威胁宝宝的生命安全。

奶粉冲得太稀也不行，这会导致蛋白质含量不足，同样也会引起宝宝营养不良。所以，冲泡奶粉时一定要按照包装上标明的配比，不能想放多少就放多少，要严格遵守配方奶粉包装上的建议冲调方法，不要随意增加或减少奶粉浓度。冲调时先加温水，后加奶粉，摇匀后尽快喂养，并且适当给宝宝补充水分，才能确保宝宝健康的成长。

喂养宝宝的全脂奶粉是新鲜牛奶经过预热杀菌、真空浓缩、喷雾干燥、出粉冷却等步骤加工而制成的。一般4千克鲜奶可以加工成0.5千克奶粉。要把奶粉中的牛奶重新恢复，就要加水，怎样才能使加的水恰到好处呢？有两种方法可操作，一是按重量计算，冲调时就按1份奶粉加7倍重量的水即可调成。这种方法需称奶粉的重量，具体操作麻烦，所以不太实用。二是按体积配制，冲调时应按奶粉与水的的比例是1∶4，即1匙奶粉加4匙水的比例冲调。

冲奶粉时要 50℃左右的水，不能直接使用开水，开水会使牛奶产生蛋白质凝结，其中的磷酸钙就会由酸性变成中性而发生沉淀，乳糖也会因焦化而分解为乳酸和甲酸，从而使牛奶营养价值和色、香、味均有所降低。

冲奶粉是先加水，还是先加奶粉，这看似一个小小的问题，却导致了奶粉浓度的不同。如果先加奶粉，然后加水，这样奶粉就浓了。因此，一定要按奶粉盒上的规定量先加水，再加奶粉。要同一个方向搅拌，速度不宜太快，以不产生气泡为度。如果奶粉有气泡，应放置到气泡消失后再给宝宝饮用，以避免宝宝打嗝。每次准备奶量比既往量稍多。由于宝宝胃口波动较大，故每次冲奶粉的量应该根据宝宝近日每次喂奶量再略增加 15～30 毫升，以备宝宝食欲良好时所需。

人工喂养或混合喂养的宝宝，需要适当补充水分。给宝宝喂水的时间可以选择在哺乳间歇期。配方奶粉是按照宝宝生长阶段科学配比的，可按照说明书配制服用，一般一勺奶粉配 60 毫升水，无须再稀释，可直接饮用。奶粉在调好后要马上饮用，因为在常温下超过 30 分钟就有变质的危险。另外，由于唾液接触奶粉的同时，里边的细菌也同时进入其中而易使奶粉变质，所以剩下的冲好的奶粉无论量有多少都不要再喂宝宝。

宝宝腹泻时肠壁上的乳糖分解酶也随之流失，如此一来便不能分解奶粉中的乳糖成分，防止腹泻奶粉就是针对这种情形制作的奶粉，它的乳糖含量要低于一般的奶粉。所以，在腹泻严重或长久不好的情况下推荐使用腹泻奶粉。但是，长期食用乳糖含量低的防止腹泻奶粉对孩子身体是不好的，因为乳糖扮演着促进以脑为首的中枢神经系统的发育、促进肠道菌群成长、预防肠痉挛的角色。所以，腹泻奶粉仅仅可以在腹泻时短期应用，不可长期食用。

6. 婴儿忌多饮水果汁

有些家长惟恐婴幼儿营养不够,常常给他们喝水果汁代替饮水,补充维生素 C。水果汁口感好,营养也不错,适当给小儿喝一些对身体有好处,但过多饮用反而有害。研究表明,不满 2 周岁的婴幼儿,如果经常大量服用水果汁,可影响食欲,导致营养不良,影响正常生长发育。美国菲纳·利夫兹博士及其同事对 8 名14～27个月的婴幼儿进行了研究,研究人员调查了他们的饮食记录后,发现他们每天要喝掉 1.5～3 瓶(标准瓶)的鲜果汁。后来,经降低鲜果汁的服用量并增加牛奶的饮量后,婴幼儿的体重有了明显的增加。

据《美国健康营养调查》的数据显示,在年龄为 6～17 岁的儿童当中,有 21％～23％的儿童超重,9％～13％的儿童肥胖,许多医生都认为,出现这种问题的原因是人们对果汁的认识不足。这一研究涉及 98 位 5～18 岁的肥胖儿童,他们大部分都是来自市中心中低收入的黑人家庭。调查人员采访了儿童和他们的父母,还详细记录了他们的饮食历史,其中包括果汁的日平均消耗量。然后,将他们的饮食历史与 80 个来自于同样收入及种族背景家庭的同年龄段正常体重儿童的记录进行比较。结果发现,两组儿童的果汁消耗量都超过了由美国小儿研究所制定的标准。

用水果制造出来的果汁中含有丰富的果糖,人体可以吸收利用,但是过量的果糖可影响身体对铜的吸收。铜是人体中一种参与制造心血管组织所必需的微量元素之一,小儿缺铜将给日后罹患冠心病留下隐患。铜还是机体中许多酶类的组成部分,它参与体内铁的代谢,因此缺铜也会造成贫血,且补充铁剂的治疗效果也不好。此外,果汁中还含有枸橼酸和色素。前者进入人体后与钙离子结合成枸橼酸钙,不易释出,使血钙浓度降低,引起多汗,情绪不稳,甚至骨骼畸形等缺钙症状。色素对小儿的危害也颇大,过量的色素在体内蓄积不仅是小儿多动症的原因之一,而且可以干扰多种酶的功能,使蛋白质、脂肪和糖的代谢发生障碍,从而影响婴幼儿的生长发育。

通常认为,每天喝点自己鲜榨的果汁既美味又营养。所谓鲜榨果汁是在本着"不加冰、不加水"的百分百鲜榨理念,用机器将水果加工成的水果汁液,喝起来让人感觉是在喝水果。但是,经常饮用鲜榨果汁容易使孩子长胖。因为只取水果的汁液,舍弃水果的渣,又不加水不加冰,3～5 个水果才能榨出 1 杯果汁来。吃水果时一次可能就只吃 1 个橙子,而喝橙汁时可能会在几分钟内 2～3 个橙子就进肚子了。所以,1 杯果汁是凝聚了多份水果的糖分而成的,按同等分量来计算,果汁的热量甚至会超过汽水的热量,一杯鲜橙汁含 468 焦耳,苹果汁含 477 焦耳、葡萄汁含 636 焦耳,而同样分量的可口可乐含 406 焦耳,百事可乐含 418 焦耳。由此可见,果汁的热量竟然超过被人们普遍认为热量较高的汽水。如此浓缩多个水果营养的果汁,孩子经常喝很容易变成小胖墩,而且还会使孩子偏爱甜食,增大小儿患肥胖症的风险。

婴儿半岁前不要喂水果汁,1 岁后可适量饮用,但每天的量不要超过半奶瓶,尤其是苹果汁,大量饮用后可导致腹泻。应给儿童多饮白开水,因为白开水最容易通过细胞膜,对身体干扰小,有利于新陈代谢,保持免疫功能,提高抗病能力。白开水中可适量加些果汁,但切勿过多,更不可以它代替白开水。

7. 儿童喝水忌呛着

有些儿童喝水时特别容易呛,但喝奶或麦片粥时却不会,这是什么原因造成的呢? 每个人的吞咽动作看似简单其实非常复杂,它需要口腔、舌头、咽喉的肌肉及呼吸彼此协调配合才能达成,就像多齿轮的机器在运转一样,缺一不可,稍有混乱就会使吞咽受影响。婴幼儿时期的吞咽功能尚未完全发展成熟,所以吞咽动作不如成人那么灵活快速,较容易出差错。

乳汁的浓稠度一定是较清水为高,在口咽部的流动较为缓慢。使婴幼儿口咽的肌肉比较能控制乳汁由口腔前部向后部的移动。但清水入口后就自动且快速地流向后咽部,并马上扩散开来,当气管开口处的肌肉来不及阻挡时,就会流进气管内造成吸呛。尤其是在喝冰凉的水时,因冷水会麻痹口咽部的黏膜,使其协调动作更不灵活。

这种情形就好比大人在喝低密度的饮料,如汽水、烈酒或不小心误饮了汽油时,很容易有吸呛及咳嗽一样。当儿童口咽部有病变(最常见者为感冒发炎、黏膜肿胀)时,会有肌肉不协调的异常活动,从而影响到正常的吞咽动作,也容易导致吸呛。同样的,大脑及神经功能不佳者,如脑炎、脑瘤、昏迷者等,其吞咽动作都会受影响。

8. 不宜多吃的零食

(1)彩色食品:这类食品的染料通常是人工合成色素,过量会对机体产生一定的影响。因为人工合成的色素不仅会干扰人体内各种活性酶的正常功能,使蛋白质、脂肪、维生素等营养物质的代谢受影响,还会刺激胃黏膜,影响胃的消化功能,并会增加肾脏负担,影响肾功能。这些合成色素积蓄在儿童体内,还会影响儿童神经冲动传导,引起儿童好动或多动症。

(2)果冻类食品:这类食品是用海藻酸钠、琼脂、明胶、卡拉胶等增稠剂,加入少量人工合成香精、人工着色剂、甜味剂、酸味剂等配制而成,经常食用不仅无益于儿童的生长发育,还会影响机体对铁、锌、钙等微量元素的吸收和利用。

(3)冰镇类食品:由于儿童胃肠黏膜娇嫩,过多进食冰镇饮料或冷饮,易影响正常的胃液分泌,引起消化不良、厌食、腹痛、腹泻等。还易使儿童咽喉部抵抗力降低,潜伏在咽喉部的细菌乘虚而入,引起感冒、喉炎等。

(4)甜食类食品:这类食品含糖量高,多吃易患龋齿,还会使儿童冲动任性、爱发脾气,并影响视神经发育,引起弱视和近视。也可使糖在体内大量蓄积,转化为脂肪积聚于皮下,使体形肥胖,易诱发心血管病。常吃甜食还易使血液呈酸性,从而使人体呈酸性体质,抗病能力降低,出现体虚多汗、易疲劳现象,易反复患呼吸道感染疾病。

(5)可乐型饮料:此类饮料由于加入了一定的量的咖啡因,对儿童生长不利,近来有报道过量饮用可乐型饮料致儿童性早熟的病例。另外,有些零食,如膨化食品加入了各种调味剂,过多食用会影响儿童的正常食欲。

9. 少儿不宜过多吃粗粮

一般来说,女孩子从 10 岁左右,男孩子在 12 岁左右开始进入快速生长期,在 10～12 岁前后,女孩子初潮后,男孩子喉结长出之后,身高的增长幅度和速度都要慢下来。因此,要达到理想身高,关键是要抓住快速生长期的营养保证。虽然现在饮食讲究多吃粗粮,但那只是针对成年人,或者针对老年人说的,为的是保证纤维素的摄入,保证肠道的畅通。对于孩子而言,不主张过多食用粗粮,因为粗粮的蛋白质含量确实低,对于骨骼生长急需蛋白质补充的孩子来说,不仅要保证足够的肉、蛋、奶,包括粮食的选择,也要充分考虑其蛋白质含量,这也是为什么贫困地区的孩子身高不如发达地区的原因。

10. 儿童不宜常吃糕点

糕点,是一种以食糖、油脂、面粉为主要原料,配以鸡蛋、牛奶、果仁、豆沙、枣泥等辅料,经烘烤、油炸或蒸制等方法,制成的美味食品。由于花色繁多,且具有香、甜、酥、脆等特点,深受人们喜爱。

但是,我国传统糕点的制作,是以油、糖、面为主料,糖在糕点中所占的比例远远高于一般的食品,经常食用这种糕点是不符合营养学要求的,特别是对正处于生长发育期的儿童更是如此。

有些家长溺爱儿童,常把糕点当作营养食品给儿童吃。殊不知,这样会影响儿童的食欲,不仅使正餐食量减少,还易养成偏食的习惯。使生长期儿童所需要的各种营养素,得不到及时补充,而易造成营养不良。此外,过多的糖滞留在口腔中,易被一些细菌作用而生成酸,使牙齿脱钙,继而形成龋齿。因此,不宜让小儿吃过多的糕点等甜食。

11. 儿童不宜常吃罐头食品

现代生活节奏很快,家长有时忙得顾不上做饭,就让儿童吃一些方便食品,其中,罐头类食品具有易保存、食用方便和味道鲜美等特点,很受儿童的喜爱。不少家长就以罐头来代替新鲜的蔬菜和水果,他们认为,罐头同样也具有丰富的营养,同时还不用为存放时间短而发愁。殊不知,罐头虽好,儿童却不宜多食。

市售罐头种类较多,原料不一,但其制作过程工艺基本相同,为了达到色味俱佳及长期储存的目的,其中都要加入一定量的添加剂,如人工合成色素、香精、甜味剂、防腐剂等。这些物质对成年人影响不是太大,由于儿童机体发育并未成熟,其体内组织对以上化学物质的反应及解毒能力较成年人差,长期食用会加重脏器、组织的解毒和排泄负担,或引起慢性蓄积性中毒,从而影响儿童正常的生长发育。

水果罐头大都浸泡在含糖量很高的溶液中,有的糖汁含糖浓度几乎达到饱和。如果儿童常食用这类罐头,等于吃进大量的食糖,这些糖可在体内转变成脂肪而储存起来,导致儿童肥胖症。医学研究表明,由于儿童胰岛功能发育不全,体内胰岛素分泌量较少,大量食用含糖过多的罐头,可诱发糖尿病,其发病几率大大高于成年人。

罐头中加入添加剂是为了使食品的味美,在加工过程中,罐头中加入的添加剂包括香料、色素、人工调味剂等,对小儿有害。罐头加工后损失维生素 C 有 10％～60％,维生素 B_1 损失 20％ ～80％,维生素 B_2 与烟酸损失不到 10％,泛酸损失 20％～30％,维生素 A 损失 15％～20％。目前,市场上的罐头类食品,在营养和卫生方面都存在一定的缺陷,不能代替新鲜的蔬菜和水果,儿童不适合大量吃罐头。

12. 果冻也会成为幼儿杀手

果冻因其晶莹剔透、味道鲜美、口感好,为许多小朋友所喜爱。小到一两岁、大到十几岁的儿童都爱吃果冻布丁。可是,令人担忧的是,果冻布丁可能会成为一种气管异物,危及儿童的性命。

一名 3 岁小男孩,在家中边玩边吃果冻,突然出现呛咳,继而出现吸气性呼吸困难,面色青紫,四肢挣扎,1 分钟后神志不清。事后 10 分钟左右到医院,患儿心跳呼吸已停止,虽经气管插管及人工呼吸抢救仍无济于事。无独有偶,另一名 2 岁男孩,在医院门诊候诊因食果冻也突然窒息,当时面色青紫,四肢挣扎,值班护士立即头朝下抱起儿童,压腹,拍背数秒钟后一大块果冻从儿童嘴里喷了出来,儿童得救了。

果冻是柔软而有弹性的食品,易破碎又不易溶化。儿童往往是吸食果冻,再加上边吃边玩,边吃边说话,就很容易造成软滑的果冻吸入气管。进入气管、支气管后,柔软的果冻可随气管舒缩而变化形状,不易排出,形成阻塞,使儿童窒息而死。

一旦发现儿童吃果冻中出现呛咳、憋气,家长不能存在任何侥幸心理,应立即争分夺秒送到医院,在送的途中,家长可以将儿童头朝下拎起,拍背、压腹,争取异物及早排出。千万不能喝水,否则水吸入气管,后果更加严重。

防止小儿将果冻吸入气管要注意以下几点：①1 岁以下的小儿不能吃果冻。②不要吸食果冻，应将果冻从壳中挤出来吃。③不要将果冻含在口中玩耍。④吃果冻时不要说笑、打闹。儿童吃果冻时，身边一定要有大人看护，要用小勺喂给儿童吃。一旦发生异物吸入气管现象，应迅速把儿童倒立起来猛拍后背，同时尽快把儿童送到设备先进的医院抢救。

13. 儿童吃盐不宜多

儿童的口味与家长有关，家长的口味重，儿童饮食中的盐含量也会增多。据了解，目前我国家庭的饮食中普遍含盐量超标。有的人认为，盐是百味之首，让儿童多吃些咸味菜，能调节口味，促进儿童食欲。家长即便知道吃盐多对身体有害，也认为那是针对肾炎或高血压病人而言。事实上，没有肾脏疾病和高血压的人，吃得过咸也是有害的。盐的主要成分是氯化钠，其中钠离子与高血压、肾脏疾病有密切关系，因而患高血压、肾炎者更要减少食盐量。

医学科学发现，日常进食盐量过多，容易引起心血管疾病，因而提倡低盐饮食，对儿童来说也是一样。另外，小儿吃盐过多，还是导致上呼吸道感染的诱因。

首先，高盐饮食可使口腔唾液分泌减少，溶菌酶亦相应减少，有利于各种细菌、病毒在上呼吸道的存在。其次，高盐饮食后由于盐的渗透作用，可杀死上呼吸道的正常寄生菌群，造成菌群失调，导致发病。第三，高盐饮食可抑制黏膜上皮细胞的繁殖，使其丧失抗病能力。这些因素都会使上呼吸道黏膜抵抗疾病侵袭的作用减弱，加上儿童的免疫能力本身就比成人低，又容易受凉，各种细菌、病毒即可乘虚而入，导致感染上呼吸道疾病。因此，家长在给儿童准备膳食时，一定要注意减少盐的成分，使用加碘盐，以利于儿童大脑的健康发育。

14. 不要以为只有多花钱,儿童才能吃得有营养

科学喂养事关一生健康。正确选择婴幼儿食品,不但能充分保证婴幼儿成长所需的营养需要,而且有助于培养多样化的饮食习惯,这些都是小儿成人后健康的重要保证。

3岁以下是人生长发育最为关键的时期,婴儿4个月后,在母乳喂养的同时,必须添加适量的营养食品。由于市场上婴幼儿食品良莠不齐,商家的不规范竞争造成市场混乱,一些广告的误导给人以错觉,加上一些消费者缺少必要的科学喂养知识,专挑价格贵的商品买,或盲目崇拜进口食品,从而进入消费误区。

消费者要了解科学的喂养知识,在购买婴幼儿食品时,要针对不同月龄段婴幼儿生长发育的特点,分清配方食品与非配方食品的区别,辨别含碘婴幼儿食品与不含碘婴幼儿食品,从营养均衡的需要出发,有针对性地选择食品,切勿一味贪贵求洋。

一些家长认为,价格高的食品营养价值就高,以致常给儿童买甲鱼吃,甚至买来补品长期服用。其实食物的营养价值并不能以价格来衡量,有的东西价格高只表明它稀有或加工程度深。如冬笋的营养价值就远不如胡萝卜。有的人认为鸡蛋有营养,一天吃五六个。鸡蛋确实营养丰富,尤其是蛋黄中富含卵磷脂,而卵磷脂是大脑的脂质的重要成分,但鸡蛋虽好,也不宜多吃,专家认为一天吃一个鸡蛋已基本满足需要,因为某一食品营养再好,也不能包括人体所需的七大营养素,每日所吃食物还须多样化。

15. 快餐不宜经常吃

洋快餐其口味及就餐环境吸引了许多儿童,他们成了那里的常客,无论是节假日还是生日、考出了好成绩,他们都爱去吃一顿。家长也觉得那里卫生比较有保证,不但吃了饭,儿童还可以开心地玩一阵。洋快餐偶尔吃一顿也未尝不可,但经常食用确实对健康

不利,这一点家长应该意识到并约束儿童。营养学家认为,洋快餐是高热量、高脂肪、高胆固醇的"三高食品",又称为"垃圾食品"。美国科学家发现,汉堡包和其他动物脂肪的油炸食物中含有一种更为有害的胆固醇——氧化胆固醇,对儿童健康构成严重威胁,它损伤冠状动脉,加速其硬化,诱发心脏病及脑卒中等疾病。美国有关部门已向小学生建议少吃汉堡包,每周吃油炸食物平均不宜超过 1 次。

　　一项医学研究显示,科学家将儿童饮食习惯与他们哮喘发病率之间的关系进行研究。结果发现,排除家庭经济情况和父母吸烟习惯等其他因素,对蔬菜、牛奶、维生素 E 和无机盐摄取量不足的儿童,发病率比其他儿童高出 2～3 倍。经常吃西式快餐的儿童哮喘发病率高,而保持平衡饮食习惯,包括进食肉类、鱼类、米饭、蔬菜、水果等的儿童,发病率则较低。

　　食盐过多对婴幼儿的害处主要来自食盐中的钠。婴幼儿的肾脏远没有达到发育成熟的阶段,没有能力排除血液中过多的钠,因而容易受到食盐过多的损害,年龄越小,越易受到损害,并且这种损害造成的危害是很难恢复的。美国科学家曾把市售的 30 多种罐装食品(成人含盐量食品)给幼鼠吃,到了第四个月,这些幼鼠即发生程度不同的高血压,而对照组没有吃加盐的同样食品的小鼠却保持健康。用其他幼小动物所做的类似实验,同样显示会突然发生高血压,而且不久即死亡。研究者还发现,这些幼小动物一旦发生高血压,虽然改给低盐或无盐食物,然而血压大多不能完全恢复正常。美国某医学组织曾调查过一些美国儿童,发现他们之中有 11％在 10～13 岁患上高血压,这些儿童在婴儿时代绝大多数经常吃过咸的食物。过咸的食物不仅导致血压增高,还会加重心脏的负担。吃入的盐过多,会引致体内的钾从尿中丧失,而钾离子对人体肌肉(包括心脏肌肉)的收缩放松起着重要作用。钾丢失过多对心脏功能会造成伤害,严重者会引起心脏肌肉衰弱而死亡。

曾有营养学专家认为,所谓"婴儿摇篮死亡",很可能就是婴儿常常摄入含钠过多的食物所致。如今,市场上出售的快餐食品,如干脆面、油炸薯片、三明治、蛋糕、饼干等,对大多数儿童极具诱惑力,不少家长也经常给儿童买这类食品吃。殊不知,这些食品含钠量都偏高。为了使其松发和膨化,有的食品如常加有碳酸钠等钠化合物。使这类食品从口感上可能觉得不太咸。为了保证婴幼儿健康,父母们不要以自己的口味来调配儿童的膳食。一般来说,1～6岁的幼儿,食盐量不要超过每天 4 克,应鼓励儿童多吃清淡饮食,不给或尽量少给儿童买快餐食品。

16. 看起来漂亮的食品并不漂亮

色彩鲜艳的各种饮料、冰棍,奶油蛋糕上的红花、绿叶图案,农贸市场上出售的豆绿色的粉丝,红黄色的鲜虾片,食品店里陈列的绿色的豌豆,紫色的花生仁……这些食品着色很纯、鲜艳欲滴,容易勾起人们的购买欲望。然而,这些食品的美丽颜色是从哪里来的呢?都是食品在生产过程中加入了色素。食用色素又有天然色素和人工合成色素之分,而食品中加入的绝大部分是对人们身体健康有害的人工合成色素。

人工合成色素是以煤焦油为原料制成的,它成本低廉,不易褪色,所以在食品上被广泛应用。试验结果表明,人工合成的色素可引起过敏症,如哮喘、喉头水肿、鼻炎、荨麻疹、皮肤瘙痒,以及神经性头痛等。某些人工合成的色素作用到人的神经,会影响神经冲动的传导,从而导致一系列的症状。

为了保证人们的身体健康,国家对人工合成色素在食品中允许使用的品种、范围和添加量作了严格的规定,并强调婴幼儿食品中严禁使用任何人工合成色素。然而,据国家有关部门对食品市场中的相关调查,食品中人工合成色素超标的事屡屡发生。一些不法商贩见利忘义,置国家法律和人们的身体健康于不顾,如市场上夏季出现的冰冻橘子汁、菠萝汁、汽水等,颜色很漂亮,但人工合成的色素大大超过了国家标准。更有甚者,把变质变味的死鸡死鸭,制成所谓的烧鸡烧鸭,再染上黄灿灿的颜色,流动出售,即使消费者发现上当受骗,往往也是无处可究。

对于食品中的漂亮颜色,消费者一定要擦亮眼睛,不被其艳丽的外表所迷惑,对那些无厂址、无产品批号,无生产日期的三无产品,更要提高警惕,慎重购买。

17. 过多吃肉和蛋不好

肉和蛋是提供人体内所需优质蛋白质的极好来源。儿童生长发育特别需要大量优质蛋白质以构成机体的组织,所以在小儿的饮食中必须有肉和蛋。但是,就像人不吃饭会饿死,吃多了也会撑死一样,小儿不吃肉和蛋不行,肉和蛋吃多了也不行。吃多了对他们的生长发育非但没有好处,还会有许多弊端。

(1)当大量的肉和蛋被摄入机体导致蛋白质摄入过多时,由于蛋白质构成组织的作用完成,剩余的蛋白质将被氧化供能,承担了主要由糖类来完成的工作任务。这就像制造飞机的材料用来做炊具一样,尽管也派上了用场,但却是"大材小用",实为一种浪费。

(2)过多的蛋白质、脂肪进入人体内,既加重了胃肠道的负担,又会累及肾脏而打乱体内的氮平衡,导致氨血症和血中尿素升高,引起代谢性酸中毒。特别是大量进食高蛋白、高脂肪的食物时,常常加重肝、胆、胰等消化腺体的负担。而小儿的消化吸收是有一定限度的,在饮食过量的情况下,消化液的分泌便显得不够充分了,加之大量食物对胃肠的扩张,使其机械的消化运动受到限制,食物在胃肠中的研磨受到障碍,搅拌也不均匀,导致消化不完全,吸收不彻底。未被消化吸收的营养素便在胃肠中发酵、腐败,产生毒素和气体,于是儿童可出现呃逆(打嗝)、口臭,甚至腹痛、腹泻,对健康不利。

18. 小儿多吃烤羊肉串有害

近年来,市场上烤羊肉串的生意很好。在制作羊肉串的炭火旁,在股股青烟中,常常可见手拿一串串羊肉正津津有味地品尝者,而其中不乏大量儿童。尽管在我国,烤羊肉串作为一种美食有着悠久的历史,但随着科学研究的深入,人们发现在一串串的烤羊肉背后潜伏着对人体健康的不利因素。

(1)已经证实,N-亚硝基化合物对动物是强致癌剂,目前尚未发现一种动物能耐受亚硝胺而不致癌的。人类的某些癌症与此也有着密切的关系。用来烤羊肉串的羊肉一般在烤制前都要经过腌制,如果腌制时间过长,在食盐中的亚硝酸盐(粗盐中含量更高)就会与肉中蛋白质分解所产生的胺类发生作用,产生具有致癌性的亚硝胺。

(2)目前发现,许多多环芳烃都具有致癌性,而苯并芘是一种有代表性的物质。经实验检测发现,用炭火烤制的肉中,苯并芘可达 2.6～11.2 微克/千克(有人认为水中对机体无害的苯并芘为 0.03 微克/升)。这是由于在烤制过程中,除木炭燃烧产生的苯并芘外,还有其他的多环芳烃类物质直接污染了食品。还由于在烤制过程中,来自于肉中的脂肪滴于火上,也能受热而产生苯并芘,并吸附在肉的表面,这些都增加了对人体的危害。

(3)羊肉本身的质量问题也是不可忽视的。未经检疫的羊肉流入市场,如果带有寄生虫,那么,短时的烧烤是不能杀死肉中的寄生虫的,这将使人产生寄生虫病。

由于小儿的生理特点,决定了小儿对疾病的抵抗力、对各种有毒物质的解毒能力都较成人低,更易发病。因此,偶尔带儿童去吃一串羊肉串也未尝不可,但过多地频繁地进食,发病的机会必将增加。

19. 婴儿不宜喝豆奶

豆奶作为婴幼儿喂养最佳的替代品,多年来一直无人质疑。但是,美国专门从事转基因农产品与人体健康研究的人士指出,吃豆奶长大的儿童,成年后引发甲状腺和生殖系统疾病的风险系数较大。

成年人经常食用大豆有利无弊,能使体内的胆固醇降低,保持体内激素的平衡,防止或减少乳腺癌或前列腺癌的发生。但是,婴儿食用大豆却不会有如此益处,这是因为婴儿对大豆中高含量抗病植物雌激素的反应与成年人相比完全不同。成年人所摄入的一半植物雌激素可在血液中与雌激素受体结合,从而有助于防止乳腺癌的发生,而婴儿摄入体内的植物雌激素只有 5% 能与雌激素受体结合,使其他未能吸收的植物雌激素在体内积聚,这样就有可能对每天大量饮用豆奶的婴幼儿将来的性发育造成危害。一般来说,喝豆奶婴儿患乳腺癌的风险几率是喝牛奶或母乳喂养的婴儿的 2～3 倍。

20. "傻吃"的儿童会吃傻

有些母亲喜欢儿童多吃,认为吃得多是儿童健康的表现。殊不知,儿童吃得太多,除了造成肥胖症之外,还会伤害大脑,其原因如下。

首先,"傻吃"容易使大脑疲劳。为了消化过多的食物,消化道必然扩张,有限的血液和氧气从头部转到消化道,细胞因而暂时缺血,所以吃得越多,胃肠需要血液越多,脑供血就越少,对大脑危害越大。其次,"傻吃"会抑制大脑智能区域的生理功能,管胃肠消化的大脑相应区域兴奋的时间过多,必然引起语言、思维、记忆、想象等大脑智能区域的抑制,智力会越来越差。第三,"傻吃"会促进大脑早衰。研究发现,早衰物质会因饮食过饱于饭后增加数万倍。

21. 营养不良会影响儿童视力

眼睛是人体的重要器官，如果不注意用眼卫生，用眼过度，如看书、看电视、看电脑时间太长，光线太暗，坐姿不正确，都可以引起眼睛的疲劳，容易造成视力减退。尤其是儿童年龄小，更不宜让眼睛过度疲劳，不能让儿童长时间或近距离地看电视。偏食对视力发育有非常明显的影响，由于偏食导致营养不均衡，影响眼球的发育。无论是蛋白质或是维生素的缺乏，都可以造成近视或使近视进一步发展。在肉、蛋制品中含有大量的蛋白，但维生素较少，而在动物肝脏、蔬菜、水果中含有丰富的维生素，但蛋白质较少。因此，为了眼球的正常发育，预防近视的发生，减缓近视的发展，应养成合理的饮食习惯，多吃新鲜蔬菜、水果、豆制品、海带等，少吃糖果等，切不可偏食。

维生素 A 与正常视觉的关系是其他物质或保护方式所无法替代的。因为眼的光感受器是视网膜中的杆状细胞和锥形细胞，在这两种细胞中都存在着对光敏感的色素，而这些色素的形成和表现出的生理功能都有赖于适量维生素 A 的存在。如果体内维生素 A 长期缺乏或不足，就会出现暗适应能力下降及夜盲症，所以进食富含维生素 A 的食品对保护小儿的视力大有好处。维生素 A 最好的来源是各种动物的肝脏、鱼肝油、全奶、奶油、禽蛋等。植物中虽然不存在维生素 A，但一些有色蔬菜中所含的胡萝卜素经转化后，也可成为维生素 A。如菠菜、苜蓿、红心红薯、胡萝卜、辣椒及水果中的杏、柿子等都含有丰富的胡萝卜素。

含有维生素 C 的食物对眼睛也有益。维生素 C 是组成眼球晶状体的成分之一，如果缺乏维生素 C 就容易患晶状体浑浊的白内障。含维生素 C 丰富的食物有：各种新鲜蔬菜和水果，其中尤以青椒、黄瓜、菜花、小白菜、鲜枣、生梨、橘子等食物维生素 C 含量更高。

丰富的钙质对眼睛也是有好处的,钙具有消除眼部肌肉紧张的作用。豆类、绿叶蔬菜、虾皮含钙量都比较丰富。烧排骨汤、酥鱼、糖醋排骨等烹调方法可以增加钙的吸收量。

蛋白质是组成细胞的主要成分,组织的修补更新需要不断地补充蛋白质,多补充蛋白质有助于眼睛消除疲劳。如瘦肉、禽肉、动物的内脏、鱼虾、奶类、蛋类、豆类等都含有丰富的蛋白质。

22. 吃得好的儿童也会缺少营养

儿童吃得好并不完全等于营养好,许多吃得好而长不壮的儿童其主要原因是营养不良所致。常见者有:①营养素不全面。人体所需的营养素有蛋白质、糖类、脂肪、无机盐、维生素和水等。如果儿童只吃蛋、奶、鱼、肉,而不吃或少吃蔬菜、豆类等,体内就缺乏某些维生素或无机盐,造成营养素间不平衡,从而影响健康。②儿童本身吸收能力差,体质弱的吸收能力就更差。如果再加上饮食无节制,爱吃的多吃、不爱吃的一口不吃,这就打乱了肠胃的正常活动规律、引起消化不良,也影响营养吸收。③儿童活动量过大。有的儿童胃口好、食欲强,可是特别顽皮好动,以致消耗大于吸收,使其长不壮。④疾病影响。患肠道传染或寄生虫病者,营养物质不能被儿童充分吸收。

对吃得好长不壮的儿童来说,家长不要一味强调进补高级营养品及精细食物,而要具体分析。该治病驱虫的就抓紧驱虫治病,活动过量的要及时引导使之活动减量,体质差的则应要求其加强锻炼,需要从饮食上考虑,应注意其科学性。总之,要想让儿童长得健壮,首先膳食营养要平衡,每餐最好做到荤素搭配,米面混食。其次,饮食要有规律,每月进餐的次数和数量都应比较固定,零食要注意节制。总之,只要儿童无病,又加强体育锻炼,再通过调整饮食结构,合理搭配营养,是会使其体质状况得到改善的。

23. 有些食物可引起小儿铅中毒

铅是地壳的组成成分之一,遍布于土壤、水、大气及食物中。由于环境中铅污染的结果,现代人摄入机体内的铅量较古代人增加了约 100 倍。过量的铅进入机体,可引起体内铅中毒。铅主要损害神经系统、造血器官和肾脏,常出现食欲不振、胃肠炎、头昏、头痛、贫血等。铅还损害人体的免疫系统,使抗体产生明显下降。也有人认为,铅可使儿童智力低下,与轻微的和可疑的智能迟钝、活动过度症、行为异常的各种表现、感觉运动功能障碍、学习低能等有一定的关系。有的研究还提示,儿童铅摄入过量可引起或加重已存在的神经、精神发育迟缓。

鉴于铅对人体健康的影响,我国在一些与铅有关的方面均制定了允许含量。在我国食品卫生标准中,规定冷饮食品、奶粉、甜炼乳和淡炼乳、井盐和矿盐、味精和酱类铅的含量不得超过 1 毫克/千克。但是,目前在市场上销售的"进爆米花"经检测含铅量高达 20 毫克。这是由于"进爆米花"的容器一般为铅或锡合金。当容器被加热时,即弥散出大量铅蒸气,使爆米花受到铅的污染,尤其在急速减压时,铅便被疏松的玉米吸收。当儿童经常食用这种爆米花时,可导致儿童慢性铅中毒,对此不能不引起人们的警惕。

24. 儿童甜食综合征要不得

儿童生来爱吃甜的东西。食物中甜味主要来自糖分。糖是人体必不可少的养料,它参与构成身体的组织,并通过代谢提供能量。随着人民生活水平的不断提高,含糖的点心、饮料、水果等越来越多。不少家长对独生子女倍加疼爱,百依百顺,造成儿童吃糖太多。吃糖太多,会产生不良的作用,如引起肥胖症、诱发糖尿病、促使龋齿发生……这已为许多人所熟知。此外,儿童吃糖过多,还会影响神经活动和智力,不少人尚不了解。

人们平常所吃的糖是蔗糖,在体内转化为比分子更小的葡萄糖进行氧化,成为二氧化碳和水,同时释放出能量。葡萄糖的氧化反应需要含有维生素 B_1 的酶来催化。如果长期吃进过量的食糖,机体就加速糖的氧化,消耗大量的维生素 B_1,使它供不应求。人体内是不能自身合成维生素 B_1 的,全靠从食物中吸收,由于大量吃甜食,影响食欲,造成维生素 B_1 的食物供应不足,最终影响葡萄糖的氧化,产生较多的氧化不全的中间产物如丙酮酸、乳酸等代谢产物,这类物质在脑组织中蓄积,就会影响中枢神经系统的活动,发生精神烦躁,表现为精力不集中、情绪不稳定、爱哭闹、好发脾气等,称为"甜食综合征"。对小儿的生长发育、生活、学习都很不利。

预防"甜食综合征",就要从婴幼儿起控制吃糖,不能让儿童养成偏爱甜食的习惯。做到吃饭前后、睡前不吃甜食,每天进食糖量不超过 0.5 克/千克体重。平时多吃一些含维生素 B_1 的食物,如糙米、豆类、苹果、动物肝脏、瘦肉之类。

25. 肝炎患儿忌"营养太过"

肝炎患儿由于肝脏受损、肝功能减退,导致食欲降低、进食较少。对此,许多家长总是心急如焚,生怕儿童吃少了不利于身体的康复,于是鸡、鱼、蛋、肉,以及各种补品、副食品等源源不断流入这些儿童口中。只要儿童想吃的、愿吃的,家长都不惜一切满足儿童的要求。殊不知,这种做法对肝炎患儿的康复颇为不利。据临床观察,肝炎患儿进食大量高营养物质后,不但转氨酶(一种指示肝细胞受损程度的指标)下降慢,而且会使病情迁延不愈,不利于患儿早日康复。

胆汁是由肝细胞生成,经肝流出,通过胆总管入十二指肠,它与胰液、肠液密切配合,共同消化食物。胆汁内含胆盐和胆酸。研究表明,胆盐的作用是激活胰脂肪酶,使其分解脂肪作用加速。胆汁中的胆盐、胆固醇、卵磷脂等还将作为乳化剂乳化脂肪,减低脂肪表面张力,有助于胰脂肪酶发挥效应。胆酸可与脂肪酸结合,形成水溶性复合物,使脂肪酸易于吸收。肝脏受损后,由于肝细胞肿胀、破坏,胆汁的分泌减少或排出不足,从而影响脂肪食物的消化和吸收,病人因此厌食油腻。

长期的临床观察还发现,肝炎患者常合并有胃酸缺乏及消化酶的生成与分泌减少,而且活性也降低,所以食物的消化和吸收均受到影响。肝炎与许多传染病一样,都可造成胃的运动功能减退,由于胃收缩功能抑制、胃排空延迟,因此病人饭后常有上腹部饱胀感,自然导致消化不良。如果对肝炎患儿进行"填鸭式"补充营养,吃得太好,非但无益,反而会加重患病肝脏的负担,甚至导致"脂肪肝"而潜伏肝硬化的危机。因此,儿童得了肝炎,宜吃清淡易消化的食物,多吃新鲜蔬菜、水果,多饮水,以减轻肝脏负担,才有利于患儿的早日康复。

26. 咳嗽儿童的饮食禁忌

咳嗽是儿童冬春季最为常见的外感疾病的症状之一,在许多呼吸系统疾病中都可见到,如流感、支气管炎、肺炎、哮喘等。中医学认为"形寒饮冷则伤肺",就是说身体一旦受了寒,饮入寒凉之品,均可伤及人体的肺脏,而咳嗽多因肺部疾病引发的肺气不宣、肺气上逆所致。此时如饮食仍过凉,就容易造成肺气闭塞,症状加重,日久不愈。不论是儿童还是成人,咳嗽多会伴有痰,痰的多少又与脾有关。脾是后天之本,主管人体的饮食消化与吸收。如过多进食寒凉食物,就会伤及脾胃,造成脾的功能下降,聚湿生痰。

中医学认为,咳嗽多为肺热引起,儿童尤其如此。日常饮食中,多吃肥甘厚味可产生内热,加重咳嗽,且痰多黏稠,不易咳出。对于哮喘的患儿,过食肥甘可致痰热互结,阻塞呼吸道,加重哮喘,使疾病难以痊愈。所以,在咳嗽期间应吃一些清淡食物。

许多人认为,橘子是止咳化痰的,于是让患咳嗽的孩子多吃橘子。实际上,橘皮确有止咳化痰的功效,但橘肉反而生热生痰。而一般的孩子不可能不吃橘肉只吃橘皮。儿童在咳嗽期间饮食要清淡,长期咳嗽不愈的患儿,可用梨加冰糖煮水饮用,它的效果是润肺止咳;也可用鲜百合煮粥,这对咳嗽日久、肺气已虚的儿童效果甚好。对于脾虚疾多的患儿,平时可多食山药,或煮莲子粥、薏苡仁粥及大枣粥等。

27. 膳食不当是消化障碍的主要原因

健康的消化系统是小学生身体成长的保证。在生活中,常常因为缺乏营养知识和消化吸收的生理知识,致使学生饮食不当,从而引起消化障碍。消化障碍主要的症状是食欲不振、偏食、厌食、恶心、反酸、胃痉挛、胃痛、腹泻等。引起消化障碍的主要原因有以下几点。

(1)饮食缺乏规律:不按营养学要求合理分配一日三餐。调查发现,有2/3以上学生不吃早餐或早餐数量不足。这些学生空腹上课,用脑多却不能得到早餐提供的营养。他们往往上第三、四节课时,饥饿头昏,注意力不集中,记忆力减退,甚至发生胃痛,或者晕倒在课堂、考场或操场上。另外,也有不少学生午餐匆匆,不能吃好,晚上却饱餐一顿。按照消化规律,晚上不宜过饱,不宜油腻太重,否则,会使胃肠负担过重,长期下去就会导致消化障碍。

(2)食谱安排不当:家长和老师应按照营养要求,为学生安排平衡膳食。但在现实生活中,学生膳食大多按照厨师或食堂管理人员的习惯或爱好安排,或者曲解营养,认为价格贵的就是营养好的,给学生过多的鱼肉荤菜,缺乏蔬菜、纤维素。从而使学生对蛋白质、脂肪的消化负荷过重,消化酶分泌失调,引起消化不良。此外,荤腥食物过多,也会影响食欲,维生素和无机盐的吸收相对减少,从而引起身体发育不良。

(3)饮食过量:不少家长认为,儿童吃得越多越好。实际上过量的进食对学生有害无益。它会使胃肠功能紊乱,引起吐酸水、呕吐、消化不良性腹泻。还可引起肥胖病,为日后患糖尿病、高脂血症等疾病种下祸根。

(4)爱吃零食:城市学生吃零食尤为突出。消化液是按照正常生理有规律分泌的。大量零食不但难以消化,而且不断促进消化液大量分泌,到午餐、晚餐时,却分泌减少,以至于食欲减退,引起消化不良,也就不能从正餐中摄取应得的营养素。

28. 有些食物易使儿童过敏

容易引起儿童过敏的食物有很多,最常见的是异性蛋白食物如螃蟹、大虾,尤其是冷冻的袋装加工虾、鳝鱼及各种鱼类、动物内脏,家长平时对儿童初次品尝的此类食物应慎重,第一次应少吃一些,如果没有不良反应,下次才可以让儿童多吃一些。有的儿童对鸡蛋,尤其是蛋清也会过敏。

有些蔬菜也会引起过敏,如扁豆、毛豆、黄豆等豆类,蘑菇、木耳、竹笋等菌藻类,以及香菜、韭菜、芹菜等香味菜,还有一些水果如菠萝等。在给儿童食用这些蔬菜、水果时应该多加注意。特别是患湿疹、荨麻疹和哮喘的儿童一般都是过敏体质,在给这些儿童安排饮食时要更为慎重,避免摄入致敏食物,导致疾病复发和加重。

如果发现儿童对某种食物过敏,就应在相当长的时间内避免再给儿童吃这种食物。随着儿童年龄的增长,身体逐渐强健起来,有些儿童可能会自然脱敏,即对某种食物不再起过敏反应。不过,如果再次接触该食物时,还是应该慎重,从少量开始,无不良反应后再逐渐增加,以免旧病复发。

29. 感冒患儿不宜勉强进食

患感冒但不发热的小儿的饮食与正常儿童应无多大差异。但因小儿感冒活动减少,浑身不舒服,又因为吞咽很多鼻涕,所以胃口不好。这时如果强迫患儿多进食，会带来其他不利影响。此时可给患儿一些可口的饮料，既有利于新陈代谢，又能补充部分维生素。

因感冒而咽部疼痛并伴有发热的患儿，会厌食固体食物。因此，起病头两天，可勤喂些鲜橘汁或其他含维生素 C 丰富的饮料及白开水。维生素 C 和水对改善患儿症状和促进病情痊愈具有较好效果。清淡的稀粥易于消化，可作为这类患儿的主食和滋补膳。高热患儿也可喝些牛奶，而且最好是易消化的脱脂牛奶。发热而食欲尚佳的患儿，可适当吃些普通食物，但应做得清淡可口。不要强迫患儿吃油腻的东西，否则会引起呕吐，造成胃肠不适，进一步影响食欲。

发热并伴有呕吐的感冒患儿，在第一次呕吐过后，可喂半杯温开水，喝水后未发生呕吐，再适当饮些橘子汁或其他水果汁。几小时后，如患儿想吃东西，可给一片面包，1 小匙汤或一点糖水煮苹果。如对牛奶不反感，亦可喂给适量脱脂牛奶，少量饮食后如又发生第二次呕吐，则应禁食 2 小时。其后可给少量温开水或一小块食用冰糖，即使有饥饿感，也不要进食，更不应强迫患儿吃喝，否则会加剧呕吐，对身体消耗增大。

经过连日高热，小儿身体消耗严重，体重锐减。此时疾病如好转，可恢复正常饮食，但不要给儿童加餐增味，否则易造成小儿肠胃功能紊乱，产生厌食。应采取循序渐进的进食方法，由少渐多，由软食到硬食，使患儿胃肠逐步适应。经过 1 周左右的恢复适应过程，当儿童食欲增加后，再恢复正常饮食。

30. 3 岁以下儿童忌吃带壳干果

气管和支气管异物是耳鼻喉科常见的危、急、重症之一，也是宝宝窒息死亡的一个重要原因。气管和支气管异物高发的年龄段是 1～5 岁，其中 75% 发生在 3 岁以下的儿童中。一旦孩子把异物吸进气管或支气管中,只能通过手术治疗,而且危险性比较高。

宝宝容易发生气管异物与其生理特点有关。小宝宝的喉部反射性保护功能发育不完善。牙齿没有长全、咀嚼功能较差,不能完全将食物嚼碎。相对成人来说,儿童情绪不稳定,嘴里含着食物哭闹、大笑的情况相对更多。孩子爱跑动,而跑动时吃东西很容易呛进气管。医生从孩子气管里取出的异物常常千奇百怪,其中80%以上可以归属在植物性食物这一大类中,包括花生、瓜子、苹果、大豆、核桃等,其中花生最常见。此外,还有肉类、骨头等动物性食品,大头针、螺丝钉、图钉等金属类异物,笔帽、哨子、塑料球、玩具零件等塑料性异物,果冻等胶冻样异物。这几类异物中,医生最头疼的就是带皮的豆子(特别是蚕豆)、笔帽、圆球、带尖的特型异物(如图钉)等,这些东西想要取出来特别困难。

再好的技术手段也不如家长的预防。因此,3岁以内小儿最好不吃带壳的干果类食物,如果孩子一定要吃,可以碾碎了吃,也可以让孩子在一边安安静静吃东西,别在孩子吃东西时逗孩子。一旦发生气管异物,小一点的孩子可以趴在成人的膝盖上,头朝下,家长拍打孩子背部,使异物随体位坠落而出。稍大的孩子如果发生气管异物,家长可以站在孩子的身后,抱住孩子、两手重叠向孩子的上腹部使劲儿地、有节奏地向上顶压,让肺内空气把气管里的异物冲带出来。

31. 忌果仁中毒

有些儿童十分贪嘴,吃了水果(如桃子、杏子、李子、梅子、苹果、枇杷、白果)后,连里面的果仁也挖取出来吃,殊不知,这样做可能带来十分严重的后果。据报道,有的儿童因吃了3～5粒苦杏仁,有的因吃了30粒煮熟的枇杷仁,有的因吃了20粒生白果仁而中毒死亡,因小失大,多么危险!

在上述果仁内含有一种叫"苦杏仁苷"的物质,吃进人体后,遇水便分解出毒性强烈的"氢氰酸"成分,引起机体中毒。一般进食2～5小时后出现流涎、恶心、呕吐、腹痛、头痛、烦躁不安、心动过速等症状。严重者则发生惊厥、血压下降、大小便失禁、瞳孔散大,终因呼吸衰竭而死亡。一旦遇到贪食果仁而中毒的儿童,必须及时认真地进行救治,不可掉以轻心。

一般用1：2 000高锰酸钾溶液洗胃,或用简易催吐法将吃进出的毒物呕吐出来,或口服硫酸镁导泻。总之,达到一个目的,尽快将毒物排出体外。简易催吐法是,可用一根干净的鸡毛或鸭毛在病孩嗓子里探一探,因局部刺激舌悬雍垂会引起恶心、呕吐。也可把病孩的舌头往外拉,将手伸到舌根周围摆动,使其迅速产生恶心,即能将毒物呕吐出来。将甘草60克、黑豆60克以清水1 000毫升煎煮,频频向病孩灌服,可以缓解中和毒性,减缓症状。

如果进食毒物时间较长,体内已产生巨大毒性反应,则应先将亚硝酸戊酯放在纱布内压碎,给病孩吸入,每隔2分钟1次,每次15～30秒钟。接着用3‰亚硝酸钠0.2～0.3毫升/千克体重,加入10毫升的注射用水内,5分钟内缓慢静脉注射。然后用硫代硫酸钠0.25克/千克体重,加入10毫升注射用水内,10分钟内缓慢静脉注射。一般中毒者经上述处理可以缓解,如果30分钟后中毒症状未见明显改善,可酌情照此过程重复1次。

32. 避免吃菠萝带来的伤害

菠萝又叫"凤梨",营养丰富,含有大量果糖和葡萄糖,几乎含有人体需要的所有的维生素和大部分的无机盐,味道鲜美,香甜多汁。但是,就是这个十分有营养的水果真的可能对宝宝的身体产生一定的伤害,而且会严重地影响宝宝的健康。

菠萝好处虽多,但菠萝里有3种不好的成分,可能给宝宝带来麻烦。菠萝中含有多种"生物苷",对人的皮肤、口腔黏膜有一定刺激性。所以,吃了未经处理的生菠萝后口腔觉得发痒。菠萝中的

"5-羟色胺"是一种含氮的神经递质,具有强烈的收缩血管和平滑肌、使血压升高的作用,其结果表现为头痛。每100克果汁中含5-羟色胺2.5～3.5毫克。菠萝中含有"菠萝蛋白酶"是一种蛋白质水解酶。提炼出来以后有很强的分解纤维蛋白和血凝块的作用,是一种医疗用药。菠萝中的少量菠萝蛋白酶吃到胃里后就被胃液分解破坏。但是,有少数人对这种酶有过敏反应,多属于"速发型"变态反应,吃后15～60分钟出现腹痛、恶心、呕吐、荨麻疹、头痛、头晕等症状。严重的还会发生呼吸困难及休克。

健康的吃法是将菠萝去皮和果丁后,切成片或块,放在开水里煮一下再吃。菠萝蛋白酶在45℃～50℃就开始变性,到100℃时90％以上都被破坏;所含苷类也同时被破坏消除;5-羟色胺则溶于水中;经煮沸后口味也得到改善。为了保持菠萝的生鲜口味,也可以把切成片或块的菠萝放在盐水(一般烧菜的咸度)里浸泡30分钟左右,再用凉开水浸洗去咸味,也同样可以达到脱敏的作用。初次吃的宝宝只吃饼干大小的一块,如果无异常,下次可适当加量。每次吃菠萝不可过多,过量食用对肠胃有害。

33. 宝宝喝豆浆也有禁忌

(1)忌不彻底煮开:因为生豆浆里含有皂素、胰蛋白酶抑制物等有害物质,未煮熟就饮用,会发生恶心、呕吐、腹泻等中毒症状。豆浆不但必须要煮开,而且在煮豆浆时还必须要敞开锅盖,这是因为只有敞开锅盖才可以让豆浆里的有害物质随着水蒸气挥发掉。

(2)忌冲入鸡蛋:因为鸡蛋中的黏性蛋白(鸡蛋清)会与豆浆里的胰蛋白酶结合,产生不易被人体吸收的物质,使鸡蛋和豆浆均失去原有的营养价值。

(3)空腹饮豆浆:最好不要让宝宝空腹饮豆浆,豆浆里的蛋白质大都会在人体内转化为热量而被消化掉,营养成分不能被宝宝充分吸收。

(4)忌放红糖:红糖里有机酸较多,如醋酸、乳酸等,它们能与豆浆里的蛋白质和钙质结合,产生变性物及醋酸钙、乳酸钙等块状物,这不仅有损豆浆的营养价值,也影响豆浆里所含营养素的吸收。

(5)豆浆性质偏寒:消化不良、嗝气和肾功能不好的人,最好少喝豆浆。由于豆浆是由大豆制成的,而大豆里面含嘌呤成分很高,且属于寒性食物,所以有痛风症状、乏力、体虚、精神疲倦等症状的虚寒体质者都不适宜饮用豆浆。豆浆在酶的作用下能产气,所以腹胀、腹泻的人最好别喝豆浆。另外,急性胃炎和慢性浅表性胃炎者不宜食用豆制品,以免刺激胃酸分泌过多加重病情,或者引起胃肠胀气。

(6)常喝豆浆注意补锌:豆类中含有抑制剂、皂角素和外源凝集素,这些都是对人体不好的物质。对付它们的最好方法就是将豆浆煮熟,长期食用豆浆的人不要忘记补充微量元素锌。

(7)忌与药物同饮:有些药物如红霉素等抗生素类药物会破坏豆浆里的营养成分,甚至产生不良反应,危害健康。喝豆浆与服用抗生素的间隔时间最好在1个小时以上。

34. 儿童得肺炎有忌口

(1)忌高蛋白饮食:瘦肉、鱼和鸡蛋的主要成分为蛋白质。1克蛋白质在体内吸收18毫升水分,蛋白质代谢的最终产物是尿素。儿童进食蛋白质多,排出尿素相对也会增高,而每排出300毫克尿素,最少要带走20毫升水分。因此,对高热失水的患儿应忌食高蛋白饮食,在疾病后期可适当补充,以提高体质。

(2)忌食多糖之物:糖分是一种热量补充物质,功能单纯,基本上不含其他营养素。如果小儿肺炎患者多吃糖后,体内白细胞的杀菌作用会受到抑制,食入越多,抑制就会越明显,而加重病情。

(3)忌辛辣食物:辛辣之品刺激大,而且容易化热伤津,故肺炎患儿在膳食中不宜加入辣油、胡椒及辛辣调味品。

（4）忌油腻厚味：肺炎患儿消化功能多低下，如果食油腻厚味，更影响消化功能，必要的营养得不到及时补充，以致抗病力降低。因此，不宜吃鱼肝油、松花蛋黄、蟹黄、凤尾鱼、鲫鱼子，以及动物内脏等厚味食品。如果喝牛奶应将上层油膜除去，乳母也应少吃油腻，以免加重患儿病情。

（5）忌生冷食物：如果过食西瓜、冰淇淋、冰冻果汁、冰糕、冰棒、冷饮、香蕉、生梨等生冷食物，容易影响体内阳气，而阳气受损则无力抗邪，病情也难痊愈，故应忌食，特别对有消化道症状的患儿更应禁忌。

（6）忌喝茶：肺炎患儿多有发热，应忌喝茶水。因茶叶中茶碱有兴奋中枢神经的作用，可使大脑保持兴奋状态，还可使脉搏加快，血压升高。发热时，机体处于正邪相争的兴奋阶段，脉搏较快，饮茶后会刺激心肌，加重消耗，如此非但不能退热，还会使体温升高，诱发其他疾病。另外，茶中的鞣酸具有收敛作用，中医学认为不利于肌表的邪气外散，对发热的小儿也是不相宜的。

（二）儿童饮食健康的70盏绿灯

1. 宜知儿童聪明可以吃出来

以往，脑科专家们总认为智力商数（IQ）是与生俱来的，根本不可能提升。但是，这种说法过时了。近年来的研究显示，人类的智商是可以在2岁之前获得提升的。即使在2岁之后，也可以通过富有启发性的环境，以及吃来增强智商。当然，这里说的是健康的饮食习惯，不是乱吃一通。

人类的智商可分为遗传性智商和后天结晶智商两种。这两种智商都可以通过"四管齐下"的做法来增强：①改变儿童的饮食习惯。②为儿童营造一个具有启发性和刺激感官的环境。③增强儿童的情绪智商。④引导儿童制定一个目标,启发他们进行创意思考。

美国的科学人员曾对纽约 803 所小学的 1 万名资质普通的学生进行了试验,探讨饮食习惯与智商之间的联系。结果发现,学校在规定食堂不准售卖含附加糖分的食物,并规定学生不准带含有附加糖分的便当到学校后,学生的课业成绩和考试成绩都显著进步了。后来,科学家们又禁止这群学生吃含有色素和高脂肪的食物。几个月后,学生们的学业成绩又再次出现骄人的表现。这份调查报告当时还被刊登在极具权威性的医学刊物上,引起了许多人的关注。

美国、英国和以色列等国的科学家们也进行了类似的试验。这次他们发现,儿童在改变饮食习惯(不吃含添加糖分、含色素和高脂肪的食物)后的 6 个月,智商可增加 0~25 点。换句话说,如果该名儿童在改变饮食习惯前的智商是 100 点(普通智商),后来却增加了 25 点,那他的智商就提升至天才儿童的智商。

除了改变儿童的饮食习惯之外,提供有益脑细胞发育的环境,也可以提升他们的智商。婴儿出世后一天到晚都在睡觉,而且睡醒就喝奶,喝饱后又继续睡。这种自然行为对许多父母而言是"乖儿童"的表现,但却是不明智的做法,因为这会白白错失了提升智商的良机。

2. 宜知均衡营养有利于儿童的脑发育

对脑的健全发展起重要作用的营养素有 8 种:脂肪、维生素 C、钙、糖、蛋白质、B 族维生素、维生素 A、维生素 E。还要掌握好儿童大脑发育的几个重要阶段,在这几个阶段中要给予儿童相应的营养补充:孕期是儿童大脑细胞分化、数量增殖、结构形成的关键时期。胎儿在出生前已形成有 140 亿个神经细胞,细胞数量已达到顶点,出生后不会再增加,而只能是细胞质量的发展和提高。也就是说,胎儿如果在细胞增殖分化期就营养不足,出生后即使喂养再好,脑细胞数目也不可能达到正常水平。所以,孕期补充营养是切实可行的改善胎儿生长发育条件的有效途径。婴幼儿期是脑细胞数量调整、体积增大、功能完善、神经连接网络形成的关键时期。

均衡营养有利于儿童的脑发育。婴儿大脑发育十分迅速,脑重量从出生时的 390 克到 9 个月时已达到 660 克,而脂肪和类脂质(胆固醇、脑磷脂、卵磷脂)是神经细胞发育和增殖的基本物质。饮食中优质蛋白质、必需脂肪酸、多种维生素、微量元素和无机盐的摄入,是保证儿童大脑正常发育的基础。

3. 宜为儿童安排健脑食物

人类头脑快速发育阶段主要在胎儿期和婴幼儿期。出生时脑重量为 400 克左右,可达成人的 25%。6 岁时,儿童的大脑神经系统发育已达成人的 85%,8 岁时,智力可达成人的 80%。可见,学龄前是儿童智力快速发育的阶段。胎儿期大脑发育所需的营养主要通过母体获得,母体营养的均衡完整与否将决定胎儿的脑部与神经系统发育。其实,智力是由思维能力、想象力、记忆力、观察力、专注力、操作能力组成。均衡的营养,可以支持身体,使儿童精力充沛,活动力强,从而刺激大脑使儿童聪明。均衡的营养可以支持脑力,让儿童进行游戏,进而刺激儿童变聪明。为儿童安排健脑食物,应注意以下几点。

(1)健脑食物应适宜于儿童的消化吸收。要根据儿童的年龄、消化吸收能力来选配健脑食物。如 1 岁以内的儿童适宜于食母乳,而不适宜于食硬壳类食物。只有能够消化吸收,才能使大脑得到营养。否则,不但达不到健脑的目的,反而易损伤儿童的消化功能。适宜于儿童的健脑食物主要有以下几种:①母乳。母乳是最佳的补脑食物,它可以提供大脑发育所不可缺少的不饱和脂肪酸,特别是亚麻油酸,这些牛奶几乎是没有的。所以,母乳喂养是儿童大脑发育的重要营养保证。②动物内脏及瘦肉、鱼等含有较多的不饱和脂肪酸及丰富的维生素和无机盐,因此儿童可适量吃一些动物的脑、肝、瘦肉及鱼等。③水果。特别是苹果,不但含有多种维生素、无机盐和糖类等构成大脑所必需的营养成分,而且含有丰富的锌,锌与增强儿童的记忆力有密切的关系。所以,常吃水果不但有助于儿童身体的生长发育,而且可以促进智力的发育。④豆类及其制品。含有丰富的蛋白质、脂肪、糖类及维生素 A、B 族维生素等。尤其是蛋白质和必需氨基酸的含量高,以谷氨酸的含量最为丰富,它是大脑赖以活动的物质基础。所以,儿童常吃豆类及其制品有益于大脑的发育。⑤硬壳类食物。含脂质丰富,如核桃、花生、杏仁、南瓜子、葵花子、松子等均含有对发挥大脑思维、记忆和智力活动有益的脑磷脂和胆固醇等,因此可以适量让儿童吃些硬壳类的食物。另外,蔬菜、海鲜等食物也有助于儿童大脑的发育。

(2)健脑食物应适量、全面,不能偏重于某一种或是以健脑食物替代其他食物。食物种类要广泛,否则易导致儿童营养不良,不仅影响身体的发育,也会影响智力的发育。

(3)健脑食物的种类及数量应逐步添加,食物种类全面不等于一哄而上,要注意儿童的特殊进食心理和尚未完善的消化功能。食物要安排得丰富且应经常变换。儿童对陌生的食物或是特殊气味的食物如海鲜等不易接受时,家长在增加新的食物时应尽量烹调得可口、色香诱人,并说服和诱导儿童进食。

(4)均衡食用酸类食品和碱类食品。对酸类食品如谷物类、肉类、鱼贝类、蛋黄类等的偏食,易导致记忆力和思维能力的减弱,故应与碱类食品如蔬菜、水果、牛奶、蛋清等科学搭配,均衡食用。

值得注意的是,2 周岁以后的儿童大脑发育仍需加强营养。

另外,还要让儿童经常呼吸新鲜空气,这样才会使儿童更加聪明。

4. 宜吃让孩子变得更聪明的食物

(1)鲑鱼:含有高蛋白质及对神经系统具备保护作用的欧米伽3脂肪酸,但脂肪含量却较低,含有二十碳五烯酸(EPA)和二十二碳六烯酸(DHA),有助于提高脑细胞的活性和增强记忆力和理解能力,是儿童健脑的最佳选择之一。

(2)蛋类:含有丰富的蛋白质,是天然食物中最优良的蛋白质之一,其实它还含有有助于提升记忆力的胆碱。因此,多吃蛋类会让儿童更聪明。

(3)糖:能顺利地通过大脑的各道屏障进入脑组织而被吸收,可提高人的学习和工作效率。

(4)全麦制品和糙米:含有丰富B族维生素、纤维素等,对于保持认知能力至关重要,所以在为儿童选择面包的时候最好选择全麦面包。小米有显著的催眠效果,若睡前半小时适量进食小米粥,可帮助入睡。

(5)燕麦:富含丰富的维生素、纤维素、钾、锌等,为儿童一天提供足够的能量,同时也是很好的健脑食品。

(6)花生:含有人体所必需的氨基酸,可防止过早衰老,同时能提高智力,促进脑细胞的新陈代谢,保护血管,防止脑功能衰退。花生酱含有丰富的维生素A、维生素E、叶酸、钙、镁、锌、铁、纤维素和蛋白质等,对儿童的大脑发育和身体健康有很大帮助。研究人员建议,花生酱应该与一些含热量较低的食品,如全麦面包、蔬菜、水果等搭配。

(7)核桃:含有较多优质的蛋白质和脂肪酸,对脑细胞生长有益。栗子含有丰富的卵磷脂、蛋白质和锌,有助于提高思维的灵敏性。

(8)某些水果:红莓、黑莓、越橘等富含丰富的维生素C。研究发现,越橘和草莓汁是很好的提升记忆力的饮品。

(9)洋葱:能稀释血液,改善大脑的血液供应,从而消除心理疲劳和过度紧张。每天吃半个洋葱即可获得精力的有效改善。

(10)豆类:含有丰富的蛋白质、脂肪、糖类和维生素 A、B 族维生素等。特别是蛋白质和必需氨基酸的含量高,以谷氨酸的含量最为丰富,是大脑赖以活动的物质基础。黄豆中含有丰富的卵磷脂,能在人体内释放乙酰胆碱,后者是脑神经细胞间传递信息的桥梁,对增强记忆力大有裨益。所以,儿童常吃豆类有益于大脑的发育。

(11)胡萝卜:有助于加强大脑的新陈代谢。菠萝含有很多维生素 C 和微量元素,不仅热量低,对提高孩子的记忆力也十分有益。

(12)生姜:含有姜辣素和挥发油,能够使人体内血液得到稀释,流动更加畅通,从而向大脑提供更多的营养物质和氧气,有助于激发人的想象力和创造力。

5. 宜知儿童吃鲜玉米有益于智力发展

美国的研究表明,3 岁前的儿童早餐喝玉米粥,长大以后的成绩明显比其他儿童要好。进行该项研究的机构包括国际粮食政策研究机构、美国宾夕法尼亚大学和明德学院等。研究人员 1969—1977 年在危地马拉让儿童们早餐吃玉米粥,并且混合了脱脂奶粉和糖,其他一些儿童则喝传统的英国燕麦粥。2002—2004 年,研究人员返回危地马拉,从学校的考试成绩中收集信息。结果显示,那些儿童期喝玉米粥的儿童们,在阅读理解和非语言认知测试中获得的分数更高。

玉米中含有大量的营养保健物质,除了糖类、蛋白质、脂肪、胡萝卜素外,还含有维生素 B_2 等。相比稻米和小麦等主食,玉米中的维生素含量是稻米、小麦的 5～10 倍,每 100 克玉米能提供近

300毫克的钙,几乎与乳制品中所含的钙差不多。

玉米所含的谷氨酸较高,谷氨酸能促进脑细胞代谢,有一定的健脑功能。玉米中的维生素A也比较多,对防止细胞氧化、衰老有益处,也有益于智力。另外,玉米脂肪中的脂肪酸主要是亚油酸、油酸等不饱和脂肪酸,这些也都是对智力发展有利的营养物质。

对于青少年来说,常吃鲜玉米对智力发展很有好处,而幼儿吃玉米不太方便,就比较适合喝玉米粥了。目前,在儿童青少年早餐中存在的更大问题是单调,一份丰富的早餐应该包括四类食物,谷物食物如馒头、面条、面包,以及肉类食物、奶和奶制品、蔬菜水果。对于长期拿面包牛奶当早餐儿童来说,适当地用玉米粥替换牛奶是可以的,但是家长们需要用心考虑的是,除了玉米粥和牛奶,还要给儿童更多丰富的早餐选择。

6. 宜知能提升儿童智能的化学元素

智能提升营养科学日新月异,近年新的发现是,原来有一些化学元素,也能深远地影响智能提升。只需极微小的分量就能明显帮助改善智能提升的生理功能,而过去一直未予特别注意,直到最近一连串的科学实验结果,才显示了这些微量元素惊人的威力。这些智能提升化学元素中最值得注意的有3种:硼、铁与锌。

美国克兰佛克斯的本南特博士让15个人在4个月中,轮流食用低硼食物和高硼食物。在食用低硼食物时,他们脑中电波活动缓慢下来了,显示脑中智能反应也缓慢了下来。本南特博士指出他们的脑电波中的"清醒波"减少了而"昏睡波"增加了。当试验人食用的硼减少时,很多极为简单地用脑小事都做不好。他们敲打指头的速度比过去慢,玩电动玩具追踪屏幕目标没有过去的准,挑选字母的速度也不如过去快。总之,他们的智能反应全都慢了下来。当试验人食用高硼食物时,他们的脑电波反应增快,用脑的速度也大为改善。在这些试验中,人所食用的高硼食物含有的硼只有 3 毫克,如果想得到 3 毫克的硼,只需吃两个苹果(1 毫克的硼)加 25 克的花生(2 毫克的硼)。

大脑的滋养以氧气供应最为重要,氧气供应愈充足,大脑智能愈易提升。大脑细胞的氧气供应要靠红细胞通过大脑血脉运来。运载氧气的红细胞成分是血红素,而血红素的主要成分就是铁。铁量摄取不足而贫血的人,大脑的滋养也自然会缺乏,智能反应差是意料中之事。含铁的食物包括深绿色的蔬菜、动物肝、有壳的海鲜、红色的瘦肉和大豆。

在一个长达 7 个月之久的科学试验中,一群男人食用了含锌量低的食物后,在 15 种智能测验中,有 10 种表现得比食用多锌量食物者差。健康男女食用的锌量稍低时,在记忆力与注意力的测验中都表现得很差。但当含锌量增加后,他们的文字记忆能力提高了 12%,而对图案的注意力与记忆力能力增进了 17%。含锌的食物包括海鲜(如牡蛎、鱼类)、豆类与火鸡腿肉。100 克的牡蛎就含了 40 毫克的锌,足够提供锌的智能提升效能,使记忆力增强,使注意力提高。

7. 儿童变声期宜调理好饮食

发音器官主要是由喉头、喉结和甲状软骨组成,这些器官又是由胶蛋白质和弹性蛋白质构成的。声带也是由弹性蛋白质薄膜构成。因此,变声期的青少年应多吃些富含胶原蛋白和弹性蛋白质的食物,如猪蹄、猪皮、蹄筋、鱼类、豆类、海产品等。维生素 B_2、维生素 B_6 能促使皮肤的发育;钙质可以促进甲状软骨的发育。富含 B 族维生素的食物主要有芹菜、番茄、蛋类、豆类、动物肝脏及新鲜水果等;富含钙质的食物主要有鱼虾、牛奶、豆制品等。

主食及副食都应以软质、精细食物为宜。不要吃炒花生仁、爆米花、锅巴、坚果类及油炸类硬且干燥的食物,以免对喉咙造成机械性损伤。适量多饮水可减少或清除局部分泌物,避免继发感染。

少吃酸、苦味的刺激性食物,如大蒜、辣椒、生姜、韭菜等,这些食物会刺激气管、喉头与声带。不要喝太热的开水或吃太多冷饮,过冷或过热对声带都不利。更应忌烟酒,以防加重局部无菌性炎症。

8. 宜防止喝奶粉的儿童上火

品质不好的奶粉,溶解度就会不好,会产生沉淀、挂壁、结块等现象,甚至有奶块产生,而这些是导致儿童吸收不佳、上火甚至便秘的主要原因之一。固体物质的溶解度是指在一定的温度下,某物质在 100 毫升溶剂里达到饱和状态时所溶解的克数。在未注明的情况下,通常溶解度指的是物质在水里的溶解度。影响奶粉溶解度的因素很多。饱和度过大,或者没有经过充分的摇匀是原因之一。因此,要严格按照配比来勾兑。

奶粉溶解的好坏可以通过测试得到,一般来说,用 40℃～60℃的温水,在奶瓶中加入一定的水,盛几勺奶粉进去溶解,摇匀,然后再加点水,再摇匀,直到奶粉完全溶解为止。一些品质不好的奶粉,溶解度就会不好,还会有沉淀,甚至有奶块产生。

吸收好的奶粉表现在冲调性状上,应该是能非常迅速的表现良好的扩散性(即能迅速彻底溶解)。因此,溶解度的高低基本反映了奶粉生产过程中蛋白质变性的程度,变性的蛋白质会使溶解度降低(出现冲调挂壁等现象),较不利于儿童吸收,原因主要有原料乳方面、加工热处理、设备等技术问题,喷雾干燥时雾化效果欠佳、颗粒过大、干燥困难及奶粉运输储藏问题等。如果长期给儿童喝奶粉的话,那么,最好要给儿童多吃点水果。

9. 宜注意婴儿的营养

婴儿是指 1 岁以内的儿童。婴儿的营养补充除了促使体格生长外,对智力的影响也同样重要。婴儿期阶段,一方面因生长发育特别迅速,需要比较多的营养素。另一方面,消化功能薄弱,不能摄入及消化固体类的食品,而流体及半固体类食物容积大,对胃容量小的婴儿来说,只能少量多次摄入,如处理不当就可出现腹泻、营养不良等疾病。

婴儿营养物的摄入要注意质与量,蛋白质、糖类及脂肪3种产能量营养素之间的比例,以1∶4∶2比例比较适宜。蛋白质摄入过少可影响小儿生长发育的速度,使组织的修复缓慢,抵抗力降低,而蛋白质摄入过多可以使大便干燥、体温升高、增加肾脏的负担。糖类过多,如牛奶中加了较多的糖,外表看来很胖,但是肌肉松弛,抵抗力差,容易生病。如果长期脂肪供给量不足(如吃脱脂或半脱脂奶,腹泻后长期进素食),非但婴儿体重不增,还会出现各种脂溶性维生素缺乏症,而脂肪摄入过多会引起腹泻、消化不良等。三大营养素摄入过多可造成肥胖症。

一般来说,生后4个月内,如果母乳充足,应该用母乳喂养(但需补充维生素D),5个月起应逐步增加辅助食品。如果母乳不足,需补充牛奶。以后的饮食应荤素搭配、米面搭配,提倡平衡饮食,这样婴儿才能茁壮地成长。

10. 宜注意安排幼儿饮食

母乳喂养可持续到2~3岁的幼儿,但实际上由于母亲参加工作的原因,往往在1周岁甚至更短的时间婴儿就断奶了。还有一点要注意的是:对4个月龄或4个月龄以上的婴幼儿,如果仅仅用母乳喂养则很可能造成婴儿生长缓慢,还会伴有各种营养缺乏症。幼儿从表面看似乎可进食成人膳食,实际上幼儿的生理功能和营养需要与成人尚有较大的差异,但这一点极容易被忽视而往往与成人一起进食。

幼儿食品是指适合幼儿营养需要、生理特点、智力发育而设计和生产的各类食品。目前,市场上各种的断奶食品均可作为幼儿食品。此外,还有强化各种营养素而生产的饼干、面包、糕点、饮料等。较大婴儿和幼儿配方粉也是专为 6～36 个月(3 周岁)月龄的婴幼儿设计生产的食品。

除了市场上的幼儿食品外,父母可为幼儿制作幼儿膳食。安排幼儿膳食时要注意:①幼儿膳食中,必须有足够的热量和各种营养素,其中优质蛋白质占总蛋白的 1/3～1/2。②幼儿膳食应适应幼儿尚未完全发育好的消化和吸收功能,力求保存膳食中各种营养素不被破坏,并保证良好的色、香、味,以促进幼儿的食欲。③食物品种应多样化,要求碎、软、细、烂。膳食中忌浓烈调味和刺激性食品,如酒类、咖啡、浓茶和酸、辣食品。过于油腻和油炸食品应少吃。④食品必须新鲜良好,避免腐败变质的食品。⑤安静、欢快的进食环境,进食时可配以优美的音乐,餐桌上放置鲜花或其他装饰。

11. 宜让儿童自己动手吃饭

生活中常见到这种现象:一个儿童在前面跑,大人端着碗在后面追,追上了喂一口,儿童接着跑,大人跟着追。这种不良习惯的形成主要责任在父母。这些父母在教育儿童时,没有重视儿童的自我服务能力的培养,甚至于剥夺这种能力。他们有的嫌儿童吃得慢,耽误时间,不如喂他吃来得快。有的嫌儿童吃得狼藉满地,难以打扫。所以往往不给儿童锻炼的机会,更有甚者,夺下儿童手中小匙或筷子,硬性强喂。正是由于这样,儿童不需要自己握勺或筷子吃饭,他的手就正好可以玩,就形成了一边玩一边吃的坏习惯。手玩还不够,接着下座位到处跑,大人也就只好端着碗在后面追。

儿童一边玩,一边吃,注意力都在玩上,消化腺分泌受到抑制,就是吃下去一碗饭,也不能很好的消化吸收,直接影响营养的摄入和生长发育。另外,不让儿童早日自己动手握匙或筷子吃饭,对大脑发育也是不利的。医学研究证明,运用筷子夹食物时,会牵动肩、胳膊、手腕、手指等部位 30 多个关节和 50 多条肌肉。这些关节和肌肉的伸屈活动,只有在中枢神经系统协调配合下才能完成其夹取的动作。用筷子进餐必然促使儿童心灵手巧,起到健脑益智的作用。因此,当儿童长到一岁半左右,他手的能力在发育上已能握匙吃饭,到 2 岁就能学用筷子。所以,家长要抓住时机,尽量让儿童自己吃饭,培养他们的自立能力。

已经有了不良习惯的儿童,要鼓励儿童自己吃饭,一次不必添满满一碗饭,可以添小半碗,甚至二、三小勺,儿童吃完了,给予表扬,再添一些,这样儿童就能轻轻松松地吃完。同时,要创造良好的进食氛围,让儿童和大人同桌吃饭,大人可以用语言诱导儿童吃些有营养的菜肴。千万不可用恐吓和打骂的办法来迫使儿童吃饭。

12. 宜安排好 1～2 岁儿童的饮食

1～2 岁的儿童将陆续长出十几颗牙齿,主要食物也逐渐从以奶类为主转向以混合食物为主,而此时儿童的消化系统尚未成熟,因此还不能给儿童吃大人的食物,要根据儿童的生理特点和营养需求,为他制作可口的食物,保证获得均衡营养。

(1)儿童的胃容量有限,宜少吃多餐。1 岁半以前可以给儿童三餐以外加两次点心,点心时间可在下午和夜间。1 岁半以后减为三餐一点,点心时间可在下午。但是,加点心时要注意一是点心要适量,不能过多,二是时间不能距正餐太近,以免影响正餐食欲,更不能随意给儿童零食,否则时间长了会造成营养失衡。

(2)多吃蔬菜、水果。儿童每天营养的主要来源之一就是蔬菜,特别是橙绿色蔬菜,如西红柿、胡萝卜、油菜、柿子椒等。可以把这些蔬菜加工成细碎软烂的菜末炒熟调味,给儿童拌在饭里喂食。要注意水果也应该给儿童吃,但是水果不能代替蔬菜,1～2

岁的儿童每天应吃蔬菜、水果共 150～250 克。

(3)适量摄入动植物蛋白。在肉类、鱼类、豆类和蛋类中含有大量优质蛋白,可以用这些食物炖汤,或用肉末、鱼丸、豆腐、鸡蛋羹等容易消化的食物喂儿童。1～2 岁的儿童每天应吃肉类 40～50 克,豆制品 25～50 克,鸡蛋 1 个。

(4)牛奶中营养丰富,特别是富含钙质,利于儿童吸收,因此这一时期牛奶仍是儿童不可缺少的食物,每天应保证摄入 250～500 毫升。

(5)粗粮细粮都要吃,可以避免维生素 B_1 缺乏症。主食可以吃软米饭、粥、小馒头、小馄饨、小饺子、小包子等,吃得不太多也没有关系,每天的摄入量在 150 克左右即可。

13. 宜安排好 2～3 岁儿童的饮食

2 岁以后的儿童走路已经十分自如,活动范围也不断扩大,智力发展正处于关键时期,所以这一阶段要补充足够的热量和营养来满足儿童的需要。

(1)要注意食品的多样化:粮食、豆类、肉、鱼、蛋、奶、蔬菜、水果、油、糖各类食品都要吃。各类食品之间调配得当,即荤素食、粗细粮食品摄入比例适当,不能偏食,保证营养均衡。每天应吃主食 100～150 克,肉、蛋、鱼类食品约 75 克,蔬菜 100～150 克,外加 250 克左右的牛奶。

(2)2 岁以后儿童已长出 20 颗左右的乳牙,有了一定的咀嚼能力,将蔬菜、肉类等食品切成细丝、小片或小丁即可。既能满足儿童营养需要,又能适应儿童的咀嚼能力。米饭、饺子、包子等各类面食对儿童来说都是适宜的。

(3)儿童的饮食要考虑到色、香、味、形及品种变换,以增进儿童的食欲,但是不要给儿童吃刺激性的食品,如辣椒、咖喱、酒类、咖啡等,也不宜给儿童吃油饼、油条、炸糕等油炸类食品。

（4）根据儿童食量大小，每天安排三餐一点，以保证每天摄入足够的食物和营养。可以选用牛奶、酸奶、水果、营养饼干等作为点心，但应控制儿童吃点心的时间和数量，以避免影响正餐。

14. 宜安排好 3～4 岁儿童的饮食

3 岁以后，很多儿童就要上幼儿园了，在家里吃饭的时间就相对少了，父母用在儿童饮食上的精力也要少一些了，但是这不意味着父母就可以放手不管了。常见有的儿童在双休日或节假日过后，回到幼儿园时，老师发现儿童出现食欲下降、肠胃不适等现象。这是因为在节假日中，一些父母忽视了儿童的饮食节制和规律，造成儿童肠胃功能出现问题。父母应该配合幼儿园教育，在节假日中也要坚持培养儿童良好的饮食习惯。

（1）3 岁儿童的乳牙已经出齐，咀嚼能力大大提高，食物种类及烹调方法逐步接近于成人。但是，儿童的消化能力仍不太完善，而且由于生长较快，热量和营养素需要量较高，在为儿童安排每天饮食时要注意食物品种的多样化，粗细粮搭配、主副食搭配、荤素搭配、干稀搭配、甜咸搭配。

（2）在选择食物时要注意其营养价值，一般来说，绿叶蔬菜和豆制品比根茎类蔬菜营养价值高，肝肾等内脏比肉类营养价值高，杂粮比精粮营养价值高。

（3）食物要做成儿童易于接受的形式。例如，有的儿童不爱吃适合大人口味的熘肝尖，可以给儿童做成酱猪肝，切片后让儿童拿在手里吃。有的儿童不爱吃蔬菜，可以把菜和肉混合做成馅，包在面食中给儿童吃。

（4）在家生活的儿童一定要注意饮食的定时定量，不能一天到晚嘴不停地随意吃零食，而到正餐时却往往不肯正经吃饭，长期下去对儿童的营养状况和生长发育都会造成不良影响。

15. 宜安排好 4～5 岁儿童的饮食

4～5 岁的小儿基本上已能够和成人一样安排进餐,时间为一日三餐。但是,因为此时期小儿的胃肠道尚未发育完善,其胃容量还小,热能需要又相对较高,而主要提供热能的糖类在体内贮量较少,所以在正餐之间定时给予一些小食品(或称点心)是需要的。饮食的安排应当是三餐一点。需要注意的是,点心的安排应该不影响正餐的食欲且应有营养。此外,在热能的供给上,如不足,有的儿童会无形中以减少活动量来适应这种状况,继而影响儿童的生长发育和智能的全面发展。如热能摄入过量又会成为童年过胖的因素。

本年龄段儿童每日的热能需要量可达 6070.8 千焦,蛋白质需要量约为 50 克。此外,丰富的维生素和微量元素对儿童的发育十分重要。在一日的饮食中可以安排 1 瓶牛奶(250 毫升),1 个鸡蛋,70 克肉类,200 克粮食,200～250 克蔬菜,1 个水果,适量加些豆制品。在制作小儿的主食品中需要注意粗细粮搭配,因为粗细粮同时食用可互相补充各自必需氨基酸的不足,使几种必需氨基酸同时消化吸收入血液内,利于组成机体蛋白质。如果两种食物摄入时间相距过长,就不能使食物中的不同蛋白质起到互补作用。此外,粗粮中还具有比细粮更多的营养物质,如小米所含蛋白质、脂肪、铁都比稻米高,维生素 B_1、维生素 B_2 的含量高于大米和白面。在为小儿制作食品时,还要将食物切成小块或细丝,以便于小儿咀嚼。

16. 宜安排好学龄前儿童的早餐

对处于生长发育旺盛期的儿童来说,早餐一定要"吃饱、吃好"。现在许多家长往往因为早晨时间匆忙,来不及为儿童认真准备早餐,或因为缺乏营养知识,不会为儿童科学地安排早餐。由于儿童的胃容量有限,上午的活动量又比较大,所以早晨这顿饭尤为重要。儿童早餐要吃饱吃好,并不是说吃得越多越好,也不是说吃得越高档、越精细越好,而是应该进行科学搭配。

据营养专家介绍,科学的儿童早餐应该由三部分组成,蛋白质、脂肪和糖类。例如,现在最常见的儿童早餐是牛奶加鸡蛋、馒头加咸菜或是油条加豆浆等,这样看起来似乎是吃饱吃好了,实际上也有其不科学的地方,营养搭配不够均衡。

举例来说,光喝牛奶吃鸡蛋还不够,这里已经有了脂肪和蛋白质,但缺少糖类,即提供热量的淀粉类食品,如果除牛奶、鸡蛋外再吃几片面包营养就全面了。油条加豆浆的早餐缺少蛋白质,应该加一个鸡蛋。只吃馒头、咸菜的早餐就更不科学了,倒不如做一个鸡蛋下挂面更好些。总之,父母必须重视科学安排儿童的早餐,如果儿童早餐吃不好,营养和热量不足,长期下去会影响儿童的身体发育和精神面貌。

17. 宜安排好 6～12 岁儿童的早餐

研究发现,上午 9～10 点是人接受新事物注意力和记忆力达到高峰的最佳时机,也是一天中学习效率最高的时候。有的小学生由于早晨起床晚,常常不吃早饭就匆匆忙忙地赶往学校。还有的早餐非常随便,包括一些父母也对儿童的早餐十分忽视,既不讲究数量更不讲究质量。所以,不少小学生在上午 10 点左右就感到注意力不能集中、学习没有耐心、记忆力不强,有的甚至无法坚持上完课。这些现象应该引起重视。

早餐是起床后的第一顿饭,一顿营养丰富的早餐可以提供身体所需要的热量和营养素,还能让人一天都有好心情。研究表明,不吃早餐的儿童上课时常无法面向黑板坐好,总是与邻座的儿童窃窃私语。早餐时常不吃的儿童刚开始上课虽然有精神,但是持久力不佳,上到一半就会开始与同学说话。相对地,早餐确实吃饱的儿童上课会踊跃发言,笔记也抄得正确,注意力高,成绩也大都良好。美国杜克大学的柯纳斯博士曾经发表了一个试验报告。据他研究,吃早餐的儿童比不吃早餐的儿童,经过一连串测试(对警告信号的立即反应和注意力集中测试)后,证明有更高的注意力。此外,吃早餐的儿童比不吃早餐的儿童学业成绩佳,上课态度也认真。

人在睡眠时体温降低,如果起床后不吃早餐,整个上午直到吃午餐前,身体会一直处于低温状态。人脑的活动在体温低时会变得较迟钝,体温适度升高脑力会较活泼。吃早餐可提升睡眠时降低的体温,使脑部更活跃。吃了早餐,脑部的血糖值会上升,供给脑部充分的能量。这也是提高注意力的一个原因。不吃早餐的话,不但易缺乏活力和注意力,情绪更会不稳定。这是因为能满足食欲的血糖值不足,再加上空腹时脂肪酸在血液中显著提高,结果空腹感觉强烈,不断刺激食欲,使人精神焦躁。

经常不吃早餐不仅会影响学习成绩,还会对健康产生一系列的危害:①影响学习成绩。大脑工作需要的能量来自血糖,不吃早饭或早饭中的能量不够,血糖的浓度就低,大脑细胞得不到充足的血糖供应,就会影响学习的效率,从而影响学习成绩。不吃早餐和早餐质量不好的学生,上午第一、二节课就出现精力不集中、疲劳、思考问题不积极,第三、四节课时以上现象更加明显。②导致营养缺乏症。不吃早餐或早餐质量不好是引起全天的能量和营养素摄入不足的主要原因之一。不吃早餐的学生全天能量、蛋白质、脂肪、糖类、钙、铁、磷、镁、维生素 B_2、维生素 B_{12}、维生素 A、叶酸等营养素的摄入低于吃早餐的学生。吃早餐可以明显改善学生某些营养素如钙、镁、铁、铜、锌、维生素 A 等的摄入。经常不吃早餐,会引起营养素如钙、铁、锌的不足,严重时可以出现营养缺乏症,如营养不良、缺铁性贫血等。③导致肥胖。不吃早饭,到中午的时候,会出现强烈的空腹感和饥饿感,吃起饭来狼吞虎咽,不知不觉之中就吃下去太多的食物。多余的能量在身体内转化成脂肪堆积在皮下，使身体发胖。④引起胃炎、胆结石等疾病。经常不吃早餐，影响消化系统的功能，容易诱发胃炎、胆结石等消化系统的疾病。此外，饥饿的人容易暴饮暴食，引起急性胃扩张、急性胰腺炎等后果。

膳食结构不平衡是另一种值得重视的现象。一些家长给儿童准备的早餐偏于含糖类食物，而另一些家长则偏向于高质量食物，如牛奶、鸡蛋、巧克力、麦乳精等。质量是精、高了，但热量仍然不够。造成上述现象的原因是一些家长认为早餐不是主餐，马虎一点没有关系。其实，早餐应该认真准备，合理安排，要以吃富于热量的米、面等含糖食物为主，兼吃一些含蛋白质及其他营养素的食物。注意膳食平衡，也要注意合理搭配，变些花样，既要符合营养要求，又要新鲜可口，增进食欲。

6～12岁儿童的早餐配制应注意以下几点：①热量要高、体积要小。学生上午的学习课业负担很重。早晨醒来，虽然胃内食物已经排空，但食欲很差，吃不下大量的食物。选择体积小、热量高的食品让他们吃，可以满足一上午学习和活动的需要。②早餐要尽量做得色香、味美，迎合儿童的口味，以唤起他们的食欲，逐步养成吃早餐的习惯。③蛋白质和钙的含量要高。食物中的蛋白质可以更新脑组织，钙可以帮助大脑顽强地工作。牛奶的钙含量高而且容易被人体吸收，是补充蛋白质和钙最好的食品。为满足生长发育和一上午紧张学习的需要，应多喝牛奶。④要吃足量的瘦肉、鸡蛋，同时吃些蔬菜或水果。这几种食品同时吃，可以使瘦肉、鸡蛋中含的铁在维生素C的帮助下被人体吸收。⑤适量吃一些动物肝脏和富含胡萝卜素的蔬菜。⑥一定要吃些主食。在早餐市场上，目前还买不到营养素搭配全面合理的早餐，因此家长要每天早起10分钟，为儿童准备一份科学合理的早餐。

18. 宜安排好 6～12 岁儿童的中餐

俗话说"午吃好"这是很有道理的。但是，我国中小学生午餐的现状十分令人忧虑。据调查，我国北京有 70％的中小学生不在家里吃午饭，对于午餐只能凑合、将就。学生有的买些营养价值低的小食品当作午饭，有的吃一份简单的煎饼，有的啃一包干脆面或买几串羊肉串就当午餐了，还有的学生把用于买午饭的钱拿去玩游戏机。许多学校都没有食堂，有的学校虽然有食堂，但连起码的卫生条件都保证不了，更谈不到提供营养午餐了。学生的午餐已经成为影响学生营养摄入及正常生长发育的一个问题，这个问题也得到各界有识之士的重视，他们积极奔走，呼吁开展学校营养午餐，尽快解决这个问题。

学校营养午餐是指根据中小学生在生长发育期间对各种营养素的需要，通过营养工作者的指导和计算，由学校或厂家提供给学生的一顿营养全面、均衡的午餐。学校营养午餐中提供给学生的能量和各种营养素应达到一天供给量标准的 40％。

我国的学校午餐起步晚，还没有形成像美国、日本等国家那样一套完整的生产、供应体系。推广学校营养午餐有以下几点好处：①可以保证中小学生均衡、全面营养的供给，改善他们的营养状况。②可以纠正不良的习惯，培养良好的饮食和卫生习惯。开展学校午餐，学生们在一起就餐，可以纠正学生挑食、偏食等不良的饮食习惯。③可以培养学生的集体主义精神。学生集体就餐，排队打饭菜等增强了学生的生活自理能力，养成了饭前洗手、进餐时细嚼慢咽等良好的用餐习惯，饭菜吃多少打多少，培养了学生爱惜粮食的好思想。④可以学习营养知识。开展学校午餐，学生在就餐过程中可以增加营养知识。⑤教师和学生共同进餐，可以增进师生之间的感情，活跃学校生活。⑥可以保证学生吃上卫生、合格的食品。⑦解决了家长的后顾之忧，特别是避免了学生中午放学回家途中意外事故的发生。

午餐是一日膳食中最重要的一餐,它既要补充学生上午的热能消耗及各种营养素的丢失,还要为下午的学习和活动储备能量,更要满足学生生长发育的需要。因此,午餐的热能摄入量应该占全日总热能摄入量的40%,蛋白质和脂肪的摄入量可以占到全天总供给量的50%。为了小学生的健康成长,我国政府下大力开发学生营养午餐,如果儿童能在学校吃营养午餐,一定要鼓励儿童在校用餐。

19. 宜安排好6～12岁儿童的晚餐

晚餐的原则是"少而清淡"。过于丰盛的晚餐,对儿童身体和大脑都不利。晚饭要做到既容易消化吸收,又有益智补脑作用,不妨用常规的食物,给予特殊的配比,熬点健脑益智粥,要比给儿童买保健品更有益。

晚餐吃得过迟,儿童吃饭后没有多少休息活动的时间,首先是对儿童夜间的睡眠不利。晚上吃的食物还没有来得及消化吸收,便卧床休息,很难进入深度睡眠状态,因为还有一部分脑细胞要忙于指挥胃肠系统工作,正因为睡眠不深,所以儿童睡觉时容易做噩梦,夜间睡眠效果不好,影响第二天上课时的精神状态。

晚饭吃得太迟,还会影响第二天早餐的进食量。特别是如果晚饭吃了许多油腻的东西,第二天早上肚子饱饱的、胀胀的,头昏昏沉沉的,根本不可能有食欲吃进早餐。长期如此下去,就会影响人均衡地摄取食物,就会影响人体生物钟的正常运转,损害身体健康。更重要的是,晚饭吃得过晚,可引起尿路结石。据资料报道,日本松下医院通过对270名尿路结石患者调查发现,这些人员中有97名是在21点以后进食晚餐,25人有吃夜宵的生活习惯。

众所周知,尿结石的主要成分是钙,而食物中所含的钙除了一部分是通过肠壁被机体吸收外,多余的则全部由小便排出。人体排尿的高峰时间是饭后 4～5 小时,晚饭吃得过迟,人们不再进行大量活动,因而使晚饭后产生的尿液全部滞留在膀胱中,这样膀胱尿液中钙的含量就不断增加,久而久之,形成了尿路结石。由此看来,晚餐真是不宜吃得太迟。

20. 配比三餐宜合理

我国的专家指出,儿童早餐摄入的能量普遍低于一日总能量的 1/3,约有 50％的能量是在下午 4:30 到睡觉之前提供的,这是导致儿童肥胖的原因之一。三餐对于正在生长的儿童来说是非常重要的,但是许多儿童的三餐分配并不合理,这已成为儿童超重和肥胖的主要原因之一,并已发展为严重的社会问题。

三餐不合理会导致儿童肥胖并直接影响其健康,这点亟须社会有关方面加以认识。在三餐中,不吃早餐对身体的危害最大,因为学生上午的学习、活动比下午大得多。专家的调查分析说明,学生上午消耗热能为全天总热能的 35％～45％。从营养角度来讲,早餐应占总热量的 25％～30％。不吃早餐会引起一天热量和各种营养素摄入不足,这种不足很难从午餐或晚餐中得到补充,长期这样不仅会影响学生的记忆力和学习成绩,还会损害身体健康。因此,早餐不但要吃,而且要吃好,应多吃含水分多的食物,如牛奶、豆浆或蔬菜、鲜果汁等。

儿童正处于生长发育期,午餐应品种多、营养质量高、营养素均衡。专家认为,营养午餐关键在于合理配餐,保持营养素之间的平衡。中小学生午餐所提供的热量应占全天的 40％,因此,营养午餐应符合我国卫生部规定:粮食类为 100～200 克,动物性食物为 50～75 克,牛奶为 100～125 克,大豆及其制品为 20～30 克,蔬菜为 120～200 克,植物油为 5～7 克。此外,在配餐时,除控制热量不要超过总热量的 21％～25％外,还应讲究质量,要少吃动物油,多吃植物油。应减少脂肪摄入量并增加饮食中的糖类含量,以预防肥胖症、糖尿病及心血管疾病的发生。晚餐摄入的各种营养素应占全天总量的 35％，食物种类应在 6～10 种。一般认为，晚餐不宜吃得太多，尤其是超重及肥胖儿童或有肥胖家族史的儿童。因为晚餐以后，人的活动明显减少，能量的消耗也必然随之下降，学生除做作业、看电视外，大部分时间都在睡眠中度过，一旦摄入的食物过多，很容易使多余的能量蓄积下来并转为脂肪，这必然造成肥胖。因此，三餐的合理配比是儿童健康成长的前提。

21. 宜知为小儿安排食谱的意义与原则

为了保证小儿能得到合理营养，就需要科学的膳食调配。小儿的食谱可反映小儿一日生活所补充的各种食物的种类、数量和制作方式等。食谱安排合理与否直接关系到为小儿提供的营养物质是否合适，进而可影响到小儿的生长发育。科学研究表明，小儿在不同的时期，每日应摄入营养物质的种类和数量都是不同的。因此，在为小儿提供膳食时必须根据一定的要求进行安排，这就需要制定食谱，来确定为小儿提供的营养素是否充足，比例是否合适。也许有人认为只要提供的数量充足，质量好，就不会有什么问题，以为多多益善。殊不知，营养物质的过量不仅得不到充分利用，或许还会对儿童尚未成熟的一些重要器官，如肝脏、肾脏等带来不利的影响。只有根据有关部门提供的小儿食物供给量标准来制定食谱，将一日所需的各种营养物质科学地安排在一日三餐一点（心）之中，才是保证小儿得到合理营养物质的基础。

安排食谱的原则是：①保证小儿得到一日所需的热量和优质蛋白质，一日食谱中要为小儿提供充足的热量和蛋白质。②食物种类多样化，可轮流选用鸡肉、牛肉、猪肉、鱼等作为提供优质蛋白质的食物，并进行荤素搭配，多种粗粮和细粮配合制作。③食物制作方式要适合小儿年龄特点，4～6 岁年龄段的儿童不适宜给粗、硬及大量油炸食品；食物制作时应注意碎、软、细、烂。④不宜采用刺激性强的食物,如酸、辣、麻的食品;或可引起兴奋性的酒类、咖啡、浓茶等。⑤进餐次数以三餐一点为合适,每次间隔约 4 小时。

22. 何时宜教小儿学吃

　　人在吃入半固体或固体食物的过程中,包括牙齿的咀嚼,舌将食物搅拌并推送到口咽部,然后吞咽等。而吞咽过程中,在气管开口处的一块小软骨(称会厌软骨)会反射性地自动将气管口盖住,以防食物掉入气管引起呛咳。这进食的全过程,涉及口腔及其周围与之有关的 30 余条肌肉的协同动作,其协调靠大脑的控制。大脑的这种控制能力并非全部生来具有,相当一部分要靠后天训练获得。这种训练的核心是指形成进食所需的条件反射。因此,在儿童生后 4 个月,父母刚开始用匙给婴儿喂半固体(糊、泥状)食物时,几乎每个婴儿都或多或少地会用舌将食物顶出或吐出。有时不顶出来,但在吞咽时有类似哽噎状表现。这些现象都是因为与吞咽的协同动作有关的条件反射尚未形成。但经过多次的试喂,以上情况就会逐步改善,直至儿童能"熟练"地吞下半固体食物。这种习惯进食所需的时间每个儿童不一,有些儿童经数次试喂便适应,而有些则长至 1～2 个月才能学会"吃"。

　　小儿的运动(动作)和智能发育,每一种主要项目的发育完成都有一个关键时刻,过了这个关键时刻再去学习就会有困难。例如,评议发育的关键时刻在 1～3 岁,过了此时再去学习就会有障碍(不包括外语学习),甚至于学不会讲话。咀嚼-吞咽动作发育的关键时刻,在出生后 4～12 个月。如延迟半固体和固体食物的喂食将会导致完成这个动作的困难。在临床上发生这种情况常见于两种家长喂养的儿童。第一种,在初次试喂了婴儿把半固体食物顶出或吐出,就认为他们不肯吃或不喜欢,几次下来就放弃了。或是见儿童有哽噎表现则害怕,觉得应长大一些再喂糊状食物。第二种,母乳充足,以为不需要添加辅食儿童也会长大,等到 1 岁断奶后再给稀粥、米糊,这时儿童则较难适应吞咽固体的食物。

这种延迟喂半固体、固体食物造成的后果是:①错过了关键时刻,随年龄的增大,喂食训练难度会增加。②儿童因之形成心理障碍,因"哽"而产生对固体食物惧怕甚至拒绝的心理。③因进食量不足而致营养不良,甚至生长迟缓。因此,合理的喂养应在婴儿满4个月大起添加各类食物(米糊、面糊),并逐步在其内添加各种含蛋白质丰富的食物(蛋黄、鱼泥、肉末等)。出牙后还应加入薄片的软面包或馒头,粥内加入碎菜等,训练小儿咀嚼,这样儿童就可以顺利地过渡到成人饮食并保证营养供给。

23. 宜让儿童自己决定吃多少

父母在教养儿童的过程中,经常会遇到许多困境,因为很多状况都是儿童的第一次,如学翻身、学坐、学站、学走等,总让为人父母者,尤其是第一次当爸妈的年轻父母手忙脚乱。儿童开始和大人一起吃饭了,有的父母采取放任方式,爱吃就吃,不吃拉倒。有的则是一顿饭吃起来,像伺候太上皇似的,饭来张口、汤来也张口,还要唱歌跳舞、连哄带骗的才肯咽一口,弄得大人儿童都疲惫不堪。其实在儿童吃饭问题上,应给儿童较大的自由空间。

儿童能力上能做到的合理行为,父母应尽可能让他自己做,如儿童跟你抢汤匙要自己喂食,您应以宽容、接纳的心允许他自己尝试。即使刚开始吃得满嘴、满地皆是,甚至有时以手抓食物,放入口中,亦应当静观其变,让他去感受用餐具进食与以手进食有何差异,让他多方尝试后,再做正确的选择。

爸爸妈妈经常示范正确用餐动作,并耐心期待。大人在平时就要有很好的用餐习惯,并帮助儿童也养成良好习惯。因为儿童大部分的学习来自观察及模仿大人或其他儿童,所以要格外注意自己的身教,而且在教导儿童新技巧时,每次都要很慢、很仔细的示范,并在几次练习后,渐渐学会新技巧。

教导新技巧的原则是一次教一样，确定学会后，再教下一样。例如，先在儿童面前示范用勺子盛一勺饭，由儿童放入口中后，再将勺子交回妈妈。反复多日让儿童确认勺子的使用方式，再于小碗内放置少量易盛取的食物，由儿童自己进食。如果进行顺利的话，再慢慢增加食物的分量。在食物分量上，宜掌握以少到多的原则，而教导的动作是由简单到复杂来做分段式的练习，尤其一些较复杂的手眼协调动作。例如，用汤匙将流质食物放入口中，有时会有大半的液体泼落在桌上或弄脏衣服。父母可设计一些舀食物的游戏，让儿童在游戏中加强练习。只要耐心细致地教导儿童，每个儿童都可以养成自己规规矩矩吃饭的习惯，那爸爸妈妈也就自然不用担心儿童的行为习惯与营养问题了。

24. 节假日小儿在家吃饭时宜知

儿童们每当节假日过后回到幼儿园的第一天，许多老师都会告诉家长们："今天儿童们的食欲普遍不好，还有拉肚子的。"这是为什么呢？通过向儿童和家长们询问了解，原来这是儿童们在家里就餐后带来的问题。因为幼儿园的饮食安排比较合理，既考虑到儿童生长发育所需的营养量，又照顾到小儿消化系统的发育状况，所以儿童们对园内的伙食比较适应，消化系统自然也没有什么不好的反应。到了节假日，儿童们和家人一同进餐，有的家长生怕儿童在幼儿园里受了"委屈"，吃得不好，所以给儿童做了许多营养丰富的食品，儿童的自我控制能力较差，暴饮暴食，最后出现儿童食欲不好的现象，是儿童的消化系统在提"抗议"。

在节假日，家长们想为儿童们改善一下伙食也在情理之中，但要讲究科学，膳食安排要合理。荤菜内蛋白质、脂肪含量较高，一旦饮食过量，消化道自然承受不起。因此，为了儿童的健康，在节假日中要控制儿童的进食量，要让儿童们多吃一些蔬菜和水果。还有的家长，为了营造节日热闹的进餐气氛，甚至逗引儿童喝酒。

这种做法是非常错误的,一则对健康不利,二则会使儿童养成一些不良的饮食习惯。

25. 为儿童选择食品宜知

一般来说,食品的价格与其加工程度成正比,与其来源多少成反比。食品加工的程度越高,营养素丢失越多,如面包与馒头、水果罐头与新鲜水果相比就是如此。经常给儿童吃些杂粮、新鲜肉类、乳类、水果和蔬菜远比那些时髦的补品、小食品更有益于健康,还可以降低费用。

市场上各类儿童小食品、补品不计其数,又都进行着诱人的宣传,但多是些华丽不实的东西,对儿童营养并无益处。如许多"果味奶"名为奶,蛋白质含量却只有 1%。大部分甜、香、脆小食品是用淀粉和香精膨化制成的。冰果、雪糕、饮料、糖果这一类食品营养素含量极少,在国外有"垃圾食品"之称。无限制地给儿童吃这些东西,怎能满足儿童身体的营养需要呢?

就人体生长发育所必需的蛋白质来讲,它分为普通蛋白质和优质蛋白质。前者来源于谷类食品,如大米、白面等,后者主要来源于动物的瘦肉、内脏和禽类的肉,以及鱼、蛋、奶及其制品。黄豆及其制品亦含有较高的蛋白质并属于优质蛋白。儿童生长发育需要大量的维生素 A、维生素 D、维生素 C。动物、禽类的肝和乳类是维生素 A、维生素 D 的很好来源。新鲜蔬菜和水果是维生素 C 的很好来源。脂肪,尤其是人体所必需的不饱和脂肪主要来源于植物油,如豆油、花生油等。总之,世界上没有含营养素全面的单一食物。因此,为了保证儿童的营养与健康,要鼓励儿童进食各类食品,不偏食。另外,还要注意食物的色、香、味以刺激儿童的食欲。

26. 宜知奶类食品的营养成分

一般奶类含水 86%～87%,总乳固体 13%(其中脂肪3.4%～

3.8%,蛋白质 3.3% ～ 3.5%,乳糖 4.6% ～ 4.7%,无机盐 0.7%)。奶中的蛋白质主要为酪蛋白,其次为卵球蛋白和卵白蛋白,这都是婴幼儿生长发育的必需物质。它们含有人体必需的氨基酸。1 升牛奶可以满足甚至超过成年人的每日所需的氨基酸,蛋白质的消化率为 87%～89%。

奶中的脂肪颗粒极小,消化率高,脂肪中油酸占 30%,亚油酸仅占 3%,每 100 克奶油含胆固醇 168 毫克。奶中的糖类 4.6%～4.7%(乳糖),其甜度为蔗糖的 1/6,乳糖对幼儿发育极为有利。奶中的无机盐含量为 0.7%～0.75%,以钙、磷、钾为主,其中 100 克含钙 115 毫克,易吸收,铁含量较少。奶中维生素 B_2、维生素 A 为主,维生素 B_2 含量丰富,夏季奶含有部分胡萝卜素和维生素 C。

酸奶是鲜奶经人加工后的产品,保留了原乳的营养成分,味道纯正,奶香清爽。同时提高了奶类的营养成分,杀灭了有害细菌,是理想的奶制食品。

27. 牛奶过敏宜知

牛奶是一种营养丰富、易于消化的食品,但有些儿童吃了牛奶却会引起过敏反应,医学上称为“牛奶蛋白过敏症”,它的临床表现主要有腹泻、呕吐、腹痛、湿疹、荨麻疹、哮喘、失眠等。患了“牛奶蛋白过敏症”的儿童一般表现为:①停用牛奶后,原有的过敏症状消失。②继续试用牛奶后,在 48 小时内又出现症状。③经过 3 次停用或试用牛奶,其症状发生和持续时间及临床表现类似。治疗时,要暂停使用牛奶,改用其他代乳品,如羊奶、马奶、豆浆、奶糕及其他人工合成蛋白等。在其他代乳品不能满足哺乳需要时,可试用牛奶脱敏法进行脱敏,然后再对小儿进行牛奶喂养。

牛奶脱敏法的步骤如下:先停用牛奶 2 周(改用其他代乳品),然后用 10 毫升鲜牛奶喂一次,观察其反应,即使有些过敏反应,如果不是严重影响儿童健康的话,再隔 3 天后继续喂牛奶 15 毫升,然后每隔 3 天喂鲜牛奶 20～30 毫升,如随着喂奶量的增加,临床症状减轻,则说明脱敏有效,可逐渐增加喂牛奶量。同时缩短进食时间,直至完全恢复原来的喂奶量,如在脱敏试喂过程中,儿童过敏反应未减轻反而越来越严重,则需停止试用,改用其他代乳品喂养。

应该指出的是,牛奶虽然营养比较丰富,但对儿童来说,毕竟不如用母乳哺养效果更好,因此能用母乳喂养者,应尽量用母乳喂养。

28. 儿童吃酸奶和乳酸奶宜知

酸牛奶是用鲜牛奶通过特殊细菌发酵制成的,牛奶经酸化后,酪蛋白凝块变小,并且可使胃内酸性增高,对于儿童的消化吸收很有帮助,儿童适量食用酸牛奶是有好处的。需要注意的是,一定要选购新鲜优质酸奶,家庭有条件的自制酸奶也可以,但是一定要注意酸奶容易变质,不宜久藏,一定要现买现吃,或现做现吃。

但是,市场上常见的各种乳酸菌饮料,不能代替牛奶来喂哺儿童。因为尽管许多乳酸也叫“某某奶”,其中只含有少量牛奶,从营养价值上看,乳酸菌饮料远不如牛奶,其中蛋白质、脂肪、铁及维生素的含量均远低于牛奶,因此应控制儿童食用,避免儿童因过多食用这类饮料,而减少了牛奶和其他食品的摄入量,更不能把乳酸菌饮料作为儿童的主食。

29. 儿童喝 AD 钙奶宜知

AD 钙奶是因在牛奶中强化了维生素 A、维生素 D(两者常同时存在)和钙等营养成分而得名。这些成分在牛奶中原本就有,只是含量较少,强化主要是针对我国的缺钙人群而进行的。维生素 A 能维持正常的视觉,促进生长发育。维生素 D 的主要功能是促进钙、磷在肠道内的吸收。

根据维生素 A、维生素 D 和钙的作用来看,AD 钙奶适合小儿发育期的营养调节。关于 AD 钙奶的饮用方法和饮用量,大多数产品的包装说明上没有这项内容,这从营养学角度来看是不科学的。维生素 A、维生素 D 和钙的摄入量并非越多越好,超过一定量,就有可能造成机体的不良反应,甚至中毒。对于生长期的儿童,每天的摄入量不应大于 300 毫升。

30. 儿童喝高铁奶粉宜知

婴儿奶粉名目繁多,强化奶粉中的高铁奶粉受到众多父母的关注,儿童真的需要高铁奶粉吗?研究表明,9 个月大的儿童,未必需要高铁婴儿奶粉来帮助发育。研究人员针对 493 位 9 个月大健康儿童进行试验,以了解牛奶、低铁含量奶粉、高铁含量奶粉对儿童发育的影响,直到儿童满 18 个月大为止。数据显示,铁质强化奶粉虽然可以增高儿童血液中的铁含量,但是这三组儿童的身体和智力发育却没有显著的差异。也就是说,儿童在 9 个月大之后喝哪种奶粉,不会影响儿童发育。专家指出,儿童在 3～4 个月大就会开始吃半固体流质食物,所以不一定要从奶粉中吸收铁质。

但是,美国小儿科医学会建议妈妈最好用母乳喂养小婴儿,如果不喂母乳,就要特别选购高铁婴儿奶粉。如果能够让 6～18 个月大的婴儿食用铁含量为 4～12 毫克/升(饮用时浓度)的婴儿奶粉,儿童不但可以避免贫血问题,也能够帮助智力正常发展。如果你希望儿童健康成长,铁质强化婴儿奶粉是一种选择,但最好先与儿科医师商讨,选用适量浓度、剂量,既要让小婴儿吸收充足的铁,又别吃得太多,否则会造成不良反应。

31. 宜让宝宝爱上吃蔬菜

蔬菜含有丰富的维生素和无机盐,是人类不可缺少的食物种类。但是,常常看到有的儿童不爱吃蔬菜,或者不爱吃某些种类的蔬菜。儿童不爱吃蔬菜，有的是不喜欢某种蔬菜的特殊味道；有的是由于蔬菜中含有较多的粗纤维，儿童的咀嚼能力差，不容易嚼烂，难以下咽；还有的是由于儿童有挑食的习惯。在儿童小的时候早一点给儿童吃蔬菜可以避免日后厌食蔬菜。

宝宝到了 1 岁以后，一些儿童对饮食流露出明显的好恶倾向，不爱吃菜的儿童多起来。可是，不爱吃菜会使儿童维生素摄入量不足，发生营养不良，影响身体健康。从婴儿期开始，就应该适时地添加一些蔬菜的辅助食物，刚开始可以给婴儿喂一些用蔬菜挤出的汁或用蔬菜煮的水，如西红柿汁、黄瓜汁、胡萝卜汁、绿叶青菜水等，然后可以给婴儿喂些蔬菜泥。到了婴儿快 1 岁的时候就可以给他们吃碎菜了，可以把各种各样的蔬菜剁碎后放入粥、面条中喂婴儿吃。

孩子的口味是大人培养出来的，小时候没吃惯的东西，有的人长大后可能会一辈子不接受。因此，培养儿童爱吃蔬菜的习惯要从添加辅食时做起。现在也有为断奶期宝宝特制的蔬菜泥产品，可以根据实际情况选用。

饺子、包子等馅食品大多以菜、肉、蛋等做馅，这些带馅食品便于儿童咀嚼吞咽和消化吸收，且味道鲜美、营养也比较全面。对于那些不爱吃蔬菜的儿童，不妨经常给他们吃些带馅食品。有的儿童不喜欢吃炒菜、炖菜等做熟的蔬菜，而喜欢吃一些生的蔬菜，如西红柿、水萝卜、黄瓜等，有的可以生吃，有的可以做成凉拌菜吃。

一些有辣味、苦味的蔬菜，不必强求儿童去吃。一些味道有点怪的蔬菜，如茴香、胡萝卜、韭菜等，有的儿童不爱吃，可以尽量变出一些花样，如做带馅食品时加入一些，使儿童慢慢适应。如果宝宝从小吃蔬菜少，而偏爱吃肉，长大后就很可能不太容易接受蔬菜，这时就要爸爸妈妈多花些功夫了。父母为儿童做榜样，带头多吃蔬菜，并表现出津津有味的样子。千万不能在儿童面前议论自己不爱吃什么菜，什么菜不好吃之类的话题，以免对儿童产生误导。应多向儿童讲吃蔬菜的好处和不吃蔬菜的后果,有意识地通过讲故事的形式让儿童懂得,吃蔬菜可以使身体长得更结实、更健康。要注意改善蔬菜的烹调方法,给儿童做的菜应该比为大人做的菜切得细一些,碎一些,便于儿童咀嚼,同时注意色、香、味、形的搭配,以增进儿童食欲。不要采取强硬手段,特别是如果儿童只对个别几样蔬菜不肯接受时,不必太勉强,可用其他蔬菜来代替,也许过一段时间儿童自己就会改变的。总之,最有效的方法还是在1岁以前就让儿童品尝到不同的蔬菜口味,为以后的饮食习惯打好基础。

如果儿童已形成了不吃菜的习惯,就不应该再逼他吃菜来让他倒胃口,而是应该将菜巧做。如芹菜、韭菜、洋葱可切碎了加入猪肉泥、虾肉泥做馅,包成饺子、包子,或用鸡蛋糊摊成鸡蛋皮,包成类似春卷的食品。还有胡萝卜、白萝卜、菠菜等,可剁碎了加入肉泥做成丸子,放在骨头汤里煮熟。儿童一看到汤锅里的红、绿、白的彩色丸子就会食欲大增,高兴地大吃起来,而不知里面有菜。等儿童爱吃了再告诉他,这些美味都是青菜做成的,这样慢慢地儿童就会接受吃青菜。

32. 宜让儿童爱吃肉

肉类食品包括鱼肉、禽肉和畜肉。它们含有丰富的蛋白质和脂肪,其氨基酸组成接近于人体需要,是小儿生长发育所必需的营养物质。一般来说,家庭经济允许的话,小儿饮食中应该每天都有肉食。可是,总有许多儿童就是不喜欢肉食,这可急坏了家长,哄和骗都无济于事。怎么办呢?

吃肉也要从小培养。人工喂养的儿童出生后2～3个月就可以尝尝鲜美的鱼汤了,母乳喂养儿则要在4～6个月以后添加。首先将鱼蒸熟,去刺,捣成泥,每日喂1～3汤匙,或拌入奶糕中喂。肉泥可用同样方法。待儿童出牙后,可将肉剁成末,拌在粥或烂面条中喂。1 岁以后的儿童可将肉切成小肉丁或细肉丝做熟拌在饭中喂，或做肉丸子、蒸肉饼、包馄饨、包饺子，这都是儿童爱吃的。当然，烹调时还要注意色香味俱全。时间长了，儿童渐渐对肉就会吃习惯了。对婴幼儿来说，鱼肉、禽肉优于牛、羊、猪肉。

33. 宜知白开水是最好的饮料

当各种饮料竞相涌入千家万户、灌进万千婴幼儿腹中时，一些专家、学者正以极大的兴趣，潜心于对温开水活性的研究。研究表明，温开水能提高脏器中乳酸脱氢酶的活性，有利于较快降低累积于肌肉中的乳酸，从而消除疲劳，焕发精神。水对人体的生理功能主要表现在以下方面：①人体组织和细胞的养分及代谢物在体内运转，都需要水作载体。②水可以调节体温，使人体温不会波动太大。③水是人体组织之间摩擦的润滑剂。④水有极强的溶解性，多种无机及有机物都易溶于水中，体内代谢废物在水的作用下易清除到体外。所以，儿童们的饮料首选白开水。

目前，许多儿童日常的进水主要来自纯净水，这样对于儿童的健康成长十分不利。一是一些纯净水不合格，其卫生状况远不如合格的自来水，据报道，中国消费者协会曾对北京、石家庄、重庆、广州、青岛、武汉等城市的桶装饮用纯净水进行了检测，虽然绝大部分样本的理化指标符合要求，但卫生指标却令人担忧，72 个样本中有 20 个样本卫生指标未达到《瓶装饮用纯净水卫生标准》的要求。二是纯净水，在制作过程中，把原来水中含有的人体所需的微量元素也去掉了，所谓饮用纯净水亦称纯水，是以符合生活饮用卫生标准的水为水源，用蒸馏法、去离子法或离子交换法、反渗透法及其他适当的方法加工而成的。加工过程中在去除水中悬浮物细菌等有害物质的同时，也将水中含有的人体所需要的微量元素一并去除了。如果经常并大量饮用纯净水，人体内电解质的供求就会失去平衡，对儿童的健康成长不利。

34. 宜知哪些饮料适合儿童饮用

目前,市场上的饮料可谓是五花八门,各种各样的饮料吸引着儿童,也让父母挑花了眼。由于大多数的饮料都声称具有诸如保健、益智、营养等功能,于是许多家长不惜多花钱,也要让儿童喝"有益健康"的东西。有时甚至将饮料取代水。那么,让儿童喝什么好呢? 正确的答案是水。那么,儿童究竟应该喝多少水呢? 这要视年龄而定,并非越多越好。在新生儿期,喝水量要严格掌握,因为儿童的肾脏发育尚未完善,一次 20 毫升即可。随着月龄增长,喝水量也要相应增多。一般来说,吃母乳的儿童需水量相对少,而喝牛奶的儿童需水量就多一些。到了 1 岁,儿童活动量大了,需水量也更多了。此时,应该让儿童每天至少喝 3 次水,每次水量在 100~200 毫升。天气干燥及夏天时还要相应增加。过了 1 岁,儿童每天的水量就应在 500 毫升以上。虽然喝白开水是最好的补充水的方式,但也不是说别的水不能喝,为了满足儿童喜欢甜味,喜欢漂亮颜色的要求,甚至可以为儿童自制一些果汁。

(1)矿泉水:矿泉水是天然物质,含有儿童需要的盐类,是一种很好的饮料,但是必须注意到,伪劣的不合格饮料,如有些人工矿化水,其中常常带有有害物质,如铅、汞、镉、铍等,决不能让儿童饮用。

(2)橘子汁、番茄汁和山楂汁:这类饮料含有大量的维生素 C 且含有丰富的钠、钾等盐类,还有利尿的作用,用新鲜橘子自制橘汁,再用凉开水稀释后饮用,最为卫生有益。

(3)夏季的消暑饮料:用金银花、红枣皮、绿豆花、扁豆花、杨梅等煮成汤,加一点糖,是夏季消暑解毒的好饮料。

35. 儿童健齿宜从饮食开始

父母都希望自己的孩子长一口洁白整齐的牙齿,儿童牙齿的

儿童饮食红绿灯

生长发育与营养物质的摄入有着密切关系。作为父母,应培养儿童养成不偏食、不挑食的好习惯。此外,还要有意识地让儿童多吃一些健齿食物,以促进儿童牙齿的健康发育。

人的牙齿、牙槽骨及颌骨的主要成分都是钙和磷,足够的钙、磷是形成牙齿的基础。钙的最佳来源是乳类及乳制品,乳类及乳制品中不但钙含量丰富,而且吸收率高,是儿童最理想的补钙食品。在粗粮、黄豆、海带、黑木耳等食物中也含有较多的钙、磷、铁和氟,有助于儿童牙齿的钙化。要注意多让儿童摄入此类食品,特别是多喝牛奶。

蛋白质对牙齿的形成、发育、钙化、萌出有着重要的作用。蛋白质的来源极为丰富,有动物性蛋白质如蛋类、乳类、鱼类、肉类,也有植物性蛋白质如谷类、豆类、干果类。经常摄入这两类蛋白质,可促进牙齿的正常发育。如果蛋白质摄入不足,会造成牙齿排列不齐、牙齿萌出时间延迟及牙周组织病变等现象,而且容易导致龋齿的发生。

维生素是调节人体功能的有机化合物。钙的沉淀及吸收需要维生素 D,骨胶和牙釉质的形成需要维生素 C、B 族维生素,牙龈组织的健康需要维生素 A、维生素 C。可见,充足的维生素对于牙齿的发育极为重要。维生素 A、维生素 D 来源于乳类及动物肝脏及鱼肝油制剂,维生素 C 广泛存在于各种蔬菜和新鲜水果中,而且其中的纤维还有按摩牙龈和清洁牙齿的作用。如果摄入无机盐过少或维生素 A、维生素 D、B 族维生素的摄入比例失调,都会造成儿童牙齿发育不全和钙化不良。

多吃糖会生蛀牙已成为人们的共识。实践也证明,吃糖量和蛀牙的发生率成正比。因此,家长要让儿童做到:餐前不吃糖,以免降低食欲,影响正餐时营养物质的摄入。睡前不吃糖,以免残留糖液侵蚀牙齿。减少吃糖次数,少喝或不喝含糖较高的饮料。少吃饼干、蛋糕、面包之类的黏性甜食。吃糖或食用含糖食品后要及时刷牙漱口。锻炼儿童牙齿的咀嚼能力,可以使儿童牙齿长得更结实、更整齐,为恒齿的萌出做好准备。

36. 儿童换牙期宜多吃耐嚼食品

6～7岁的学龄儿童,恒牙开始陆续萌出,替换原有的乳牙。有些儿童恒牙虽已萌出,但乳牙常常不肯"让位",迟迟不脱落,迫使恒牙不得不从乳牙的舌侧或唇侧长出,形成"双层牙",造成恒牙排列不整齐。引起乳牙滞留迟脱的原因很多,最常见的是因为儿童吃的食品过于精细,没有充分发挥牙齿的生理性刺激。牙齿的主要功能是咀嚼食物,咀嚼食物能促进乳牙牙根的生长发育及其自然吸收、脱落。

因此,随着儿童年龄的增长,应让儿童多吃些海蜇、牛肉干、花生、甘蔗、五香豆等耐咀嚼的食物,以保持对乳牙良好的刺激作用,促使乳牙按时脱落。当儿童的前门牙和后磨牙都已萌出后,可增加粗纤维食物的摄入,如食用芹菜、玉米、苹果等,使换牙顺利完成,让儿童拥有一口健康、整齐的牙齿。

37. 儿童吃零食宜知

零食是指正餐以外的一切小吃,是儿童喜欢吃的小食品,儿童吃零食能增加生活的乐趣,也是生理的需要。儿童胃容量很少,而新陈代谢旺盛,每餐进食很快会被消化,所以零食可对正餐进行补充。但是,零食选择不当或吃多了,常常影响正餐进食,扰乱消化系统的正常规律,引起消化系统疾病和营养失衡,影响儿童的身体健康。只有适时、适当、适量、合理地选择零食,才能对儿童的生长发育起到有益的作用。

吃零食的时间可安排在每天中午、晚饭之间,给儿童一些点心或水果。但量不要过多,占总供热量的10％～15％。餐前1小时内不易让儿童吃零食,尤其是甜食,不然易患龋齿。零食可选择各类水果、全麦饼干、面包等，但量要少，质要精，花样要经常变换。太甜、油腻的糕点、糖果、水果罐头和巧克力不易经常作为儿童的零食，因为它们含糖量高，油脂多，不易被儿童消化，且经常食用易引起肥胖。冷饮和汽水不宜作零食，更不能让儿童多吃，以免消化系统紊乱。可针对儿童生长发育情况，选择强化食品作为儿童的零食，如缺钙的儿童可选用钙质饼干。缺铁的加补血酥糖。对缺锌、铜的可选用锌、铜含量高的食品。但对强化食品的选择要慎重，最好在医师的指导下进行，否则短时间内大量进食某种强化食品可能会引起中毒。一定要有计划、有控制。父母不可用零食来逗哄儿童，不能儿童喜欢什么便给买什么，不要养成儿童无休止吃零食的坏习惯。

许多家长认为，吃零食有害，不让儿童吃，这是不对的。正在生长发育期的儿童适当吃一点零食，不但不会给身体带来伤害，反而对身体的生长发育有利。儿童的生长发育需要多种营养素，而他们的胃容量都比较小，每一餐饭不可能吃得很多。而且，一日三餐的食物品种也不可能太多，只能靠零食来补充。另外，儿童体内贮存肝糖原的能力差，食物在胃里消化得又很快，因此只靠一日三餐的主食是不够的，往往还没有等到下一餐就饿了，很有必要在三餐之外补充一些零食。

吃零食要讲究卫生是比较困难的，因为吃零食往往不分场合，有的人边走边吃，有的人边吃边看书写字，通常不洗手。有些零食本身做得不干净，难免污染病菌。因此，吃零食应注意以下几点：①吃零食要有节制，最好在两餐之间吃一点儿，不可过多。有的人一次吃 500 克葵花子，第二天就患上了咽炎，这种教训应当记取。②吃零食也应讲卫生，不买不干净的食品，不边干活边吃零食。吃零食前洗洗手，特别是吃那些用手抓来直接入口的食物，如吃果脯等食品，最好使用牙签。③零食不可存放过久，存放要清洁，过期变质的食品不可再吃。

二、儿童饮食健康红绿灯

吃零食虽有一定好处,但过多的吃零食则会适得其反。许多儿童喜欢吃零食,结果导致食欲不振,身体逐渐消瘦。给儿童吃食物的本义是为了补充身体生长发育所必需的营养素,过多地吃零食会打乱三餐规律,如在临吃饭前吃零食,胃里装满了,当然就吃不下饭,使人体所必需的营养就得不到补充,过多的吃零食的害处是打乱了胃肠的正常消化规律,使胃肠道不停地处于紧张状态,可造成消化道功能紊乱。由于许多零食是甜的,而糖类物质在中国人的三餐中的比例本来就偏高,常吃含糖较多的零食就会加重这种趋势,使体内过剩的糖分变成脂肪积存于皮下,使得儿童发胖。经常过多地食用零食会使儿童丧失忍耐空腹的能力,稍有饥饿感就会条件反射,要吃东西,否则浑身乏力,影响学龄儿童的学习。一些儿童甚至在临睡前也要吃零食,吃后又不漱口刷牙,容易产生龋齿。

零食提供的能量和营养素远不如正餐全面均衡,而且常吃零食会降低食欲,所以一般情况下要尽可能少让儿童吃零食。如果非吃不可,家长要给儿童提供新鲜、易消化的零食,如奶类、水果、蔬菜、坚果、葡萄干等天然干果。而且,正餐前不要让儿童吃零食,每天吃零食的次数不要超过 3 次。零食最好别买大包装的,否则儿童不知不觉就吃多了。例如,儿童喜欢吃葡萄干,最好给儿童买小包装的,每天吃的葡萄干最好不超过 80 克。因为以加州葡萄干为例,40 克的葡萄干含糖量就和 500 克葡萄接近,吃多了有可能导致儿童摄入糖分过多,出现超重、肥胖。另外,核桃、杏仁、腰果、松子等坚果虽然营养丰富,但以核桃为例,含油脂比较多,吃多了可能导致超重、肥胖等问题。因此,每周吃坚果的数量最好别超过 50 克。很多儿童冬天喜欢吃蜜饯,不过比起干果来,蜜饯虽然同样也有天然水果的营养素,但在加工过程中往往加入了糖,更容易导致超重和肥胖,因此吃多了对身体健康不利。

38. 宜知纤维性食物对儿童很重要

纤维性食物是饮食平衡的重要因素,它有助于消化食物和维持消化道的正常功能,因此对儿童非常重要。粗纤维的作用很多,主要有:①能锻炼咀嚼肌,增进胃肠道的消化功能。②能促进肠蠕动,从而防止小儿便秘。③减少奶糖、点心类细腻食品对牙齿及牙周的黏着,从而防止龋齿的发生。④增加粪便量,稀释粪便中的致癌物质,减少致癌物质与肠黏膜的接触,有预防大肠癌的作用。因此,小儿应经常吃一些含纤维素的食物。

纤维素虽对小儿的生长发育很重要,但也无须专门寻找,只要儿童平素经常吃面包、馒头、大米及其他谷类和水果、蔬菜,便可获得足够量的纤维。含纤维量多的食物可能会给小儿娇嫩的消化道带来不必要的刺激,故没必要在常规饮食的基础上再补加这些食物。对于习惯性便秘的小儿,可适当多吃些水果、蔬菜等。一般来说,含粗纤维的粮食有玉米、豆类等。含粗纤维数量较多的蔬菜有油菜、韭菜、芹菜、荠菜等。

39. 宜常给儿童吃点芝麻酱

芝麻酱含有丰富的蛋白质、铁、钙、磷、维生素 B_2 和芳香的芝麻酚,这些物质都是儿童生长发育所需的营养要素。每100克纯芝麻酱含铁高达58毫克,在膳食中注意经常给儿童补点芝麻酱,不仅能调整某些儿童的偏食厌食,还能纠正和预防缺铁性贫血。芝麻酱中钙量尤高,每100克中含钙870毫克,给儿童吃点芝麻酱对于预防佝偻病及骨骼的发育,大有益处。芝麻酱所含蛋白质比瘦肉还高,经常吃还可补充蛋白质。

40. 宜知儿童吃蛋与肉的好处

在生活中人们常常发现,有的儿童非常挑食。就拿荤菜来说,有的只喜欢吃肉不吃蛋,有的则相反,只喜欢吃蛋而不吃肉,虽然蛋、肉都是荤菜,含有丰富的蛋白质,营养价值都很高。那么,长期选用单一的食谱会不会造成机体某些营养素缺乏而某些营养素过盛,从而对人体产生不良影响呢?先比较一下蛋和肉这两种食品的营养素成分。粗略估计,同样是100克可食部分的蛋和肉,所提供的热量相差不大。但是,猪瘦肉中的脂肪含量较多,所提供的热量要比蛋类及牛瘦肉、羊瘦肉高出约1倍。蛋类中胆固醇的含量比肉类高10倍,如果每天吃蛋2~3个,而且以蛋代替肉类,时间一长,必然会使血中胆固醇升高。据资料报道,儿童时期的血中胆固醇过高,到了成年或老年期,容易患心血管疾病。

铁是制造红细胞的必需原料之一。虽然各种蛋类与肉类中的含铁量比较接近,但是肉类铁的吸收比蛋类的吸收要高得多。这是因为蛋黄中的磷酸盐与铁结合,影响了铁的吸收。蛋类中含有较多的维生素A,肉类中维生素A的含量几乎为零。维生素A不但与保持上皮细胞的完整性有关,而且与视力也有关系。研究发现,维生素A能增加机体的免疫功能。由此说明,每一种食物中的营养成分都有其局限性,单单吃几种食物是不能满足小儿的生长发育的。所以,儿童应从小养成不挑食、不偏良的良好饮食习惯。对已有挑食习惯的小儿,家长要引起重视,逐步地纠正。

41. 儿童宜多吃排铅食物

由于铅在体内的吸收途径与钙、铁、锌可发生竞争,所以儿童膳食中含钙、铁、锌丰富,就可以减少铅的吸收。特别是牛奶,其所含蛋白质能与体内铅结合成一种不溶性化合物,从而使机体对铅的吸收量大大减少。另外,维生素C与铅结合成难溶于水而无毒的盐类,随粪便排出体外。所以,多吃含维生素C丰富的蔬菜、水果也是有助于体内铅的排出。含铁丰富的食物有海带、动物肝脏、动物血、肉类、蛋类等。含维生素C丰富的食物有油菜、卷心菜、

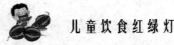

苦瓜、猕猴桃、大枣、广柑等。

42. 儿童吃水果宜适量

儿童适当吃水果对身体有好处,如果摄入过多,会加重消化器官的负担,导致消化和吸收功能障碍。据有关专家介绍,有些7岁以下的儿童对水果中所含的果糖吸收不好,从肾脏排出,称为"水果尿"。从水果的特性看,有些水果多吃会影响健康,如橘子多吃了,容易"上火",导致大便干燥。梨吃多了损脾胃。荔枝吃得太多会出现四肢冰冷无力,多汗、腹痛、腹泻。

43. 儿童吃鱼松宜知

鱼松的主要成分是鱼肉和鱼骨,含有丰富的优质蛋白、维生素和钙、磷、铁等无机盐,是儿童生长发育所需营养素的良好来源。但是,鱼松不可经常吃,吃多了对牙齿不利。

据测定,鱼松中含氟量很高,达 978ppm(1ppm 为百万分之一),远远高于蔬菜和水果的含量(0.2ppm),亦高于猪、牛、羊肉的平均含量(0.4ppm)。而人体摄入氟的安全值为每日 3～5 毫克,相当于 0.2～1.5ppm。常吃鱼松,人体必然摄入大量氟,氟化物在体内蓄积的结果,可导致食物性氟中毒。3～12 岁的儿童正处于恒牙生长和萌出的阶段,牙齿对氟化物比较敏感,常吃鱼松,可出现牙面粗糙无光泽、有斑点或条纹,有的出现黄色、褐色、黑色等色素沉着。严重时可出现片状或大块缺损,甚至早脱,影响美观。

44. 儿童吃鸡蛋宜知

小儿体内各种脏器都很娇嫩、脆弱,尤其是消化官,其黏膜尚处于发育过程中,经不起强烈的刺激。对小儿而言,鸡蛋是一种难以消化的食物,不要认为吃得越多越好。给儿童吃鸡蛋,一定要煮熟,以吃蒸蛋为好,不宜用开水冲鸡蛋,更不能给儿童吃生鸡蛋。

根据不同月龄、年龄的婴幼儿对蛋白质的需要量来决定给儿童吃鸡蛋的多少。4～5个月的婴儿,因需要补充铁质可添加蛋黄。刚开始只能每日添加1/4个蛋黄,以后逐渐加至1个鸡蛋黄。如果连续每天给儿童吃上2个或2个以上的蛋黄,就会超过婴幼儿的需要,从而加重胃肠负担,导致消化、吸收功能的障碍。1岁以下儿童每日每千克体重需要蛋白质3.5克,一般除正常饮食外,每天添加一个鸡蛋就足够了。1～3岁的儿童,除正常饮食外,每天添加2个鸡蛋就可以了。

　　民间传说,煮得半熟的鸡蛋营养价值高。其实,半熟的鸡蛋隐患大。因为鸡蛋的蛋白质中,含有抗生素蛋白和抗胰蛋白酶,这两种物质能阻碍蛋白质被人体的分解、消化、吸收。因此,给孩子吃鸡蛋时,必须先将其破坏掉,才能有效地利用鸡蛋中的营养。在高温下,这两种物质可以分解,在没有完全熟的鸡蛋中,这两种物质并没有被破坏,会使一部分蛋白质在体内不能被消化、吸收,而在代谢过程中被排了出去。另外,鸡蛋在形成过程中,细菌可以从母鸡的卵巢直接进入蛋体内。在半熟的鸡蛋里,细菌没有全部被杀死,容易感染疾病。因此,不要给孩子吃半熟的鸡蛋。

　　此外,民间有"生鸡蛋治疗小儿便秘"的说法,事实上,这样做不仅治不了便秘,还会发生"弓形虫"感染。这种病发病较急,全身各器官几乎均会受到侵犯,常常引起肺炎、心肌炎、斑丘疹、肌肉和关节疼痛、脑炎、脑膜炎等,甚至导致死亡。现在的人吃鸡蛋的花样越来越多了,但喝生鸡蛋、开水冲鸡蛋等食用方式是不利于人体健康的。因为鸡蛋中的生物素对人体是有害的,而这些吃法不能破坏掉生物素。而有些人只吃蛋白或蛋黄,也不够合理。

　　0～1岁的婴儿适合吃蒸鸡蛋羹或蛋花汤,这两种做法能使蛋白质松解,极易被儿童消化吸收。1～2岁后可以吃煮鸡蛋,2岁后可以吃炒鸡蛋。如果吃水煮鸡蛋,鸡蛋煮开锅后再煮五六分钟就可以了。吃煮鸡蛋的时候要细嚼慢咽,否则会影响吸收和消化。

45. 为儿童选购强化食品宜知

儿童强化食品是指为增加营养而加入了天然或人工合成的营养强化剂（较纯的营养素）配制而成的儿童食品。选购这种食品时要注意包装说明、厂名、地址、生产日期、强化品种、营养素含量、食用对象、方法和数量及保存期和保存方法。要结合自己孩子的实际情况选购，最好能在保健医师的指导下使用，不可乱加。我国对婴幼儿食品和强化食品已制定了国家标准及强化食品卫生管理法规，规定了可以强化的食品范围，以及允许的强化品种和剂量，选择时应注意有无明确的标记。特殊的强化食品，我国目前尚未制定法规。为儿童选购和给儿童使用强化食品时，均应严格参照说明，不可盲目选购和过量使用，以免影响儿童食欲或引起不良反应。

46. 儿童吃饭慢宜知

有的儿童吃饭的速度比一般儿童要慢，原因何在呢？

(1)动作失调：儿童眼、手不协调，能够用筷子和汤匙，可是却拿不稳，比较费时费力。另外，他们的专注力也差，听家人说话就会忘了吃饭，总是需要大人在旁督促才行。

(2)肠胃有问题：儿童有很饱的感觉，肚子很胀，吃下去胃有点不舒服的感觉，所以吃到最后就慢下来了。

(3)牙齿有问题：如牙齿上下腭咬合不紧密，牙齿缺乏钙质，吃纤维高的白菜、菠菜、韭菜或是红烧牛肉就比较费时，嘴里没有办法含太多的东西，必须分批咀嚼才行。

(4)不喜欢今天的菜：妈妈今天做的菜不一定好吃，也可能大人的口味不合儿童的口味，儿童不爱吃。

(5)不觉得饿：儿童今天的运动量太少，或上一餐吃得太多了，或饭前吃了点东西，就勉强让自己吃一点，当然没办法吃得那么起劲了。

(6)吃不完自己碗里的饭:有些父母认为,儿童吃得越多越好,总是给儿童盛得满满的一大碗。儿童一看见那么一大堆的食物就有压力,胃口自然就消失了。

(7)向父母提条件的资本:有些儿童觉得是父母在求他吃,于是故意吃得很慢,以便在父母要求他快吃时提出自己的要求,答应了要求就能吃得快。

(8)喜欢在餐桌上和家人聊天:儿童认为吃饭时全家人聚在一块,气氛比较轻松,可以聊天,谈一些幼儿园里发生的事,也想听听家人谈论外面发生的事,吃饭就慢了。

(9)儿童的心情不太好:儿童今天有心事,如受了什么委屈,或者挨老师批评了,或者被小朋友恐吓了,心情不好会食不知味,吃饭的速度就会慢下来了。

47. 宜知科学饮食能防止近视

提起近视,许多人常将其归咎于不良的用眼习惯,如看书距离不当,光线太暗,持久用眼等。近年来的医学研究表明,饮食不当也是诱发儿童近视的重要原因之一。美国纽约大学研究员贝兰博士对大量儿童近视病例进行分析之后指出,体内缺乏微量元素铬与近视的形成有一定的关系。铬元素在人体中与球蛋白结合,为球蛋白的正常代谢所必需。在糖和脂肪的代谢中,铬协助胰岛素发挥重要的生理作用。处于生长发育旺盛时期的儿童,铬的需求量比成年人大,铬主要存在于粗粮、红糖、蔬菜及水果等食物中,有些家长不注意食物搭配,长期给儿童吃一些精细食物,从而造成机体缺铬,引起机体血液渗透压的改变,进而导致眼睛晶状体渗透压的变化。使晶状体变凸,屈光度增加,产生近视。

儿童多喜欢甜食,而食入过多的糖可使血液偏酸。而人体欲保持酸碱平衡,不得不动员大量钙质去中和酸根,从而引起血钙不足,减弱眼球壁的弹性,使眼轴伸长,成为近视的隐患。同时,血糖升高,并使晶状体变凸而形成近视。

吃硬质食品过少也是引起儿童近视增加的原因之一。吃食物时促使面部肌肉运动,包括支配眼球运动的肌肉,进而有效地发挥调节眼睛晶状体的能力。日本研究人员为此调查近300名学生,凡是喜欢吃硬质食品者视力均正常,常吃软食者视力多有不同程度下降,故咀嚼被誉为眼的保健操,因此根据儿童的牙齿发育情况,安排如胡萝卜、土豆、黄豆、水果等耐嚼的硬质食品,增加咀嚼的机会,可预防近视眼的发生。

48. 宜知电视对儿童饮食行为的影响

一个人的饮食行为是在儿童时期发展和形成的,在形成过程中受到来自社会、家庭等多方面的影响,其中来自各种媒体特别是电视的影响是不可忽视的。电视已经成为人们日常生活中不可缺少的一部分,电视对儿童饮食行为有着重要的影响,它对儿童的食物喜好、选择的影响比来自家庭的影响还要大。电视广告对儿童饮食行为的影响更大,只是通过看广告就可以增加儿童们对广告中食物的喜好,许多儿童看过广告后就要求父母购买广告中的食物。如果是由电影明星、歌星或球星做的广告,这种效果会更明显。

电视广告对儿童食物选择行为影响很大,他们想要得到的食品和广告中播出这些食品的频率是一致的。看电视时间的长短也会影响儿童对食物的选择和消费,每天看电视超过3小时的儿童食物消费的品种不同于其他儿童,他们选择的食物远不如不看或看电视时间少的儿童选择的食物有益健康。经常看广告的儿童选择甜食的比例要比没看任何广告的儿童高,经常看有营养内容公益性广告的儿童选择甜食的平均数量明显少于看普通广告的儿童。

调查结果发现,电视广告中食品广告占了 71％,其中 80％的食品营养价值低、营养不均衡。另外,这些广告中几乎没有关于合理饮食行为的内容。可以说,电视广告对儿童的饮食行为根本没有起到正确的引导、指导作用,有的广告实际上是在鼓励不健康的饮食行为,还有的是在直接起误导作用。因此,如何控制电视中食品广告的质量、数量和频度,家长如何指导儿童看电视广告及选择食物,是一个值得注意的重要问题。

我国国内儿童肥胖率在 10 年内上升了 1 倍,其中,11 岁以上的学龄儿童肥胖越来越多,儿童期的肥胖有极大可能发展为成年人肥胖,并可给儿童带来患糖尿病、冠心病、高血压、脂肪肝、内分泌紊乱等疾病,同时还会导致发育受阻和某些心理问题。吃不吃早餐、快餐,看电视时间长短也与肥胖率有密切关系。研究人员在广州、上海、济南、哈尔滨 4 个城市的城区及近郊区抽取 4～16 岁的儿童超重率、肥胖率分别为 12.1％和 11.9％,男生中的小胖墩明显多于女生,每天吃早餐组的肥胖率为 11.8％,几乎不吃早餐组的肥胖为 18.6％。经常吃快餐儿童的肥胖率也大大高于不吃快餐的儿童。而且,肥胖率随平均每天看电视时间的增加而增加,每天看电视时间每增加 1 小时,儿童肥胖发生率平均增加约 1.5％。

49. 宜知哪些食品有助于儿童长高

蛋白质是构成骨细胞的最重要材料,含蛋白质丰富的食品首推牛奶、鱼类、蛋类、动物肝脏,豆及豆制品仅次之。每餐如有两种以上蛋白质食物,可以提高蛋白质的利用率和营养价值。婴儿期缺锌是影响儿童身材长高的原因之一,牛羊肉、动物肝脏、海产品都是锌的良好来源。草酸、纤维、味精等会影响锌的吸收,孕妇及婴儿也不宜食用味精。吃含草酸高的菠菜、芹菜应该先用开水焯一下。

与骨骼生长最密切的无机盐是钙和磷,钙的吸收和利用要通过鱼肝油、蛋黄、乳品中的维生素 D,以及日光中的紫外线照射才能发挥作用,含钙丰富的食物有牛奶、虾皮、海带、紫菜及豆制品、芝麻酱、深绿色蔬菜。总之,每天吃富含蛋白及钙、锌的食物——牛奶、豆类、深绿色蔬菜等,经常吃牛羊肉、海产品,每周吃一两次动物肝脏,就有助于长高。

50. 幼儿园宜合理调配饮食

　　幼儿园是 2～6 岁儿童集中生活的地方,膳食的营养关系到祖国下一代的健康。所以,托幼保健工作者必须了解儿童营养的常识和需要量,以便合理调配饮食,满足他们生长发育的需要。幼儿发育的特点是:年龄越小,生长发育越快,所需要的营养素越多。

　　膳食配制的原则:满足不同年龄期幼儿的营养需要,能促进食欲。食物的烹调应美味可口、色泽和谐,冬天注意保温、夏季宜清淡凉爽,符合幼儿的消化功能,少用油炸及刺激性食物。食物应多样化,充分利用食物的互补作用,尽量选用营养丰富的食物,重视食物的质量。注意儿童接受食物的程度,如发现儿童不愿吃或剩的多,应寻找原因,设法改善。提高食品的利用率,供给足够的热量,以保证蛋白质的充分利用。烹调尽量选用植物油,以利于儿童神经细胞的发育和预防幼年时期出现脂肪沉积。

　　1～4 岁的幼儿身高增长较慢,但肌肉发育较快,又易感染各种传染病,所以蛋白质的供给要充足。4 岁以上的幼儿肌肉增长更快,活动量也增加,需要蛋白质来修补身体组织和供给生长发育,更需保证蛋白质的供给。

　　目前,儿童营养问题,主要是蛋白质的质和量不能满足儿童的需要,而蛋白质又是生命的物质基础、生长发育的关键。儿童蛋白质如缺乏严重,可表现为发育迟缓、消瘦、体重下降,甚至引起智力发育障碍。因此,托幼机关改善幼儿膳食中的蛋白质的质量,必须使幼儿的饮食多样化,做到动物和植物蛋白质混合食用,以达到蛋白质的互补作用,提高蛋白质的利用率。培养幼儿良好的饮食习惯,是保证食欲及消化吸收率的重要方面。养成细嚼慢咽,正确使用碗筷等习惯。用膳要定时定量,布置好用膳环境,纠正偏食和挑食的不良习惯。

幼儿用膳时应保证汤羹鲜美,以刺激食欲。但应避免给儿童喝汤泡饭,因为饭里的水分一多,就会影响牙齿的咀嚼,使食物不能和唾液淀粉酶充分混合,影响咀嚼和消化作用,加重胃的负担。如果饭太干,可让儿童嚼完一口饭,再喝一点汤。总之,幼儿的营养,是整个托幼工作中急需引起重视的问题,也希望得到各方面的支持,目的是保证幼儿的正常发育和健康成长。

51. 宜重视儿童的就餐方式

在对待儿童吃的问题上,许多家长都比较重视儿童吃饱、吃好、吃得清洁卫生这些生理上的需要,而往往容易忽视儿童进餐时的环境、语言、表情、姿势和行为等心理上的需要。殊不知,儿童就餐时外界环境和心理、食欲、消化等诸方面都有着错综复杂的联系。就餐时得不到心理上的满足,即使是美味佳肴也难以达到营养的目的。以下种种就餐方式,就有碍于儿童的身心健康。

儿童单独进餐,因为没有家长管教,一般都会挑挑拣拣,自己觉得好吃的多吃一点,反之便不予问津。加之儿童一般都有边吃、边看、边玩的坏习惯,从而造成偏食和营养不良。另外,单独进餐可使儿童淡忘进餐礼节,还会产生孤独感,这些有可能延续到今后的生活中,甚至影响其行为和性格的正常发展,于身心健康十分不利。

有些家长整天忙于工作,抽不出时间来管教儿童,待到吃饭时在餐桌旁大加训斥、指责,甚至打骂儿童,严重地影响了儿童的就餐情绪,使儿童食不甘味,食欲锐减,或在哭泣中进食。久而久之,可使儿童对就餐产生厌烦心理。

席间家长唠叨、发牢骚，这也会给儿童造成一种心理压力，或厌恶感。有的儿童见此，便匆匆丢下饭碗，甚至躲避一旁或哭泣着急，这样便难以保证进餐的质量。

就餐时家长与儿童、儿童与儿童之间过分的玩笑嬉戏，也是不妥的。这样容易造成食物误入气管、食物梗喉等严重意外事故。

52. 宜让儿童远离垃圾食品

垃圾食品是指仅仅提供一些热量却无其他营养素的食品，或是提供超过人体需要，变成多余成分的食品。孩子的大脑发育和神经系统的发育，需要食物中的蛋白质、维生素和微量元素。而垃圾食品主要含热量，不含或很少有人体需要的营养素，所以垃圾食品吃多了，必然会影响到孩子的智商发育。

世界卫生组织公布的十大垃圾食品包括：油炸类食品、腌制类食品、加工类肉食品（香肠、火腿等）、饼干类食品、汽水可乐类饮料、方便类食品（方便面）、罐头类食品、话梅蜜饯果脯类食品、冷冻甜品类食品、烧烤类食品等。这些食品上基本都是营养质量差、容易让人发胖和诱发慢性病的食物。

垃圾食品缺少人体所需的蛋白质、维生素等营养物质，另外可能还含有损害大脑的有害物质。父母在给孩子进行喂养时一定要考虑到食物的长期影响。宜多给宝宝摄入足够的新鲜水果、蔬菜、鱼肉等健康食品，虽然不可能完全杜绝孩子接触比萨、糖果、薯片，但一定要确保健康饮食的主导地位，试着让宝宝接触正常的家庭饮食，自己制作新鲜的食品。

父母可以想着法儿地做好说服工作，潜移默化地影响孩子对食物的选择。垃圾食品的口感很符合孩子们的口味，孩子们都难逃诱惑，完全禁止孩子吃零食可以说是不现实的。家长可以制定个奖励法则，这样孩子就不能经常吃或是敞开吃零食，达到了预期的标准,就可以给孩子适当地吃一些。孩子有了吃零食的渠道,就不会哭闹抢着要,当然家长也不要担心垃圾食品会带来过多的伤害,因为毕竟总量有限,只要牢牢把住了摄入量这关,就不会造成太大影响。

单调的食物一定会让宝宝腻烦,家长们不妨开动脑筋,多花点心思在宝宝的日常饮食里,休息日的时候可以和宝宝一起亲手做上一盘水果蔬菜沙拉。各种颜色的果肉和蔬菜拌在一起,浇上乳黄色的蛋黄酱,赤橙黄绿,既冲击视觉又刺激味蕾。最好尝试着让宝贝将沙拉摆出各种形状,盛在漂亮的碗里,宝宝肯定会觉得这样的食物更有吸引力,果断地抛弃那些垃圾食品了。此外,父母要尽量让宝贝多吃坚果、红枣、奶制品之类富含维生素和无机盐的食物,饱饱的感觉就不会让孩子再生出吃其他食物的欲望,同时又对身体健康非常有益。

53. 多动症儿童在饮食上宜注意的问题

儿童多动症是儿童时期大脑功能轻微失调(障碍)的一种疾病。多动症小儿多表现为注意力不集中,兴奋好动,结果导致学习成绩不理想。但从智力方面的检查来看,这些儿童的智力发育水平均处在正常范围。因为导致儿童多动症的原因尚不很清楚,所以在治疗上主要是采取综合疗法。除了药物治疗和教育疗法以外,有的学者还对多动症儿童的饮食进行了调查,发现了一些影响因素,并力求在饮食中避免相关因素的刺激。研究显示,白糖对小儿的神经系统有不良影响,它导致小儿情绪不稳,焦躁不安,因此对小儿每天白糖的摄取提出了限量。但是,目前看法尚不一致,有的学者将限量定为 5 克,有的学者定为 20 克。由此看来,对多动症的小儿还是限制白糖的摄入量为好。还有的调查显示,多动症小儿的氨基酸摄入量增加,尤其是摄入酪氨酸最多,其次是色氨酸。氨基酸是构成蛋白质的基本成分,氨基酸的摄入量增加,说明富含蛋白质的食物摄入过多。因此,在安排小儿饮食时,一定要保证膳食平衡与食物的多样化。在保证满足一日蛋白质需求量的基础上,还应当限制高蛋白饮食的摄入,尤其是要防止酸奶、牛奶、鸡肉、牛肉和香蕉等食物的过多摄入,制止并纠正小儿的偏食。

54. 宜从控制饮食开始预防小儿发胖

由于人们物质生活的改善,现今肥胖的小儿越来越多。小儿时期即开始发胖,将对成人期的健康带来不良的影响。儿童肥胖与成人时期高血压、心脏病的发生有着密切的关系,因此,目前全国乃至全世界在减少儿童营养不良发生率的同时,还必须采取有力的措施,防止小儿营养过剩——肥胖。后者与前者在促进小儿健康方面有着同样重要的意义。那么,预防小儿发胖的措施是什么呢?主要应从以下四方面入手。

(1)为儿童提供营养丰富的合理膳食:具体地说,就是要根据小儿生长发育的要求,提供充足的营养物质,但不可过量。而且三大营养素的供热比例要合适,即每日提供小儿充足的热量,其中蛋白质提供的热量占一日总热量的 12%～15%。脂肪提供的占一日总热量的 30%。糖类提供的占总热量的 50% 左右。如果能按该比例为小儿提供营养素,就可以做到各类营养素在体内"各尽所能",既无营养素的浪费,也无多余的脂肪在体内堆积。

(2)防止小儿过量摄取食物:当遇到食谱上有儿童非常喜爱的食品时,小儿的克制力是比较差的,他们只会根据自己的欲望无所顾忌地吃与喝,这时就需要成人的帮助。一般 4～6 岁小儿一日的谷类食物量为 180～220 克,肉类 60～70 克,蛋类 50～60 克。如果儿童的进食量已远远超出此量,就应限制他进食。当然,如果偶尔出现 1～2 次,此类情景倒也不必在意,如果经常性发生,则必须加以制止。

(3)注意限制儿童甜食的摄入量:因为在糕点和冷饮里的糖分

是比较高的,而这类食物又深受儿童的喜爱,所以要防止甜食的过多摄入,以减少多余的糖类物质转化为脂肪。

（4）保证小儿每日有一定的活动量:小儿的活动既包括体育锻炼,也包括游戏与玩耍,适当的活动既锻炼了身体、强壮了肌肉,也消耗了体内多余的脂肪。

55. 肥胖儿宜饮食调整

肥胖儿应限制高热量、高脂肪、高糖、高胆固醇食物(肥肉、动物内脏、油炸食品、奶油甜点、坚果类、冰激凌、巧克力等)的摄入。可生吃的食物尽量生吃,这样热量低且营养成分高,使体内处于热量负平衡状态。限制精细主食摄入,多食糙米(糙米粉)、全麦(麦片)、玉米等,既能减少热量摄入,又可饱腹。限制食盐摄入,食盐摄入量为正常儿童的 1/2,以减少水钠潴留并可降低食欲。保证含蛋白质食物(鱼、瘦肉、豆类及豆制品)的摄入,以防减肥影响儿童生长发育。保证含维生素、无机盐食物(含水分多的黄瓜、白萝卜、生菜、西红柿;含纤维多的芹菜、竹笋、菠菜、白菜、胡萝卜、蘑菇、海带、木耳等)的摄入,水分和纤维多的蔬果热量低、体积大,可增加饱腹感,促进脂肪代谢,使脂肪难以堆积。保证每日 4～6 杯水,以清理脂肪,输送营养。

56. 宜知婴儿也会食物过敏

婴儿食物过敏在出生后几个月时容易发生。轻度的过敏仅仅表现为皮疹,而重度则会引起呕吐、腹泻及绞痛。牛奶是引起过敏的常见原因,牛奶中较多的乳球蛋白是造成婴儿过敏的主要原因。虽然发生率较低,但一旦发生则表现为哮喘、感冒、腹痛、便秘、咳嗽、腹泻、湿疹、呕吐等症状,严重时出现过敏性休克。

引起婴儿过敏的其他食物有鸡蛋清、小麦、玉米、巧克力、柠檬类水果、西红柿、草莓及鱼。因为这些食物可以导致婴幼儿过敏,因此一般在婴儿出生后最初的几个月应避免使用。

57. 过敏儿童宜饮食治疗

目前,许多儿童被皮炎、湿疹等过敏性疾病所困扰。这类特应性的皮肤炎症病程比较长,并且常常反复发作,发作起来瘙痒难耐,搔抓不慎极易发生细菌感染,加上现有的治疗方法难如人意,颇令家长们苦恼。根据日本专家的调查显示,过敏性体质除了遗传因素外,食物也能诱发病情发作。肉类、牛奶、禽蛋等动物性食品是其罪魁祸首。

以肉食为例,肉食可使人体内的红细胞质量降低、形体变大。这样的红细胞缺乏生命活力,容易破裂。由这种低质量红细胞组成的人体,对自然的适应能力与同化功能大大削弱,加上牛奶、蛋类的蛋白质分子,容易从肠壁渗入到血液中,形成组胺、5-羟色胺等过敏毒素,刺激人体产生过敏反应,使末梢血管扩张而导致皮肤发炎。

那么,是不是只有从食谱中摒弃动物性食品,才能使过敏性体质的儿童从困境中解脱呢?当然不是,因为动物性食品是保障儿童发育的诸多重要养分的主要来源,完全限制既不可能也无必要。为此,科学家研究的妙策是:减少一些动物性食品的摄入,多吃糙米、蔬菜,就能使儿童的过敏性体质得到改善。这里的奥妙在于糙米、蔬菜供养的红细胞生命力强,又无异体蛋白进入血流,所以能防止特应性皮炎发生。日本专家为此还研究出了食品配方,如以小米、稗子为主要原料的糕点,儿童用小麦粉及"低过敏源大米"等都有此作用。

58. 儿童感冒、咳嗽宜喝蜂蜜水缓解

对于感冒、咳嗽的儿童来说,白天多喝一点蜂蜜饮,不但有利于人体吸收,达到最佳的镇咳、消炎作用,而且能为虚弱的身体提

供更丰富的营养和能量,有助于早日康复。儿童晚上咳嗽如有加重,不妨在晚餐后也喝上一杯蜂蜜饮或直接喝一勺蜂蜜,但最好保证饮用时间与睡觉时间间隔 1.5～2 小时,一是好消化吸收,二是保护牙齿不受糖分侵害。

由于蜂蜜中富含的多种维生素和有益酶都非常怕热,即使是温水也会让它们"损兵折将",因此无论是煮的梨水、百合银耳羹,还是直接用白水冲服,一定要晾至常温以后再加蜂蜜。此外,还可以把新鲜的梨切成小块后,拌上蜂蜜一起吃,这款爽口小食,作为儿童的下午加餐再合适不过了,既营养美味,又防治咳嗽。因此,蜂蜜确实有很好的润肺止咳功效,但对于儿童来说,不推荐晚上临睡前食用,避免蜂蜜中的糖分对儿童牙齿的损害。

59. 小儿咳嗽宜注意饮食

中医学认为,"形冷饮冷则伤肺",就是说身体一旦受了冷,饮进冷凉之品,均可伤及人体的肺脏,而咳嗽多因肺部疾病引发的肺气不宣、肺气上逆所致。此时如饮食仍过凉,就易造成肺气闭塞,症状加重,日久不愈。不论是儿童还是成人,咳嗽多会伴有痰,痰的多少又与脾有关。脾是后天之本,主管人体的饮食消化与吸收。如过多进食冷凉食品,就会伤及脾胃,造成脾的功效降低,聚湿生痰。

中医学认为,咳嗽多为肺热引起,儿童尤其如此。日常饮食中,多吃肥甘美味可发生内热,加重咳嗽,且痰多黏稠,不易咳出。对于哮喘的患儿,过食肥甘可致痰热互结,阻塞呼吸道,加重哮喘,使疾病难以痊愈。所以,在咳嗽期间应吃一些平淡食品。很多人以为橘子是止咳化痰的,于是让患咳嗽的儿童多吃橘子。实际上,橘皮确有止咳化痰的功效,但橘肉反而生热生痰,而一般的儿童不可能不吃橘肉只吃橘皮。

儿童在咳嗽期间饮食要平淡,长期咳嗽不愈的患儿,可用梨加冰糖煮水饮用,它的成果是润肺止咳。也可用鲜百合煮粥,这对咳嗽日久、肺气已虚的儿童效果甚好。对于脾虚疾多的患儿,平时可多食山药,或煮莲子粥、薏苡仁粥及大枣粥等。

60. 儿童久咳不愈宜饮食调理

对于儿童来说,其全身各系统尚未发育成熟,呼吸系统的抵抗力弱尤为明显,照料稍有不周,就容易得病,发生咳嗽,严重的伴有气急、口唇青紫、发热等症状。当疾病基本治愈,体温趋于正常,咳嗽往往还要持续一段时间。经常是药吃了不少,但咳嗽却总不见好转。是药物不灵,还是细菌、病毒太厉害,或是儿童抵抗力太弱,上述因素确实是儿童咳嗽久治不愈的重要原因。但是,也有部分儿童的久咳不愈在很大程度上与家长照看不周、饮食不合理有密切关系。

俗话说,"鱼生火,肉生痰,青菜豆腐保平安"。中医学认为,鱼、蟹、虾和肥肉等荤腥、油腻食物,会助湿生痰,有的还会引起过敏反应,加重病情。辣椒、胡椒、生葱、芥末等辛辣之品,对儿童呼吸道有刺激作用,使咳嗽气喘加重,生病期间这些食物应少吃或不吃。

咳嗽伴有发热时,儿童体力、水分消耗较多,加之胃肠道功能障碍,不思饮食,此时尤其要注意补充水分。出汗时可多喝开水、白菜汤、米汤、水果汁(如西瓜汁、甘蔗汁、橘子汁)等。还要注意补充维生素、无机盐及适量的蛋白质,可让儿童吃些牛奶、乳制品、鸡蛋、蔬菜等,热退后尽快恢复正常饮食。如咳嗽伴有咯血,可进食含维生素 C 较丰富的橘子、红枣、草莓等水果,但应避免酸味过浓的果汁和香辣调料,食物也不宜过热,以免诱发咯血。

儿童咳嗽引起呼吸急促、憋气时,饮料应选择无刺激性的,如凉开水、米汤等,少饮用香辣或含碳酸的饮料如汽水等,以免频繁嗳气加重呼吸困难。年龄幼小的儿童此时忌食炒蚕豆、炒瓜子及花生等,以免呛入气管中。此外,消化道刺激也可加重咳嗽。因此,咳嗽严重的儿童除了限制吃辣或过凉食品外,味道过甜的水果如苹果、香蕉、橘子、葡萄等也最好不吃。水果中以梨、西瓜最为适宜。吃冰糖或贝母冰糖炖梨,是用于治疗咳嗽的常用食疗方法,不过也得在医师指导下适时服用。因为过甜食物可助热,使炎症转而加重。作为食疗,还可采用健脾养肺的食物,如粳米、白木耳、黑木耳、白萝卜、百合、银杏、蛤蚧、玉竹、薏苡仁等。

儿童咳嗽,多伴有食欲不振,应在食物品种和烹调方法上多加讲究,以适应儿童嗜好,刺激食欲。新鲜蔬菜如青菜、大白菜、萝卜、胡萝卜、西红柿等,可以供给多种维生素和无机盐,有利于机体代谢功能的恢复。黄豆制品含优质蛋白,能补充由于炎症时机体损耗的组织蛋白,亦无增痰助湿之弊。可适当增添少量动物蛋白质。菜肴口味以清淡为宜,避免过咸。尽量以蒸煮为主,不要油炸煎烩。主食米面杂粮,按平时进食量供给,保持营养均衡,提高身体抵抗力。

61. 儿童气管炎宜饮食调养

(1)体重正常者应供给平衡饮食:以增强儿童的抵抗力,应供给易消化的食物。如果儿童较瘦弱,可供给高能量、高蛋白食物,如瘦肉、鸡蛋等。

(2)适量限制奶类制品:奶制品易使痰液变稠,在咳嗽较重时,应少喝奶,喝奶时少放糖,应注意每天补充钙 800 毫克。

(3)多喝水:有利于痰液的稀释,保持气管通畅,每天饮水量应为 2 000 毫升(包括用稀饭、汤、牛奶等)。

(4)不要吃刺激性食物:如过凉、过热的食物,辣椒、咖喱、胡椒等都要避免食用。

62. 儿童弱视宜饮食调养

(1)劝导儿童养成良好的饮食习惯,不要挑食。

（2）要注意引导儿童多吃点粗粮（如玉米面、小米等），以增加必要的维生素供给。

（3）多吃些新鲜水果和蔬菜，适当增加蛋白质的摄入，限制过多糖类的摄入，以促进视网膜和视神经的发育。

（4）不让儿童吃蒸煮过头的蛋白质类食物。

（5）根据儿童营养状况，必要时补给一些维生素（如维生素 B_1、维生素 B_{12}、维生素 C、鱼肝油等）和无机盐（如锌、铁、钙等）。

（6）以下两则食疗方可供选择：①黑豆 500 克，核桃仁 500 克，牛奶 1 杯，蜂蜜 1 匙。制法：黑豆炒熟后待冷，磨成粉。核桃仁炒至微焦，去衣，待冷后捣成泥。取以上两种食品各 1 匙，冲入 1 杯煮沸的牛奶，加入蜂蜜 1 匙，能改善眼部肌肉的调节功能。②枸杞子 10 克，桑甚 10 克，山药 20 克，红枣 10 个。制法：将上述 4 种材料水煎，分 2 次饮用，中间间隔 3～4 小时。弱视儿童长期服用，能消除眼疲劳症状。

63. 宜为发热的儿童安排好饮食

儿童发热时宜进食清淡、易消化、多水分的食品与饮料，如绿豆汤、果汁、西瓜汁、藕粉、稀粥等，每日进液量应达到 2 000 毫升左右。盐摄入量应根据出汗而定，要比平时稍多些。如有大量水泻及呕吐，则应酌情补充电解质，钾的来源应以果汁和蔬菜为主。蛋白质摄入量在急性发热的恢复期、间歇性发热、较长时期的消耗和慢性长期内伤发热者应予以重视，以避免负氮平衡，蛋白质应按每日每千克体重 1～1.5 克供给。蛋白质主要来源应以豆制品如豆奶、豆腐等，以及牛奶、鲜鱼、瘦肉、蛋类等为佳。

发热恢复期、高热间歇期可根据患者胃肠功能适当增加饮食量，以达到总热量和正氮平衡，从而促进病体恢复。总热量除蛋白质外，应以糖类为主，加适量脂肪组成。因为即使蛋白质质量很高，也不能达到正氮平衡。短期发热者，则不必过分强调（糖类食物主要是面食）。

另外，引起胃肠功能减退，不能耐受进食时，应暂时禁食。胃肠功能失调时，过量食物不但会加重病情，而且未经消化的大分子物质可通过受损黏膜而进入体内，诱发某些变态反应性疾病。这时，要维持患者的营养状况，可给予口服或鼻饲注入要素饮食，或是通过肠外营养的途径供给。经静脉供给各种营养制剂，如葡萄糖液、生理盐水等。待胃肠功能恢复时，即可恢复饮食治疗。发热时伴有某脏器病变者，要根据病种不同，合理安排饮食。如肝炎、肾炎引起的发热儿童，必须根据病情需要来合理安排蛋白质、食盐等营养素的用量。另外，发热期或刚退热时，忌油腻、油炸食品，以及辛辣等有刺激性调味品。

64. 宜用米汤治婴幼儿腹泻

口服米汤治疗腹泻，既方便又奇效，特别适用于肠胃功能较弱的婴幼儿。米汤之所以能治腹泻，是因为其中含有高浓度的糖类，可增加水盐的吸收。其中的维生素对预防和治疗某些维生素缺乏性腹泻有一定的补充作用。

用于治腹泻的米汤，可因地制宜选用大米汤、糯米汤、玉米汤、小米汤、高粱米汤等。米汤熬得不要太稠也不要过稀。饮用的次数和用量要与腹泻的次数成正比。腹泻好转后，仍需坚持饮用两三天米汤，以补充体内损耗的水分和营养，使腹泻彻底痊愈。

65. 婴幼儿腹泻宜饮食调整

儿童腹泻以夏、秋季节多见，其发病原因除肠胃道受细菌感染外，主要是由于喂养不当、天气太热或突然着凉等。如果未按时添加辅食或喂养不定时，一旦食物变化较多，小儿肠道不能适应，也会引起消化不良而使儿童腹泻。不论哪种原因的腹泻，儿童每日大便次数可达 4～5 次，乃至十几次，常伴有恶心、呕吐、食欲下降或拒食的现象。儿童腹泻除要注意衣着保暖及药物治疗外,饮食调理也是很重要的。腹泻时的一般饮食原则是,减少膳食量以减轻肠道负担,限制脂肪以防止低级脂肪酸刺激肠壁,限制糖类,以防止肠内食物发酵促使肠道蠕动增加。也就是说,应该给儿童以清淡饮食,以利于其肠道修复。

用母乳喂养的儿童,腹泻时不必停止喂奶,只需适当减少喂奶量,缩短喂奶时间,并延长喂奶间隔。此时,母亲还应少食脂肪类食物,以避免乳汁中脂肪量增加。同时每次喂奶前,母亲可喝一大碗开水,稀释母乳,有利于减轻儿童腹泻症状。

对于人工喂养或混合喂养的儿童,在腹泻时,无论病情轻重,都不应添加新的辅助食品。病情较重时,还应暂时停止喂牛奶等主食。禁食时间一般为 6～8 小时为宜,最长不能超过 12 小时。禁食期间,可用胡萝卜汤、苹果泥、米汤等来喂儿童,以补充无机盐及维生素,这些食物易于消化,能减轻肠胃的负担。胡萝卜汤所含热量较低,含脂肪也较低(仅 0.2%),富含碱性、含有果酸,有使大便成形、有吸附细菌和毒素的作用。苹果纤维较细,对肠道刺激少,也富含碱性、含有果酸,其所含鞣酸又具有收敛的作用,所含的热量、脂肪较低,这些均符合治疗腹泻的原则。

目前,世界卫生组织向各国推荐口服补液盐,可以按其说明配成液体,根据儿童的腹泻情况分多次予以添加。只要注意充分补充水分,一般儿童都可安全度过腹泻期。家长们应注意的是,如果儿童腹泻不太严重,只需饮食调整即可得到矫正。如果儿童腹泻次数较多,或出现口唇干燥、两眼凹陷、面色发灰、尿量减少及皮肤失去弹性(即轻轻捏起儿童腹部的皮肤,松手后很久不能复原)等现象时,显示儿童有脱水迹象,应立即送医院诊治。

66. 婴儿过食性腹泻宜有对策

腹泻是新生儿和婴儿的常见病,发病的原因较多,除肠道病毒和细菌、非肠胃系统的传染病灶等引起之外,因超量喂食而引起的过食性腹泻也有相当的比例。小儿过食性腹泻在临床上以过食物质的不同区分为3种:一是糖类过食。主要是过量摄入淀粉食品如米糊、米粉等造成胃肠内淀粉酶相对不足,导致肠内淀粉异常分解而引起发酵性消化不良,出现胀气、严重腹泻。这类患儿常常因为罹患了呼吸道感染或肺炎,医师嘱咐饮食尽量清淡些,不要过食脂肪和蛋白质,结果做妈妈的单纯给予淀粉饮食,造成此类腹泻。其临床特点是,每日排便数次至数十次,粪质粗糙,呈绿水样或糊样,量多,泡沫多,有酸臭味,有时可见粪便中有小白块和多量的食物残渣,或未消化的食物。二是蛋白质过食。有些年轻父母认为小儿生长发育需要蛋白质而大量喂以蛋白食品,远远超过小儿的生理需要和胃肠负担,于是肠内蛋白质异常分解,进而发生腐败性消化不良。这种腹泻的特点是,每日排便3~5次或更多,呈黄褐色稀水便,有刺鼻的臭鸡蛋味。三是脂肪过食。由于脂肪(包括动物性脂肪和植物性脂肪)进食量过多,大于胃肠消化力,从而引起腹泻(又称脂肪泻)。其临床特点是,每日排便3~5次或更多,呈灰白色稀便或糊状,量较多,外观似奶油,内含较多奶块或脂肪滴,臭味较重。

小儿过食性腹泻是喂养方式失误造成的。年轻父母们应该对此有充分的认识,根据发生的原因调整婴儿饮食的种类与数量。对于过食性腹泻患儿,首先应大体计算一下,按生理需求需要多少蛋白质、淀粉和脂肪,根据病情和消化功能,予以科学调整。实际上,小儿营养三要素的提供是有标准的。蛋白质:母乳喂养的婴儿每日每千克体重2克;牛奶喂养的婴儿,每日每千克体重3.5克。脂肪:婴儿每日每千克体重4克。淀粉:婴儿每日每千克体重12克。

对由于摄取营养过多而引起胃肠消化功能障碍所致腹泻的患儿,应在限制进食的同时,补充适量维生素 B_1、维生素 B_6 及多酶片等,以帮助消化。不要认为小儿一腹泻就是细菌所致而盲目滥用抗生素。

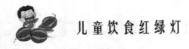
67. 小儿腹泻宜食疗

小儿腹泻可分为伤食型、风寒型、湿热型和脾虚型,所以在治疗的时候也应该选择不同的治疗方式,方可治愈。

(1)伤食型腹泻:有腹胀腹痛、泻前哭吵、大便酸臭如蛋花状、口臭、不思食等症状,可采用以下食疗:①荠菜汤。取鲜荠菜 30克,加水 200 毫升,小火煎至 50 毫升,1 次服完,每日 2～3 次。②苹果汤。取苹果 1 只洗净,连皮切碎,加水 250 毫升和少量食盐,煎汤代茶饮。适用于 1 岁以内的儿童,大于 1 岁者,可吃苹果泥。

(2)风寒型腹泻:有大便稀薄如泡沫状、色淡、臭气少、肠鸣腹痛,或伴有发热、鼻塞流涕等症状,可采用以下食疗:①姜茶饮。取绿茶、干姜丝各 3 克,放在瓷杯中,以沸水 150 毫升冲泡,加盖温浸10 分钟代茶随意饮服。②糯米固肠汤。糯米(略炒)30 克,山药15 克,共煮粥,熟后加胡椒末少许、白糖适量调服。

(3)湿热型腹泻:有大便如水样伴有不消化食物、呈草绿色或黄色、有少量黏液,小便黄少等症状,可采用以下食疗:①乌梅汤。乌梅 10 只,加水 500 毫升煎汤,酌加红糖,以之代茶,每日服数次。②橘枣茶。取红枣 10 只,洗净晾干,放在铁锅内炒焦,取洁净橘皮10 克,2 味一起放入保温杯内,用沸水浸泡 10 分钟,饭后代茶饮,每日分 2 次服。

(4)脾虚型腹泻:有时泻时止,或久泻不愈、大便稀薄或带有白色奶块、食后便泻、面色苍白等症状,可采用以下食疗:①胡萝卜汤。取鲜胡萝卜 250 克洗净,连皮切成块状,放入锅内,加水适量煎烂,去渣取汁饮,每日分 2～3 次。②栗子汤。取栗子 3～5 枚,去壳捣烂,加适量水煮成糊状,再加白糖适量调。

68. 儿童多动症宜食疗

(1)甘麦大枣核桃煲猪心:用浮小麦 60 克,甘草 3 克,大枣(去核)10 枚,核桃仁 30 克,猪心 1 个。将猪心洗净,剖开留心内血,同 4 味药物一齐放锅内,加清水煲汤,调味后,饮汤吃肉。

(2)黑豆珍珠煲乌龟:黑豆(炒)50 克,珍珠母(打碎,用纱布包好)50 克,乌龟宰杀后去内脏,切块,沸水烫过,用黑豆、珍珠母放锅内加适量沸水烫汤,调味后,饮汤吃肉。

(3)大枣百合炖猪脑:大枣(去核)6 枚,鲜百合 30 克,猪脑(去红筋衣膜,洗净)2 个,同大枣、百合放入炖盅中,加适量水,隔水炖熟,调味后饮汤吃肉。

(4)鹌蛋羊肝羹:鹌鹑蛋 4 只,羊肝(或牛肝)100 克,水发银耳 50 克,玉米粉 10 克。羊肝切小块,银耳切成小粒,共放锅中,加适量清水,汤沸时用玉米粉加鹌鹑蛋(去壳)拌匀,勾芡,以油、盐调味,食用。

69. 儿童厌食症宜食疗

(1)独脚猪胰蜜枣汤:独脚金 10 克,猪胰脏 1 条,蜜枣 1～2 枚,以 4 碗水煎成 2 碗水,作汤水饮服。

(2)谷麦芽鸭肾蜜枣汤:谷芽 15 克,麦芽 15 克,干鸭肾 1 个,蜜枣 1～2 枚,以 4 碗水煎成 2 碗水,作汤饮服。

(3)葫芦布渣猪肚蜜枣汤:葫芦茶 10 克,布渣叶 10 克,猪肚 1/3 个(或牛肚 1/4 个),加蜜枣 1～2 枚,以 4 碗水煎成 2 碗水,作汤饮服。

(4)猪肚苹果蜜枣汤:苹果 1 个,猪肚 1/3 或 1/4 个,蜜枣 1 枚,以 4 碗水煎成 2 碗水,作汤饮服。

70. 儿童流鼻血宜食疗

(1)鲫鱼石膏煲豆腐:鲫鱼 1 条(约 150 克),豆腐 200 克,生石膏 30 克。将鱼去鱼鳞、内肠,洗净后与豆腐、石膏同放入锅内,加水适量煲 1 小时,以食盐调味即可食用。幼儿可只饮汤不吃渣,以防鱼刺鲠喉。有清肺热、降胃火、止鼻血的功效。

(2)生地二根饮:鲜生地黄、鲜白茅根各30克,鲜芦根50克。水煎服,每日1剂,代茶饮,连用7～10天。有清热凉血、止血的功效。

(3)鲜藕汁饮:鲜藕300克洗净,磨烂挤汁50～100毫升。每次50毫升,用少量白糖调匀,炖滚后服。有清热解暑、凉血止血的功效。

(4)黄花菜瘦肉汤:黄花菜(干品,浸泡洗净)30克,猪瘦肉100克,蜜枣2枚,同入锅内,加水适量慢火煲1小时,以食盐调味后食用。有清热平肝、润燥、止鼻血的功效。

(5)阿胶炖瘦肉:阿胶6克,瘦肉(切片)30克,同放碗内,加适量开水,加盖隔水炖1小时,入少许食盐调味食用。有滋阴养血、止鼻血的功能。

三、饮食习惯红绿灯

（一）饮食习惯的14盏红灯

1. 小儿不要喝浓茶

茶叶中的化学成分有400余种,主要含有咖啡碱、茶碱、可可碱、胆碱、黄嘌呤、鞣酸、儿茶酸、硅酸、多种氨基酸、多种维生素,钙、磷、氟、碘、锰、铜、锌、硒、锗、镁等多种无机盐。现代中西医药理研究表明,适量饮茶可以消脂减肥,美容健身,具有抗菌解毒、抗御原子能辐射、增强微血管的弹性、预防心血管病、兴奋神经系统、加强肌肉收缩力等功效。中医学认为,茶叶性味甘苦而涩、微寒、无毒,具有清头目、除烦治渴、除火化痰、消食利尿、解毒等功效。

如果儿童适量喝些茶,不能说会产生什么严重的危害,但如果经常给儿童喝浓茶,则会给小儿健康带来不良的影响,由于鞣酸易与食物中的铁、钙等结合而形成不溶性的复合物,从而影响了小儿对铁、钙的吸收。铁质吸收不好,可造成小儿的缺铁性贫血。钙的吸收不良,会影响小儿的骨发育。儿茶素具有收缩平滑肌的作用,可引起胃黏膜收缩,胃液变淡,进而影响消化功能。咖啡因实际上是一种兴奋剂,5～6岁的儿童正是好动不思安宁的时候,如果此时再通过喝茶摄入一些带有兴奋性的物质,那么,此时期的"不安分"就更不易有效地控制,这对上学后儿童适应学校生活会带来很大的困难,同时也将对"多动"产生很大的影响。

咖啡碱会使大脑兴奋性增高,婴幼儿饮茶后不能入睡,烦躁不安,心跳加快,血液循环加快,使心脏负担加重。茶水具有利尿作用,而婴幼儿的肾功能尚不完善,所以,婴幼儿饮茶后尿量增多,会影响婴幼儿肾脏的功能。

为了估计饮茶对婴儿贫血的影响,美国科学家与研究人员曾对122名儿童进行调查,饮茶组婴儿每日饮茶量在50～75毫升,非饮茶组婴儿从未以茶作为饮料。研究结果表明,饮茶组缺铁性贫血的发生率明显高于非饮茶组婴儿,贫血的发生与性别、哺乳时间长短无明显关系,说明婴儿饮茶在缺铁性贫血的发生中有重要作用。因此,小儿可以适量地喝茶,但不能经常喝浓茶。有人讲喝茶可以防龋齿,其实不然。实验数据显示,对我国出产的茶叶经氟化物的测定,一般浓度的茶水根本达不到防龋的目的,如果让茶水的浓度达到防龋的目的,那种厚味的茶水也根本不是儿童所能接受的,因为它太涩了。

2. 不能用嚼过的食物喂婴儿

在一些地方,通常可以看到,有的家长怕儿童吃食物时嚼不烂,以致不被消化吸收,就先在自己的口中进行咀嚼,待食物被嚼烂后,再给儿童吃。而且,给儿童喂食的动作是"口对口"或"手入口"。这是一种极不卫生的做法。

常言道:吃别人嚼过的馍没有味道。食物在口中的咀嚼,是消化过程中不可缺少的一环。如果让儿童人为地将这一环节省去,将会对儿童的肠胃造成不利的影响。如果儿童还不会咀嚼,可切碎、煮烂,用小匙喂着吃,在吃的过程中,食物与唾液充分搅拌后再被送入胃中,这样才符合科学规律,儿童才会感觉到食物的滋味。

大人的口中常常带有某些病菌,由于大人的抵抗力强一些,因此不会马上生病。大人口对口地将食物传递给儿童,势必将病菌带入儿童口中,这种后果是不难想象的。因为儿童抵抗力弱,很容易被传染上各种疾病。至于用手将食物送入儿童口中的做法,更是极其错误的。手上所沾染的病菌、病毒等各种传染疾病的脏东西最多,这样喂养儿童简直是在"喂细菌",是十分可怕的行为。应该坚决杜绝和彻底纠正这种错误的做法。

3. 不宜让儿童养成爱要别人食物的习惯

儿童爱吃别人的东西是由儿童的年龄特点所致。儿童年龄小,不理解"从属关系",分不出"你的、我的",不管谁的想要就伸手。此外,由于成人的娇宠,造成儿童以自我为中心。现实生活中,有些父母由于一味地强调不给儿童吃零食,在这方面限制过严,反而增加了别人的食品对儿童的诱惑力,致使儿童"眼馋、嘴馋",形成不良习惯。同时,成人要把握住分寸,不能用零食代替主食,不能有求必应,无原则迁就。

平时注意给儿童讲道理,逐步让儿童懂得这是"自己"的,那是"别人"的。自己的东西可以自己支配,别人的东西不能随便要,随便吃。即使是在盛情难却的情况下,儿童也要征得大人的同意才能接受别人的食物。此外,在日常生活中,家长应培养训练儿童学会控制自己的某些需要。出门前要先备好一些食物带在身边,如果儿童讨要别人的东西吃,您可以拿出准备好的食物说:"妈妈这儿有,不要别人的。"以此满足儿童的需要。

当儿童看人家吃东西非要不可时,你不妨这样试一试:①告诉儿童,向别人讨要东西不好,大家不喜欢。如果想吃,跟妈妈回家去拿。②转移儿童的注意力。可以带儿童离开,或用其他事物吸引其注意。如对儿童说:"宝贝,我们去看汽车"和"宝贝,你看那花多漂亮"。③争取对方大人的支持,协同教育。应取得周围邻里的谅解和支持,当儿童向他们讨食时,请他们不要随便就给,协同做好对儿童的教育。

4. 不宜让儿童养成吃糖的习惯

给儿童吃不加糖的饭和饮料。无论白糖或红糖,粗制或精制,无论是蜜饯、果酱，还是巧克力、水果糖，均受儿童欢迎，但应限制进食量。因为糖能取代其他食物而引起严重的营养失衡（肥胖症）。要小心少进食一些商业食品，这些食品总含有过高的糖分。当然，虽不能完全取消，但现在和将来都不能将糖作为奖励或安慰的东西（如他不哭的话，或因为他听话了，给他一块糖或点心等）。家长们往往爱给儿童们买糖果、巧克力或果汁饮料等甜东西吃。其实，给儿童们多吃糖类食品对身体害多益少，尤其在空腹时更会影响他们机体正常的新陈代谢功能。

据英国著名生理学家哈丁博士的专题研究表明，空腹时吃糖类食品会妨害机体对蛋白质的吸收利用。因为，糖会与蛋白质结合，改变了蛋白质原来的分子结构，成为蛋白质的聚糖物质，使其原有的营养价值大大减低。蛋白质乃人类生命活动所必需的基础物质，也是人体细胞的主要组成部分。减少或降低人体对蛋白质的利用，当然也就严重地影响了儿童身体正常的生长发育。所以，医学和生理学家们一致认为，大人应尽量避免给儿童空腹吃糖果类东西。

5. 不宜让儿童养成嗜食火腿肠的习惯

大多数的儿童喜欢吃火腿肠，嗜食成癖。有的家长到市场上给儿童买许多火腿肠，正餐也吃，零食也吃，想怎么吃就怎么吃。这里应该奉劝各位家长，儿童食用火腿肠应适可而止，不可滥吃。

首先，将火腿肠作为主食长期食用，营养素单一，不能满足儿童生长发育所需的各种营养素。儿童吃火腿肠以后，一般都不去再吃别的饭菜，或者吃得很少。儿童正在长身体、长智慧，这显然会造成不利的影响。

其次，火腿肠在制作过程中，添加一定量的防腐剂，以延长其货架期。这些化学防腐剂在数量较少时不会构成对人的威胁，工厂也正是据此制定其在火腿肠中的添加剂量的，但长期大量地食用,就相当于摄入较高含量的化学物质。儿童体内富集此类化学物质达到一定程度后,人体血液中的低铁血红蛋白就可能被这类化学物质与肉类反应生成的物质破坏,失去运氧的能力,从而导致儿童头晕、头痛、嗜睡、恶心、呕吐等症状的发生,对身体造成很大伤害。

午餐肉的制作过程和食用风味都与火腿肠差不多,也是儿童喜爱的食品。因此,这里也应提醒家长的是,儿童也不要大量长期食用午餐肉。

6. 小儿偏食易患牙病

偏食对儿童最大的危害莫过于阻碍了身体的生长发育,这是人们都知道的。然而根据专家们的新近发现,偏食还是引起牙颌畸形、牙齿生长发育不良及龋齿等多种牙病的罪魁祸首。专家们发现,偏爱吃精细柔软食物的儿童,因其颌骨长期得不到强有力的功能刺激,便会造成整个牙齿的发育不良,其恶果是使颌骨容纳不下所有的牙齿,以致牙齿拥挤、排列不齐,即牙科医师所说的"牙颌畸形"。

此外,精细食物会使小儿发生营养不良,这除了会影响小儿身体的生长发育之外,还会影响其颌骨的生长发育。偏爱甜食的儿童,不仅更容易生龋齿,还会导致近视。因此,让儿童适当吃些糖果与甜食即可,不要过度。睡前不宜吃含糖食品,即使是睡前刷牙,也不宜吃,因为儿童刷牙往往不彻底。在白天,每次进食甜食后,家长都应督促儿童及时喝白开水及漱口。

小儿偏食还易造成维生素 A 和维生素 C 的缺乏,而这两种维生素对牙齿的生长有重要的作用。偏食还必然会导致维生素 D 和钙、磷的缺乏,这势必导致牙齿钙化不良,使之抗龋能力减弱。偏食所引起的蛋白质缺乏更是不容忽视,这不但会使牙齿形态异常,而且会使牙齿生长迟缓,萌出困难。为了防止各类牙病,保障儿童的身心健康,爸爸妈妈要想办法纠正儿童的偏食顽习,切不可姑息迁就。最好要让儿童吃得"杂一点儿、粗一点儿",并要经常给他们换花样、换品种,让他们适应各种口味。对于偏爱甜食的儿童,家长也应及时予以纠正。

7. 儿童贪吃会损伤大脑

在不少的家庭中,特别是独生子女家庭,儿童想吃什么,家长常常是有求必应,致使有的儿童一天到晚嘴不停。殊不知,儿童一味地贪吃会伤害大脑。

(1)贪吃会降低大脑的血流量:人在进食后,要通过胃肠道的蠕动和分泌胃液来消化吸收,如果一次进食过量或一刻不停地进食,消化道血管长时间处于充血状态,会把人体里的大量血液,包括大脑的血液调集到胃肠道来。而充足的血供应是发育前提,如果大脑经常处于缺血状态,其发育必然会受到影响。

(2)贪吃会造成"肥胖脑":婴儿出生时,脂肪组织仅占体重的16%,4~6岁时约占20%。正常情况下,脂肪组织的增长量很小。而吃的过饱,尤其是进食过量高营养食品,食入的热量就会大大超过消耗的热量,使热能转变成脂肪在体内蓄积。如果脑组织的脂肪过多,就会引起"肥胖脑"。研究证实,人的智力与大脑沟回皱褶多少有关,大脑的沟回越明显,皱褶越多,智力水平越高。而肥胖脑使沟回紧紧靠在一起,皱褶消失,大脑皮质呈平滑样,而且神经网络的发育也差,所以智力水平就会降低。

(3)贪吃会抑制大脑智能区域的生理功能:人的大脑活动方式是兴奋和抑制相互诱导的,即大脑某些部位兴奋了,其相邻部位的一些区域就处于抑制状态,兴奋越加强,周围部位的抑制就越加深,反之亦然。因此,如果主管胃肠道消化的自主神经中枢因贪吃过量食物而长时间兴奋,这就必然引起邻近的语言、思维、记忆、想象等大脑智能区域的抑制。这些区域如经常处于抑制状态,智力会越来越差。

（4）贪吃会因便秘而伤害大脑：儿童的零食大多以高营养的精细食品为主，这些食品在加工过程中除去了大量的纤维素，儿童吃了容易发生便秘。便秘时，代谢产物久积于消化道，经肠道细菌作用后产生大量有害物质，如吲哚、甲烷、酚、氨、硫化氢、组胺等。这些有害物质容易经肠吸收，进入血液循环，刺激大脑，使脑神经细胞慢性中毒，影响脑的正常发育。

（5）贪吃还会促使大脑早衰：科学家在一项研究中发现，一种能促使大脑早衰的物质——纤维芽细胞生长因子，会因过饱食物而于饭后增加数万倍，这是一种能促使动脉硬化的物质，因而从长远意义上讲，贪吃会使大脑过早衰老。

因此，家长们要在保证儿童充足营养的前提下，不让他们贪吃，特别是不让他们吃过量的高精营养品。应使儿童从小养成良好的饮食习惯，为大脑发育创造好的条件。

8. 早用筷子并不好

俗话说，心灵手巧。使用筷子是手部的精细协调动作。大脑控制手活动的区域要比其他肌肉运动区域大得多，肌肉活动时刺激了脑细胞，有助于大脑的发育。可见，手的功能训练可促进脑发育。但是，用筷子夹菜这一动作，要牵动多个关节，多块肌肉参加，不仅是 5 个手指的简单屈伸动作，腕、肩及肘关节也要同时参加，完成这一动作是很复杂的。您的孩子才刚刚开始用勺子吃饭，未必能很好地完成用筷子吃饭的动作。手动作的训练虽然可以促进大脑发育，但反之也要以大脑发育至一定水平为前提，所以"越早越好"的"早"是有一定限度的。其他的智能训练也一样，要遵循小儿大脑发育的客观规律。

一般来说，儿童可从 3～4 岁起练习用筷子吃饭。如果过早逼他用筷子，由于手的动作还未发育完好，不但不能学会，反而会因动作不协调把饭碗弄翻,饭菜弄撒。如果家长不够耐心,责骂他,会弄巧成拙,挫伤儿童自己进餐的积极性。

9. 婴儿睡着吃奶的习惯不好

有相当一部分年轻的妈妈,为了让其心爱的宝宝安然入睡,常让婴儿与自己一块平躺床上吃奶,果然不一会儿,婴儿就睡着了。这一着还真灵,婴儿平躺时全身放松,再加上母亲的乳汁入口,自然轻松愉快地进入了梦乡。但对于家长来说,需要提醒的是,这种喂奶的姿势并不是合理的和科学的,因为这样做会导致婴儿中耳炎。

人的咽部与中耳之间有一个相通的管道,名叫咽鼓管。婴儿的咽鼓管比成人短,但粗细相同,而且几乎成水平位。婴儿平躺着吃奶,常发生溢奶、反胃和呕吐,呕吐物容易通过宽大而短的咽鼓管进入中耳内,从而引起中耳炎。因此,婴儿吃奶时应取斜位,不可让其躺着吃奶,请各位妈妈注意。

10. 吃海苔产品不宜过量

海苔里面没有味精、鸡精、香精,为什么鲜味那么大呢？首先,从配料表中看除了调味品以外,通常还会添加蘑菇汁或者是蘑菇提取物,这种物质是从蘑菇的食材中提取的,而人们在食用蘑菇的时候也会品尝出其浓郁的鲜味,这种鲜味来自于蘑菇中的游离核苷酸即鸟苷酸、肌苷酸等天然物质。其次,海苔的原料是紫菜,是用一种烤的方式让紫菜干脆可口,而紫菜本身在调汤的时候也会为汤汁带来鲜香的味道,而这种鲜味除了来自于游离核苷酸外,还来自于其中的蛋白质,很多食物中都因为含有鲜味浓郁的蛋白质的分解物之一谷氨酸,所以在烹调时不用添加味精,如炒鸡蛋。所以,这种提鲜的物质也是天然无害的。

海苔的鲜味来自食物本身,而且含碘、铁、锌等微量元素,但从配料表上可以直观地看到盐、酱油这些附加调味品,而这些配料使得海苔的味道很咸,儿童吃多了这样的食物会养成不良的饮食习惯。儿童的饮食习惯是从小培养的,如果过早的开始吃这样味道比较重的食物,会伴随儿童一生,而人们都知道盐的摄入过多会造成高血压及相关疾病。

11. 宝宝不爱吃蔬果有原因

(1)在餐前给宝宝吃西红柿。西红柿应该在餐后再吃。这样,可使胃酸和食物混合大大降低酸度,避免胃内压力升高引起胃扩张,使宝宝产生腹痛、胃部不适等症状。

(2)胡萝卜与萝卜混合做成泥酱。不要把胡萝卜与萝卜一起磨成泥酱。因为,胡萝卜中含有能够破坏维生素 C 的酶,会把萝卜中的维生素 C 完全破坏掉。

(3)香菇洗得太干净或用水浸泡。香菇中含有麦角甾醇,在接受阳光照射后会转变为维生素 D。如果在吃前过度清洗或用水浸泡,就会损失很多营养成分。煮蘑菇时也不能用铁锅或铜锅,以免造成营养损失。

(4)过量食用胡萝卜素。虽然胡萝卜素对宝宝很有营养,但也要注意适量食用。宝宝过多饮用以胡萝卜或西红柿做成的蔬菜果汁,都有可能引起胡萝卜血症,使面部和手部皮肤变成橙黄色,出现食欲不振、精神状态不稳定、烦躁不安,甚至睡眠不踏实,还伴有夜惊、啼哭、说梦话等表现。

12. 孩子鱼刺卡喉忌吞咽馒头和喝醋

小儿卡鱼刺,有些家长会采取让孩子吞咽饭团和喝醋的方式来处理,但是这两种处理方法是不正确的。吃饭团或吞馒头,目的是将鱼刺随食物带入食管,但饭团、馒头的吞咽反会将露在外面的鱼刺推入组织的深部,增加发现及取出鱼刺的难度。再说喝醋来

"软化骨刺",即使把鱼刺放在醋内,也不是马上就可以使鱼刺骨软化的,相反醋的酸度可以刺激并灼伤食管的黏膜,使受伤的部位扩大和加深。如果幼儿喝醋时不慎呛入气管,则可造成声带化学性灼伤,气管水肿,发生呼吸困难。因此,这两种方法都是不可确的。

小孩卡鱼刺时,家长可在光线明亮的条件下,让宝宝尽量张大嘴巴,找来手电筒照亮宝宝的咽喉部,观察鱼刺的大小及位置,如果能够看到鱼刺且所处位置较容易触到,父母就可以用小镊子,最好用酒精棉擦拭干净,直接夹出。往外夹的时候父母要配合完成,一人固定宝宝的头部并用手电筒照明,另一人负责夹出鱼刺。如果根本看不到宝宝咽喉中有鱼刺,但宝宝出现吞咽困难及疼痛,或是能看到鱼刺,但位置较深不易夹出的,一定要尽快带宝宝去医院请大夫做处理。鱼刺夹出后的两三天内也要注意观察,如宝宝还有咽喉痛,进食不正常或流口水等表现,一定要带宝宝到正规医院的耳鼻喉科做检查,看是否有残留异物。

13. 1岁内的宝宝应忌用调料

有些妈妈认为,在辅食中添加一些调味料,宝宝会更加乐意进食。对此,保健医生表示,婴幼儿开始添加辅食,家长更应重视的是食物浓度和质地的分阶段变化,而不是重视味道的区别。一般来说,婴幼儿辅食添加都是从糊状食物慢慢发展为手工制作的细碎食物,随着年龄的增长,孩子的食物添加由稀到稠,质地从糊状到颗粒再到完整的食物。对于1岁以内的宝宝来说,预防过敏、食物易消化才是最重要的。

"不加任何调料,大人都不爱吃,怎么能让孩子爱吃呢?"不少妈妈会有这样的疑问,特别是在孩子食欲不佳时,总会用调味品给孩子食物调味。事实上,宝宝有非常敏感的味蕾,食物的天然味道就很鲜美,此时让孩子吃天然的食物是最好的选择。如果孩子过早接触人工调味品,反倒会影响孩子味觉发育的过程。

1岁以内的宝宝辅食不要添加食盐。宝宝对盐的需求量是很小的,天然食品中存在的盐已能满足宝宝需要,再额外加盐,高盐饮食会影响儿童体内对微量元素的吸收,导致宝宝缺乏微量元素。而且宝宝的肾脏发育还不健全,不足以渗透过多的盐。如果辅食中加盐过多,就会加重宝宝的肾脏负担,同时增加心脏负担,由此使肾脏和心脏功能受损。而且,从小养成重盐的饮食习惯,长大后不容易纠正,而重盐饮食习惯容易引起高血压等疾病。对于1～3岁的宝宝,每天做菜时也要尽可能地少放盐。3～6岁的幼童每天食盐不应超过2克。

　　在辅食中添加过多的糖,一方面会导致宝宝养成爱吃甜食的坏习惯,同时,糖会给宝宝提供过多的热量,导致宝宝对别的食物摄取量相应减少,胃口也变差,其次,吃糖还容易形成龋齿。有的家长会在食物中滴一些醋来调味,1岁内宝宝最好也别吃醋,以免引起胃酸过多。而酱油也含盐,最好别用。

　　在给宝宝做食物时,有些家长还喜欢加一些成人做菜时常用的葱、姜、蒜等来调味。作为天然食物,葱、姜、蒜的营养价值本无可厚非,不过由于这些食物的刺激性较强,在使用的时候还是要谨慎,以免刺激到孩子原本娇嫩的肠胃。事实上,想要给孩子的食物调味,未必一定要加人工调料,用一些天然的食物做出合理的搭配,也可以做出美味的食物。例如,在给孩子做蛋羹时,可以放一些切碎的虾皮,这样一来,蛋羹的味道更加鲜美。而在煮粥时,白粥中可放进一些瘦肉、青菜、山药、红枣或是红薯等,不仅味道更好,而且孩子摄入的营养也更加全面均衡。

14. 儿童忌多吃爆腌菜

　　人们担心腌制食品不健康,主要是担心某些腌菜亚硝酸盐过高,可能在体内合成致癌性较强的"亚硝胺"。其实有安全问题的腌制食品主要是短期腌制蔬菜,也就是所谓的"爆腌菜"。腌制时间达 1 个月以上的蔬菜可以放心食用。因为蔬菜吸收了氮肥或土壤中的氮素,积累无毒的硝酸盐,在腌制过程中会被一些细菌转变成有毒的亚硝酸盐。之后,亚硝酸盐又渐渐被细菌利用或分解,浓度达到一个高峰之后又会逐渐下降,乃至基本消失。

　　一般来说,腌菜中亚硝酸盐最多的时候出现在开始腌制以后的两三天到十几天之间。温度高而盐浓度低的时候,"亚硝酸盐高峰"出现就比较早。反之,温度低而盐量大的时候,出现就比较晚。我国北方地区腌咸菜、酸菜的时间通常在 1 个月以上,南方地区腌酸菜、泡菜也要 20 天以上,这时候拿出来吃,总体上是安全的。传统酱菜的酱制时间都很长,甚至长达几个月,所以更不必担心亚硝酸盐中毒的问题。泡菜加工中严格隔绝氧气可以减少有害物质产生,腌制当中添加大蒜能降低亚硝酸盐的产生,良好的工艺和菌种也会降低风险。真正危险的是那种只腌两三天到十几天的蔬菜。有些家庭喜欢自己做点短期的腌菜,也喜欢把凉拌蔬菜放两天入味再吃,这些都是不安全的做法。屡次发生因为吃酸菜鱼导致亚硝酸盐中毒的案例,就是因为酸菜没有腌够时间的缘故。

　　为了少放盐避免口味过咸,同时又避免微生物过度生长,酱腌菜生产企业往往会加入防腐剂。为了改善风味,可能加入糖精。为了让颜色更好看,可能用亚硫酸盐漂白或放色素等。虽然相比于亚硝酸盐,这些物质毒性都很小,但毕竟超过国家标准就是不合格产品。酱腌菜中含有膳食纤维和一定量的钙、镁、钾等无机盐,乳酸发酵和醋酸发酵也可以产生少量 B 族维生素。因此,少量吃一点卫生合格的酱腌菜作为开胃食品是可以的。无论酱腌菜如何优质,它们毕竟是含有较多盐分的食物,其中的天然抗氧化成分也有较大损失,故而不能与新鲜蔬菜的营养价值相比。如果用它作为餐中的主菜替代新鲜蔬菜就更不妥当了。特别是儿童,需要更多地食用新鲜蔬菜,并养成口味清淡的良好膳食习惯,不宜多吃酱腌菜。

腌制食品中总离不开用盐或糖,而这也可能带来健康风险。用盐和糖来腌制食品,主要是利用它们控制微生物,并产生特殊风味口感。糖渍不会产生有毒物质,但要想达到长期保存的效果,糖的含量要达到65%以上,这样就会带来高糖、高热量的麻烦。腌菜要想达到好的长期保存效果,盐的含量也要达到15%左右盐,口味太重也有升高儿童血压的潜在风险。

(二)饮食习惯的 22 盏绿灯

1. 饮食习惯很重要

(1)吃奶不能三心二意:有的儿童在喝奶时,只是舔着奶嘴或含着妈妈的乳头,半天也不见咽下,或边吃边玩。遇到这种情况,妈妈最好轻轻把奶瓶或乳头抽离,不要让儿童养成吃东西拖拖拉拉的习惯。如果儿童哭得厉害,可以把他抱起来,但不要立刻喂奶。要让他逐渐明白,吃奶时是不能三心二意的。

(2)一日五餐科学喂养:每个儿童都有自己的生物钟,如果能在儿童消化液分泌最旺盛的时候给儿童喂食,将有助于培养其消化功能。为养成儿童定时定量的习惯,每天能坚持一日五餐是比较科学的方式。

(3)愉快的进食经验:哪怕儿童打翻了饭碗,也不要轻易责骂儿童。当儿童可以独立喝果汁、喝汤时,或者有了任何一点小小的进步,妈妈都要给予鼓励。对儿童来说,未满 1 岁时的进食经验是非常重要的。如果儿童能经常得到鼓励和赞美,就会使他对自己充满信心。这有益于儿童早日养成独立吃饭的好习惯。

(4)不妨随性练习:儿童到了 6～7 个月时,会对大人的食物产生兴趣,动不动就用手来抓东西吃。对此妈妈不妨丢开"教养、规矩"之类的想法,睁一只眼闭一只眼为好。因为这种行为可以说是以往凡事依赖妈妈的儿童开始有独立心理的表现。只是饭前一定要洗手。

2. 良好饮食习惯应从小儿时期开始

人在幼儿期养成的饮食习惯,极大地影响着一生的健康。研究表明,小儿对食物形状,口味的认同过程在出生后不久就已经开始,婴幼儿时期至学龄前期是形成饮食习惯的重要阶段,一旦养成某些不良饮食习惯,以后要纠正过来就很难。这个阶段又是人一生中生长发育最迅速的时期,任何不良的饮食习惯都会影响小儿的身心健康和正常发育,对今后一生是否健康都有很大的影响。因此,家长应该掌握科学育儿的知识,如该给儿童吃什么,吃多少,怎样使儿童乐于接受这些食物等,使他们从小养成好习惯。

婴幼儿时期,家长应注意食品的合理搭配,如发现出现厌食情况,应尽可能改变花样引起他们的食欲,但不可"强制执行",否则只会适得其反。随着儿童年龄的增长,逐渐出现偏食,挑食和饮食无节制等饮食不良习惯并不奇怪,出现这种现象的原因,除了家长缺乏科学的育儿知识以外,家长对儿童过分溺爱,吃饭时不加引导也是其主要原因。

蔬菜含有丰富的维生素和无机盐,是人类不可缺少的食物种类,培养儿童爱吃蔬菜的习惯,应从婴儿时期开始。如将蔬菜捣碎后放进粥中喂食,或取蔬菜汁液给儿童喝,与肉、蛋一起做成馅包饺子、包子,如果儿童不喜欢吃炖熟的菜,可以让其吃些凉拌菜。对于有些带有味的蔬菜,如茴香、胡萝卜、韭菜、香菜等,可以先放少许于食物之中,让儿童们慢慢适应。

儿童吃荤食最好有选择。在肉类食品中,禽肉对小儿最有好处,因为它含有丰富的蛋白质、脂肪、无机盐和维生素,并且铁质的含量也很高,再加之禽肉结缔组织比较柔软,脂肪分布也比较均匀,比兽肉类、鱼虾、蛋类、豆类这些含有丰富维生素 A 的食物对眼睛更有益,所以多吃禽肉还是预防眼疾的有效途径之一。

饮料不光是为了止渴,它还能补充人体所需的水分,但是对饮料的选择应该倍加小心,切忌饮用过浓的饮料,尤其是高糖饮料。适合于儿童饮用的饮料主要有矿泉水、各类新鲜果汁、白开水,这三类饮料都含儿童所需的各种无机盐及维生素,是儿童较为理想的饮品。

另外,饮食习惯还会影响到儿童的行为,从儿童的某些行为中也可以看出他们缺少哪些元素,以及如何去调整他们的饮食习惯。如经常兴奋不安,容易产生破坏性行为等是缺铁的表现;面色苍白,浑身乏力,反应冷淡,食欲不佳,精神萎靡,情绪烦躁及智力下降等症状,与体内缺乏镁、锌等微量元素有关。如果发现自己的儿童在举动上有所异常或者出现一些病态性,在医院就诊的同时,最好询问一下医师,儿童缺少什么微量元素会导致此类现象,除了对症下药以外,还应适当地改善他们的饮食结构,以纯天然的食物给予补充比吃药要强得多。

3. 宜培养儿童的饮食习惯

对食物的选择和摄取,除了受市场供应、经济条件等因素影响外,饮食习惯也是一个很重要的因素。饮食习惯是逐渐形成的,形成之后要改变也不容易。饮食习惯的好坏,直接影响对各种营养素获得的质和量,进而影响生长发育和健康,所以从幼儿开始,就应重视培养良好的饮食习惯。幼儿的饮食全由父母安排。因此,父母不仅要根据儿童的生理特点和营养需要制作各种饮食,还要注意儿童对饮食的心理感觉和要求。

3~6岁的幼儿模仿性强,极易受周围人们对食物好恶态度的影响。在儿童面前,不要谈论对饭菜的好恶。有些年轻母亲凭自己的口味和善恶给儿童选择食物,如自己不爱吃蔬菜,就很少给儿童吃蔬菜,结果儿童也逐渐形成偏食的习惯。

我国传统的膳食是由多种食物组成的,这对从多方面摄取营养素,互相取长补短和提高食欲都是有益的。但3岁左右的儿童,喜欢按固定不变的方式进食,爱吃固定不变的饭菜花样。因此,一旦改变进餐方式和经常变换饭菜花样时,必须事先给儿童说明原因,并用启发诱导和鼓励的方法,引起儿童的兴趣而乐意食用,逐渐学会吃多种多样的食物。当儿童拒食某种食物时,千万不可强调有营养硬塞硬灌,特别是多次强迫儿童吃某种食物,易造成儿童对某种食物产生反感,甚至会影响其今后一生都厌恶这种食物。有位年轻妈妈,不懂幼儿心理。她那3岁的孩子不愿吃滑溜的黑木耳,她硬把木耳给孩子喂进去,结果孩子反胃,将吃下去的饭菜都吐了出来。可见,当你发现孩子不愿吃某种食物时,先别责怪,应冷静分析原因,然后再慢慢通过各种方式鼓励他去尝试,打消他的怀疑和顾虑。

幼儿每日除3餐外,可再加1～2次点心。用餐要定时定量,使儿童在该吃饭时有旺盛的食欲,只要饭菜调配恰当,就能保证需要的热量和各种营养素。有的家长总怕儿童吃得不够,一会儿给这样,一会儿给那样,特别是糖果糕点和一些加糖精、香料很浓的小食品,儿童吃了后,到正餐时就不想吃了,久之还可能形成恶性循环。这不仅养成了吃零食的习惯,而且易引起某些营养素不足,甚至发生营养不良。因为糖果糕点类的主要营养成分是糖类,而蛋白质等营养素就少了。当然,不是不让儿童吃糖果糕点,但应安排在吃点心的时候,而且量不能多,尤其当儿童对某种食物感兴趣时,绝不要让他"吃个够",以免影响正餐的食欲。

4. 宜给儿童养成淡食习惯

人类从何时开始在膳食中加食盐已经无从考证,有一点是清楚的,即尽管钠和氯是人体的必需营养素,但是人类食用食盐绝不单纯是生理上的需要。因为一个人每天对钠的生理需要量是很小的,婴儿和幼儿钠的需要量估计仅为 58 毫克,健康成人摄取钠量比幼儿稍高就可维持钠的平衡。在平常情况下,这个数量在不加食盐的天然食物中完全可以得到满足,根本不必额外加食盐。有证据表明,人类食用食盐更多的原因是把食盐当作调味品。食物稍加一点盐确实能味道大增,人们普遍喜欢略带咸味的食物,就像人们广泛使用的调味品如胡椒粉、咖喱粉、辣椒粉一样。也许正是这个原因造成人们钠的实际摄入比需要量高出几十倍,甚至上百倍。

随着医学科学的发展,人们逐渐地发现食盐的摄入量可能与高血压的发生有密切关系。多方面的观察证实,用额外加食盐的饲料喂养有高血压倾向的刚断乳的幼鼠,比不加食盐的对照组更容易发生高血压。在遗传上有高血压倾向的人食用过量食盐之后血压明显升高,而不食用过量的食盐时他们的血压处于正常的状态。有人估计,在美国有高血压倾向的儿童可达上百万。显然,膳食中过量的食盐是引起这些儿童高血压的一个十分重要的危险因素。

应该提倡淡食,特别应该强调从儿童时期就养成淡食习惯。那么一天食用多少食盐既能满足口味的要求,又不至于对健康造成危害。美国国家科学院、加拿大国家研究委员会食品营养局对食盐摄入量做出推荐,规定每食入 1 000 毫升水,包括食物中的水所含有的食盐量不应超过 1 克。按这个规定,儿童每天的食盐量应为 0.5～1.0 克,成人为 3 克。遗憾的是人们日常膳食中食盐的用量往往达到 10～20 克。

儿童的淡食习惯父母是有责任的,尤其是母亲的作用更为重要。如果母亲喜欢咸食,当她们给儿童制作食品时也常常把盐加到自己所喜欢的咸味。母亲"口重",儿童也"轻"不了。为了使儿童养成淡食习惯,母亲在给儿童做食品时,口味应比成人食品淡一些,再淡一些。

5. 幼儿吃饭宜训练

幼儿到了一定的年龄,应该有自己的独立生活能力。但是,这种能力并非天生具备,而是家长在日常生活过程中的培养、训练而逐渐形成的。幼儿吃饭是用筷子好,还是用小勺好,要根据年龄来分析。一般来说,3岁前用勺子好,3岁后可训练用筷子吃饭。因为,婴幼儿双手动作的发展有一个逐渐成熟的过程。3岁后,幼儿手指运动的发育较成熟,动作的灵活性增强、模仿能力也提高,此时可训练幼儿用筷子进食。通过拇指、食指、无名指三指的相互配合,协调一致地进行取食动作,对大脑皮质相应区域也是一种刺激,对小儿今后用笔写字和智力发育都有好处。所以,家长可在小儿3岁时训练其用筷子吃饭,4岁以后的儿童应准确地使用筷子。

人有两只手,左右两手分别受大脑右、左两个半球交叉性指挥。在日常生活中,绝大部分人是以右手操作为主,如吃饭、写字、工作等,用右手拿筷子、笔和其他物品。因此,人的左半球大脑比右半球大脑发达。最近,美国、日本的许多科学家竞相探索右脑的智力开发,儿童常用左手可使记忆力、形象思维能力大大提高。

那么,对于幼儿,当他们用勺子吃饭时,家长应先训练哪只手呢?我们可以从人手动作发展的规律来分析。人的两只手中,能担任主要作用的手叫优势手。在小儿双手动作的发展过程中,优势手的形成是随着大脑的发育而有一个不断的反复过程。最先出现的是单手性,在出生后至4~5个月,以左手为优势手。6个月时出现双手性,左、右两手无明显差别。7个月时又出现单手性,以右手为优势手。到8个月时为双手性。9个月时又出现单手性,以左手为优势手。1岁时大多数幼儿优势手定在右手,少数小儿未定,直到4岁才完全定下优势手。

由此可见,优势手的反复过程,也就是大脑两个半球的发育过程。在这一过程中,无论幼儿用哪只手吃饭,大人都不要阻止,让其自然发展。这样对左右脑同时发育有好处。3 岁左右脑发育基本完善,脑重已达到成人脑重的 90%,接近于成人,此时最好双手都能灵活应用。4 岁以后大部分儿童以右手为优势手,这样有利于今后日常生活的操作,如小儿习惯用左手,家长不应干涉。

6. 饮食规律让儿童远离肥胖

(1)合理调整饮食,切忌限食节食:在调整饮食结构时,高、低热量的食物要合理搭配,不可偏废。父母要给儿童制定一个进餐模式,其中包括确定进餐时间和儿童平时爱吃的食品。调整后的食物,只要在进餐时间内,想吃多少就吃多少。

(2)减少对食欲的刺激:食物对感官的刺激能够增进食欲。糖果、小甜饼之类的甜食,对儿童极有吸引力。虽然不提倡禁食这类食品,但要提醒父母们应注意给予的时间,或只在儿童饿了时才给。

(3)细嚼慢咽,从容就餐:儿童如果慢慢地吃,就有时间充分品尝出味道来。要让他们安静地坐在餐桌前。开始时,可以用有趣的话来吸引住他们,切忌训斥和吆喝。细嚼慢咽的目的并不是让儿童少吃,这是一种帮助他们感受饥饿和食欲的方法,并可借此来调整他们的进食量。

(4)其他:不要让儿童一边看电视或看书,一边进食。不要因儿童胖而另眼看待他,同时要鼓励他多活动。

7. 宜养成儿童爱喝水的习惯

有的儿童从小吃母乳,很少额外补充水分,等到断了母乳后,往往就不那么爱喝水,妈妈喂儿童喝水时可能会很费劲。儿童年龄越小,体内所需水分的含量比例就越高。儿童生长发育快,需要的水分明显比成人多,而儿童肾功能尚不完善,水分消耗也较快。一般情况下每千克体重需水量:0~1 岁为 120~160 毫升,1~2 岁为 120～150 毫升,2～3 岁为 110～140 毫升。

　　每天儿童摄取水分的方式是多方面的,一是直接从饮用水中获得,二是从饮食中获得。应该从小培养儿童喝白开水的好习惯,刚开始喂水时可在水中添加一点点糖。或者用水果或蔬菜煮成果水或菜水,果水可以不必添加任何东西,维持原味,而菜水则可以略加一些盐,也可不加。另外,还可以在水中加入一些补钙的冲剂,如劲得钙橘味泡腾冲剂、龙牡壮骨冲剂等。

　　如果儿童一时不接受白开水,可多给他吃一些多汁水的水果,如西瓜、梨、橘子等,也可以给他喝果汁(最好是自己用新鲜水果自制的)。另外,还可以在每顿饭中都为儿童制作一份可口的汤水,多喝些汤也一样可以补充水分,而且还富含营养。如果儿童拒绝喝水,一定不要过分强迫他,引起他对水的反感,以后就更难喂了,可以换一种形式或换一个时间再喂。

8. 儿童食欲不振宜纠正

　　儿童的生长发育较快,如果缺少了必需的营养,就会影响儿童的健康成长。可是,现在有些家庭中的儿童就是不爱吃饭,使得许多年轻的父母们发愁。引起儿童食欲不振的因素很多,患有传染性肝炎、贫血等急、慢性疾病可使儿童的大脑皮质和下视丘受到抑制,使消化液分泌减少,胃肌张力降低,从而引起食欲不振和厌食。某些药物如红霉素、麦迪霉素、磺胺药等,以及过量的维生素 D、鱼肝油,过多的含糖药物和服用钙片、钙粉过多均可影响食欲。

　　如经过医师检查并排除上述病史、用药史,可再从以下几个方面查找原因:①血糖过高。一些家长认为糖果、巧克力等有营养,就经常给儿童吃,或迁就儿童喜爱甜食的习惯,结果使儿童吃甜食太多,影响了食欲,到了吃饭的时候不好好吃饭,饥饿时又用吃糖吃糕点来补偿,使得儿童营养不良。②饮食不规律。一些儿童除了吃糖果、巧克力以外,还吃其他零食,经常处于不饥不饱的状态,这也会造成食欲不振。③缺锌也会引起食欲不振。缺锌可引起舌乳头黏膜增生和角化不全,造成味蕾小孔阻塞,使食物不能有效的引起味觉,从而影响食欲。缺锌时唾液中磷酸酶减少,使味蕾功能减退。缺锌会妨碍核酸和蛋白质的合成,这使得细胞转化率很高的味蕾细胞的功能受影响。④心理因素造成食欲不振。儿童因情绪紧张或过度兴奋、疲劳、睡眠不足、换了陌生的环境等原因均可引起食欲减退。吃饭时如果强迫进食、打骂、啼哭或长期不愿进食某一种食物,久而久之也会形成条件反射而产生拒绝食物,或造成偏食。父母许愿式的引导儿童吃饭的方法,也会造成儿童的心理偏差,使儿童把吃饭看成负担和交换手段。

纠正儿童食欲不振是一件很重要的事,应及早引起重视,可采取下列对策:①发现儿童食欲不振时,应及时请医师检查,有病早治疗。如果是药物不良反应所致,可请医师考虑换用其他药物。②不要给儿童吃过多的甜食或油腻食物,免得儿童有饱胀感。③要让儿童养成少吃零食、定时定量进餐的习惯。一般儿童一日三餐,每餐间隔 4～6 小时,幼儿每日 4 餐,间隔 3～4 小时为宜。食量以"饱而不过"为度。儿童午睡醒后可以吃一个水果或少量点心。④锌是维持人体正常生理活动和生长发育所必需的一种微量元素,广泛存在于食物中,如猪肝、牛肉、蛋类、核桃、花生仁、鱼类、牡蛎等含锌量丰富,在一些植物性食品中也还有较多的锌。但人体对动物性食品中锌的利用率较高,小儿补充了足够的动物蛋白以后,就不会缺锌。⑤家长在饭桌上不要训斥打骂儿童,也不要哄骗和随便向儿童许愿,更不要当着儿童的面议论什么好吃,什么不好吃,以免儿童挑食。

9. 宜让儿童爱上吃蔬菜

儿童会偏食在最初很大部分原因是儿童不爱吃那种食物的味道,儿童的味蕾密度很高,相对应的就是儿童对味道的敏感度也很高,他们往往会拒绝食用那些有特殊气味的蔬菜,像韭菜、大蒜、葱姜、芹菜、茴香、辣椒、胡萝卜之类的。面对这种情况,妈妈们仍然要把这些放到饭桌上,慢慢培养儿童的认识,让他意识到这些也是膳食中的一部分,这样儿童就很可能会慢慢地接受这些味道,改掉偏食的毛病。

儿童不爱吃蔬菜,在很大程度上也和蔬菜烹调方法的单调有关系,尤其是在家庭中,蔬菜的做法通常会保持单调的样子及口感,这些都可能是挫伤儿童吃蔬菜的原因。尝试改变习惯的烹调方式,如在炒肉的时候配些芹菜、青椒等,炖肉时配上土豆、胡萝卜等,不断地让蔬菜能以不同的面貌出现在儿童视线里,引发他对蔬菜的食用兴趣。

儿童对于新鲜有趣的东西很感兴趣,同样对食物的外观也有着很高的要求。所以,为儿童准备食物的时候可以尽量把食物的色彩搭配得五彩斑斓点,形状方面做得美观可爱。这样,自然就会吸引儿童的注意力。例如,儿童通常不爱吃的胡萝卜,妈妈们可以将其切成薄片并修成花朵形状,和甜玉米粒一起放在米饭的表面蒸熟,也许儿童就会愿意把这朵花给吃下去。儿童如果很不爱吃一样东西,可以让他身边的人,尤其是小朋友来影响他,儿童们在一起经常会抢着吃东西,吃饭的时候可以让儿童和那些爱吃蔬菜的小朋友一起吃,对儿童会有很好的影响。

儿童们都很喜欢听故事,妈妈们就可以用讲故事的方式来提高儿童对食物的兴趣,从心理上增加他们对食物的感情。例如,在给儿童吃萝卜之前,可以给儿童讲小白兔拔萝卜的故事,然后给儿童看大萝卜的可爱形状,最后将它端上餐桌,儿童可能就会高高兴兴地品尝小白兔的食物了。蔬菜多种多样,很多蔬菜含有的营养都会很相似,当儿童暂时实在无法接受某一两种蔬菜时,也不必过分担心,可以试着找寻与它营养价值类似的一些蔬菜以满足儿童的营养需要。例如,不爱吃胡萝卜的可以吃富含胡萝卜素的豌豆苗、油麦菜等深绿色蔬菜。

10. 宜培养儿童爱吃食用菌的习惯

随着食用菌的开发与利用,食用菌与人体健康的关系越来越受到人们的重视。据研究,儿童常吃食用菌发物对健康极为有益。儿童的生长发育离不开充足的营养素,而食用菌如蘑菇、木耳、金叶菇、草菇等均含有营养价值较高的物质。据测定,食用菌干品的蛋白质含量接近于肉类和蛋类,鲜品也明显高于蔬菜及瓜果。其蛋白质还属于优质蛋白质,含有 17～18 种氨基酸,包括人体必需的 8 种氨基酸。这些蛋白质生理活性高,吸收率可高达 80% 以上,最适宜于儿童的吸收和利用。食用菌中还含有丰富的维生素 A、维生素 D、维生素 B_1、维生素 B_2、维生素 B_{12} 及铁、镁、钙、磷等无机盐。这些物质都是儿童生长发育所必不可少的,对于儿童发育和预防疾病也具有特殊作用。如维生素 A 可保护视力,维生素 D 与麦角甾醇是钙质形成骨骼的必要物质,能防止佝偻病的发生。每百克草菇含维生素 C 高达 210 毫克,而维生素 C 可以防止儿童患坏血病。据报道,以金针菇为主要原料加工制成的增智饮料,具有提高儿童智商的显著功效,这是因为食用菌中的双链 PNA 和 B 族维生素有加强儿童神经系统功能和提高记忆力的缘故。正因为食用菌中含有丰富的铁、磷和 B 族维生素,所以儿童常吃食用菌对于其智力发育十分有益。经过筛选的木耳其含铁量每百克可高达 184.6 毫克,这对于辅助治疗和预防儿童常见的缺铁性贫血尤为有效。食用菌中丰富的无机盐还可中和肉类食品的酸性,提高血液的 pH 值,使人精力充沛。此外,食用菌中还含有 30 多种酶,具有特殊的开胃香味,并参与糖和糖类的代谢,有助于提高儿童的食欲和保持良好的体型。

食用菌中还含有多种有益儿童健康的特殊物质,如菌多糖、干扰素诱导剂、腺嘌呤、核苷酸等,对于儿童保健均具有奇异的功效。

食用菌中的干扰素诱导剂是一种低分子糖蛋白,能嵌入肝炎、带状疱疹、流感等病毒颗粒,抑制其增殖。腺嘌呤有抗感冒和抗结核的作用。人们还发现金针菇中的朴菇素也有提高机体的抗病能力的作用。因此,儿童常吃食用菌,能提高自身的免疫功能,对于预防和辅助治疗感冒、结核病、乙型肝炎及癌症等疾病,均具有显著的功效。金针菇对促进儿童记忆、开发儿童智力有特殊作用,常被称为"益智菇"。其所含的维生素 D,有促进钙、磷消化吸收的作用,并使之沉积于骨骼和牙齿,对促进儿童骨骼、牙齿的生长发育,预防佝偻病能起到积极作用,但脾胃虚寒的儿童不宜吃。

11. 宜知儿童偏食的危害

偏食容易引发各种营养缺乏症。有些儿童经常偏食油炸食品如炸鸡、薯条、汉堡包,也有的儿童偏食膨化小食品,这些食品经高温加工后,维生素含量低。调查发现,快餐食品维生素 A、维生素 C、维生素 B_1、维生素 B_2 严重缺乏,维生素 A 比中国营养学会《中国居民膳食营养素参考摄入量》建议值低 100 多倍,但总热量较高,这就是经常偏食这些食品的青少年肥胖的原因。偏食者易发生维生素 A、维生素 B_2 缺乏症,维生素 A 缺乏表现为眼睛发干,在夜间或在光线昏暗处看不清东西等眼部症状,这就是人们通常所称的"夜盲症"。维生素 B_2 缺乏时,会出现口角炎、唇炎、舌炎、脂溢性皮炎等,影响青少年的生长发育。偏食还会引起碘缺乏症、青春期缺铁性贫血、锌缺乏症等。

偏食对儿童的生长发育是很不利的。因为自然界的食物中,没有一种食物是完全包括了人体所必需的一切营养成分的。偏食某一种食物,都不能满足机体的需要,而厌恶某一种食物都有可能失去补充机体必需成分的来源。因此,偏食是一种对机体极为有害的不良行为,必须加以纠正。

纠正偏食,应当注意以下几点:①充分认识偏食对儿童的生长发育、身体健康是十分不利的,使家长和儿童本身能从主观上去纠正这种不良习惯。②进食要多样化,在喜爱吃的食物中夹杂不喜欢吃的食物,将某种不喜欢吃的食物的色、香、味加以调整,或设法改变这种食物的形态后再食用,这样也许可能纠正对某些食物的偏恶心理。③有的儿童因对某种食物过敏而厌食,对于这种情况则不宜采用上述方法去纠正,不是特别重要的主食,可以不予纠正。

12. 宜知健全婴儿的味觉能防止偏食

婴儿断奶以后,味觉细胞就发育完全了。因此,婴儿期和幼儿期的儿童应注意进食各种味道的食品,使他的味蕾感受各种味道,并逐渐适应各种味道的刺激。这样,可使儿童的味觉发育相对完善,也是避免其偏食和挑食的有效措施。

一般来说,儿童们都喜欢味道较甜和较香的食品,因为这些食品不但适合儿童的口味,而且在精神上和情绪上都能使他们产生良好的感觉,也是能量和蛋白质的重要来源,而婴儿期较多的添加糖类也是不可忽视的因素。由于婴儿期极少或根本没有接触过苦味和酸味食物,成长至幼儿期对此类味感极不适应。所以,在他们味觉全部完善以前,即母乳期便有意识地让他们接触酸、苦、甜、香、辣和咸味,既可预防今后出现偏食,又可增加各类营养物质。如添加有葱和盐的鱼汤;放有少量胡椒和辣椒的菜汤;加有老醋的汤面;淡茶和淡咖啡等,都少量给予。随着其适应和年龄的增长,逐渐加量。但应注意,添加这种有味食品时,应以某一味道为主,隔时更换,切不可两种或两种以上味道并重,更不可较长时期添加某一种有味食物。否则,达不到调整其味觉的效果,反而造成偏食其味。

偏食糖类可使儿童发胖,出现龋齿,甚至产生嗜糖性精神烦躁症。偏食盐会导致青年期以后的高血压。而各种偏食均有可能造成儿童营养不良,并对其视觉、听觉及嗅觉的发展都有重大影响。所以,劝告年轻的父母,对婴儿的摄糖量要适当,并适当给予各味食物,使之有良好味感,能在幼儿期摄取人体生长发育必要的各种营养物质,健康成长。

13. 宜防止儿童贪吃

经常听到许多家长抱怨自己的儿童吃得太少,总想多塞给他些好吃的。家长们也许没有想到,儿童对食物的天生偏爱本来就难以满足,有了家长的诱导,久而久之就会患"儿童多食症"。患多食症的儿童不但食量大,而且特别"馋",似乎见什么要什么,对食物的心理需求超过正常生理需求,因而常患有消化系统疾病和肥胖症,还容易产生自卑感和依赖心理,影响身心发育。

儿童多食症的诱因主要是心理因素,而这些心理因素大多是教养不当造成的。儿童对食物的喜爱似乎生来"贪得无厌",但在许多情况下,却是父母出于疼爱,使儿童被动甚至被迫地接受了许多食物,从而强化了儿童的多食心理。首先,由于过分珍爱儿童,父母经常过多地为儿童提供食物,而儿童在被动地吃的过程中,获得被疼爱的心理满足,由此可产生对食物的更大需求。其次,家长常以食物作为奖励品,时间一长,儿童每有进步,便会主动提出吃的要求。再次,许多父母对食物的作用有偏见,认为只有多吃,才能身体好,因而软硬兼施,迫使儿童多吃东西,这样就会使儿童形成"多吃强壮、多吃好汉"的错误认识。

儿童的生理需求是多方面的。与满足其他要求相比,他们对食物的需求具有容易满足、易于操纵的特点。于是,在其他需求无法满足的情况下,便会提出用食物来取代,其产生的心理作用往往是父母难以觉察的,儿童心理专家曾做过一个试验:让年龄、体重相等的一组独生子女与一组非独生子女生活在一起,控制副食供给。结果发现,头两天中,非独生子女的主食量大大超过独生子女。后来,专家让两组儿童的父母专门照顾他们,他们的饭量就慢慢接近了。这表明儿童在缺少关怀的情况下,只能用多食来补充情感需求。如果儿童的认知要求得不到满足,也会引起紧张。从而诱发多食症。当儿童提问时,不少父母动辄就说"不知道",或者呵斥儿童,却没有意识到儿童会为了消除"不知道"引起的不安而一个劲儿地吃。另外,那些缺少玩具和游戏的儿童对食物的需求量也较大。

当儿童遇到挫折后,会表现出各种各样的行为反应,且常与多食有关。最常见的是倒退行为。儿童在受挫折后,常表现出大大低于自身年龄的幼稚行为。儿童的需求像一座宝塔,食物需求处在塔的最底层,最容易得到满足,所以在其他高级需求受挫折后,就容易回归到对食物的需求上。另一种是把食物作为间接攻击的目标。儿童受挫后,往往不会把攻击的矛头直接指向构成挫折的事物,而是寻找其他发泄途径。由于食物是儿童最容易得到的东西,多吃东西不会被阻拦,因此儿童常以多食来发泄心中的不满。还有一种表现是以获取食物来作为自我防卫手段。如父母不准儿童玩水、玩火、单独外出,或强迫他做作业,儿童在接受这些要求时,往往提出要某些食物作交换条件,而父母又最容易答应。儿童在获得食物后,心理上会有所平衡。

为避免儿童多食带来的身心影响,父母们要坚持做到以下几点:①尽量满足儿童高层次的需求。父母应创造条件,让儿童生活在一个安全、舒适的环境中。多和儿童进行情感交流,丰富儿童的精神生活,以避免儿童产生用食物来代替其他需求的心理。②掌握儿童多食行为的真实情况。当发现儿童饭量突然增大或零食需求增加时,就应了解儿童是否遇到挫折,并针对其真实意图加以开导,以防儿童形成间接攻击心理和不正常的自我防卫心理。③不要强迫儿童多吃。父母对食物的作用要有正确的认识,疼爱儿童不一定非要通过给予食物来体现,多读一些书或玩玩具也许会更有意义。④如发现孩子有多食行为,除应做到以上几点外,还应制定一个明确的定时定餐定量表,并认真执行,尤其要严格控制副食量。同时要让儿童多进行体育运动和户外游戏。

14. 儿童贪吃宜纠正

贪食就是嘴馋。例如,贪食的儿童自己手里拿着一个苹果,正在津津有味地吃着,当他看到别人吃橘子,他就不想再吃苹果,而十分贪吃橘子了。当给他弄到橘子时,他只吃一点就不再吃了。如果他又发现别人在吃生萝卜,他又流涎不止,又想吃生萝卜了。

贪食与食欲好或食量大毫无关系。贪食的儿童多数口味不好,也不一定吃得多。多数贪食的儿童长得很瘦,营养状况较差。贪食者并不一定选择营养丰富或者味道好的东西吃,而是贪食一些少有的稀奇古怪的哪怕是质量低劣的食物。

贪食对健康是不利的,因为贪食多数吃的是零食,并非营养充分的主食。加上以常嘴馋,零食不离口,必然败坏口味,对贪吃的食物津津有味,而这些食物以不能满足机体对营养成分的需要。相反,让这些儿童吃正餐主食时,则往往乏味,甚至吃不下去,这样就使身体得不到应该供给的营养成分,导致全面缺乏营养素,因而妨碍了身体的生长发育和健康成长。

纠正贪食的方法有:①养成定时进餐的习惯。进餐不定时是贪食习惯形成的原因之一。如果能定时进餐,而且当餐吃饱吃好,这样在非进餐时间便不会想吃其他东西,于是贪吃的习惯可能会减少以至于克服。②少吃零食,即使是吃零食也应有一定的时间规律。一般把零食放在两顿正餐之中进食,或者放在饭后进食,如果能严格地按一定的时间给予零食,这对防止儿童贪食的习惯也会起一定的作用。③要教育儿童正确对待吃东西的问题。吃东西是为了长好身体,而不是为了满足进食的"快乐"和"享受"。肚子饿了应适当进食,并且要吃好吃饱,肚子不饿时,就不要去进食,这样就能防止贪食习惯的养成。

15. 儿童挑食宜找原因

独生子女的饮食问题是当今社会、家庭普遍关心的问题。幼儿的挑食现象已成为家庭和幼儿园中存在的普遍现象。一方面，儿童喜欢吃什么，家长就买什么。另一方面家长又在抱怨儿童偏食挑食，不好好进食。母亲端着饭碗追儿童，幼儿面对饮食在老师跟前掉眼泪……对于幼儿的挑食行为，家长和教育者往往归咎于独生子女性格上的固执任性及教育本身的失误，而很少从幼儿身体发育特点出发寻找幼儿生理方面的原因。

研究发现，人们喜欢或拒绝吃某种事物，带有一种很强的遗传倾向，有人天生就挑食。美国康涅狄格大学营养学家瓦莱丽·达菲说："有些人不按保健食谱进食，并不是他们不知道保健食谱。人们喜欢吃什么东西，味道起很大的作用。"科学家们发现，世界上的人可以分为3种味觉类型，即味觉迟钝的人、味觉敏感的人和味觉特别敏感的人。他们对苦味、甜味及其他味道的感觉程度有所不同。这项研究还表明，女性中味觉特别敏感者的比例高于男性。

作为味觉器官的舌，它能辨别酸、甜、苦、咸4种基本味道，而且舌的味觉感受器也有区域分布差别：对甜味最敏感的是舌尖，对苦味最敏感的是舌根，对酸味最敏感的是舌的两侧，而对咸味最敏感的是舌尖和两侧。一般来说，味觉特别敏感者对食物的味道也就特别敏感，主要因为他们舌头上不同部位的味蕾要比一般人更多的缘故。由此可知，味蕾的多寡决定着一个人对味觉的敏感程度，挑食者一般是那些对味觉特别敏感的人，而且女性多于男性，幼儿也不例外。生活中常见的现象同样能证明这点：有的幼儿对药味特别敏感，宁愿打针也不愿吃药，而有些幼儿则恰恰相反，味觉迟钝，对某些成年人都难以下咽的味道特别苦涩的药片或药水，均能顺利服下。再者，幼儿园中女孩的挑食现象更严重。这些都与幼儿的先天遗传有关。但是,幼儿挑食的原因是复杂的,要具体情况具体分析。有些幼儿的挑食可能是先天遗传因素造成的,而有些幼儿则可能是后天人为因素所引起。因此,我们既不能忽视幼儿在遗传方面的生理特点,也不能完全归因于遗传因素。所以,在幼儿挑食问题上,家长和幼教工作者应做好两件事:第一,多了解一些幼儿的生理消化特点,做到科学膳食。有些幼儿挑食,可能与家长在膳食配给上的不合理有关。人们知道,幼儿胃的容量较小,黏膜薄嫩,胃壁肌肉组织、弹性纤维及神经组织发育尚未成熟,蠕动能力不及成人。幼儿胃腺数目少,分泌的胃液在质和量上、酸度和酶的效能上均不能同成人相比。总之,幼儿的消化能力较弱。另外,幼儿胃的排空时间也与进食成分和数量有关。一般人乳排空需 2～3 小时,牛乳需 3～4 小时,糖类需 2 小时,蛋白质与脂肪类食物排空则要慢得多。由于许多家长不了解幼儿这些生理解剖特点,生怕饿着儿童,往往在儿童并没有食欲的情况下,毫无节制地把鸡、鱼、肉、蛋、高糖饮料及各种零食,一股脑儿喂给儿童吃。这样就破坏了幼儿肠胃消化的正常规律,使幼儿消化功能降低,食欲不振,形成挑食行为。所以,家长要从幼儿各种营养素的平衡需要出发,多了解幼儿的口味变化,做到膳食多样化,在色、香、造型尤其是味的烹调上多下功夫,让幼儿吃得科学,吃得艺术,吃得满意。第二,创设愉快的饮食环境,培养良好的饮食习惯。幼儿食欲是否旺盛与幼儿进食时的情绪有密切关系,这是因为消化道和消化腺的活动是受神经系统调节的。精神紧张,促进胃液分泌的副交感神经就会被抑制,胃液分泌减少,从而降低食欲。因此,家长和教师一般不要在餐前餐后马上处理幼儿行为上的问题,而应和颜悦色地创设出轻松愉快的进食环境,并教育幼儿不暴饮暴食,不嬉戏打闹,养成良好的进食习惯。对于某些幼儿的挑食行为,也不要施加过多的压力。许多家长、教师,对幼儿偶尔的挑食行为横加指责,从而更加强化了幼儿的挑食心理。这种行为无益于幼儿的身心健康,必须改正。

总之,对于幼儿先天遗传的挑食问题,虽然人们无法完全操纵,但在教育和环境的影响下也是可以逐步改变的。而对于幼儿挑食的后天人为因素,我们的教育就更有发挥的余地和良好的效果了。

16. 儿童挑食宜纠正

有的儿童对食物十分挑剔,即使一碗菜也要从中挑选喜欢吃的部分,而剔除不喜欢吃的部分,这就是挑食。挑食是不符合饮食卫生要求的,吃饭时,对小菜挑挑拣拣容易把菜搅凉和弄脏,十分令人厌恶。同时,在挑选食物的过程中,会出现一种抑制食欲和消化液分泌的条件反射。凡是有挑食习惯的儿童,一般都不可能保持良好的食欲和最佳进食状态。因为挑食会抑制消化液的分泌,有时还会抑制消化器官的正常蠕动,所以有挑食习惯的儿童,他的消化和吸收能力都会受到影响。

挑食是一种不良的饮食习惯,是不利于儿童生长发育和身体健康的,务必及早加以纠正。纠正的方法是:①要教育儿童在进食时不要挑剔,吃小菜要按顺序吃,不要东挑西拣,上下翻动。②在制作饭菜之前,对备用的米、面和菜料应认真收拾整理,将谷壳、砂粒、杂质、腐败部分和虫体等剔除干净,以免儿童进食时不得不进行挑剔。③食欲差的儿童往往会有挑食现象,对此,要用一些增进食欲的药物进行治疗。在饮食方面,应尽量注意食品的色、香、味,以此刺激儿童的口味。另外,在制作饭菜时要尽量将菜切得均匀,做到菜肴大小一致,色调和谐,味道一样,使儿童没有什么挑选的余地。

17. 宜纠正儿童异食

有些儿童除了正常的进食外,还有一些奇异的进食行为,如吃生米、棉花、石灰、泥土、鸡粪、蚯蚓和其他虫类等东西,这就是异食。异食是十分古怪的行为,因为他吃的东西无奇不有,有的对身体有害,如泥土、石灰之类,对胃肠道刺激很大,有时会造成腹泻或者便秘,甚至导致肠梗阻等严重后果。因此,异食是对机体十分有害的不良习惯,必须予以纠正。

纠正方法是:①对于有异食习惯的儿童,首先要检查有无肠道寄生虫。有肠道寄生虫者,要进行驱虫治疗。据临床统计资料显示,绝大多数异食习惯经过驱除肠道寄生虫之后,会自行消失。②对于经过彻底驱虫治疗后,仍不能改掉异食习惯的儿童,则要配合行为训练。使他认识到异食对机体十分有害,然后下意识地避开所嗜食的物品,如石灰、棉花之类。家长要尽量收藏患者所嗜食的物品,隔绝他所嗜好的东西。时间一长,异食习惯便会自然消失。

18. 儿童不爱吃饭宜有对策

经常听到有些家长抱怨儿童吃饭太慢或者不肯吃饭,尤其是担心儿童上幼儿园会吃不饱。对此,以下建议供参考:身体健康的儿童,通常吃饭速度正常。据调查显示,幼儿吃一顿饭平均时间3岁35分钟,4岁30分钟,5岁25分钟,6岁20分钟,在此上下5分钟均属正常。

儿童进餐的速度与其动作能力有关。儿童的手指、手腕肌肉的协调能力,会影响儿童的进餐。还有是否坐得直,是否会用勺子、筷子等,对进食也有影响,如果儿童已经3～4岁了,父母还在一口一口地喂他们,不让儿童自己动手,只让他们饭来张口,时间长了,儿童对吃饭就会不感兴趣,吃不下。

再则,儿童吃饭前、吃饭时的情绪如何,是快乐、兴奋,还是忧虑,这也会直接影响儿童进食量和进餐速度。有的家长强迫儿童吃饭,就餐时在一边骂骂咧咧,儿童边哭边吃。这种吃饭成了儿童的负担，儿童自然吃不下去。进餐时应保持愉快、安静，让儿童专心吃饭。

菜肴的色、香、味直接影响儿童的进食量。有的幼儿特别爱吃某种菜，往往吃很快，吃得多，相反就会不想吃或吃得少。要经常变换食物的品种和制作方法，既要照顾儿童口味，又不能让其随心所欲，这样才能使儿童从饮食中得到各种营养物质，从而保证其正常的生长发育。儿童吃饭前1～2小时内最好少吃或不吃零食。零食吃多了，小肚皮填得满满的，不想再吃饭自然吃得慢。最后，一定的活动量是儿童吃得下、吃得香的前提。活动量过小，机体消耗小，势必影响下一餐的进食量。所以，平时让儿童适当多活动，是促进儿童食欲的一个好方法。

19. 婴儿拒食宜查原因

将近1岁的婴儿除了吃奶之外，有很多辅食可以吃，但每个儿童的食欲对不同饮食品种的喜好有较大差异，如有的婴儿喜欢喝奶，有的则更喜欢吃些带咸味、香味的食品，正常情况下，一般都能满足热量及营养素的需要。如果儿童对本来爱吃的食品不像平常那样有兴趣，食量也减少，这就是食欲不振，如果给食物时不张嘴，或勉强吃些吐出来，或在喂食时摇头躲避，用手推开，这就是明显地拒食。

婴儿食欲不振和拒食多数是由于疾病的缘故。很多全身性感染性疾病（如各种急慢性化脓性感染、病毒性感染、高热、营养缺乏性贫血等），消化道疾病（如消化不良、胃肠炎、肝炎等）都会使消化液分泌减少和消化功能下降而造成食欲减退，甚至拒食，一些局部炎症，如疱疹性口腔炎、咽炎、舌炎等，由于进食时疼痛也常引起拒食。这类拒食，并不是没有食欲，而是想吃不敢吃，因此儿童常表现为烦躁不安，一吃就哭。

对于拒食的儿童要到医院检查，针对病因进行治疗。对拒食辅食但还能喝奶的儿童,可先多喝些奶,连奶都不愿喝的就尽量喂些糖水、果汁或白开水。由于口腔炎、咽炎引起的拒食,可喂些冷饮、凉奶等,如口腔或舌面有明显溃疡面,可在喂食前用1‰普鲁卡因(奴夫卡因)涂抹,以局部止痛。

20. 儿童厌食宜有招

如果宝宝出现了以列情况中的3种或3种以上,那可能就是厌食了:①没有任何的身体不适,胃口突然变差了。②以前没发现挑食、偏食,突然变得很挑嘴。③睡觉时间长了,白天也可以一觉睡四五个小时。④喜欢吃冰凉的东西或者是口味重的食物。⑤精神不好,总是一副懒洋洋的样子。

小儿在家中存在严重的厌食现象,家长常为儿童不肯吃东西而着急、烦恼。引起厌食的原因很多,除了一些病理因素外,饮食不当和父母教养不当也是引起婴儿厌食的原因:①某些婴儿体弱多病,经常肠胃不适,上呼吸道感染,反复发热甚至患上肺炎,这些都会引起婴儿食欲不振。体弱婴儿的肠蠕动速度缓慢,胃内排空时间较长,从而导致食欲减退。②厌食婴儿往往在哺乳期辅食添加较迟。不少婴儿1岁半还以乳类为主食,结果使他们对食物难以产生兴趣,导致婴儿食欲减退、体重减轻,甚至出现贫血及其他营养缺乏症。婴儿从吮吸到咀嚼的过渡有助于味觉的发展和消化功能的提高,因此婴儿哺乳期要适时添加辅食。③2岁婴儿喜欢吃甜食,如果父母不加控制,婴儿过多食用含糖量高的食物,会导致血液里的血糖增高,血糖增高以后会刺激大脑,使大脑摄食中枢感觉饱和,不想进食,进而产生厌食。④有的家长过分溺爱儿童,在饭桌上喋喋不休地劝儿童多吃,把大量的鱼、肉、虾、蟹等往儿童嘴里塞,结果使儿童产生反感。这些婴儿还常常把不吃东西作为威胁父母的手段,由于父母百般迁就,人为地造成儿童厌食。有些父母常因儿童不肯进食而导致亲子关系紧张。看到儿童吃饭时心不在焉、东张西望,很久才吞下一口饭,做母亲的常威胁他,结果使儿童心理上产生极大的恐惧和紧张,形成极大的压力,使儿童无法感受到吃饭的乐趣,进而对进食产生厌恶感。厌食儿童一般生活无规律,厌食与生活无规律呈正相关。在婴儿一日生活中,活动量过大或过小都会影响婴儿的食欲和进食量。有的婴儿个性文静,好静不好动,活动量过小,且活动内容单调,从而影响了他的消化吸收功能。有的婴儿个性好动,活动量过大,活动时间也过长,由于过度疲劳也会影响婴儿的进食量和食欲。⑤儿童对烟雾十分敏感,特别是婴幼儿。由于儿童肝脏和脑的发育尚未完善,一旦把尼古丁吸入体内,常常不能迅速解毒,甚至会在体内停留很长时间,显然这会增加不良反应。试验表明,婴幼儿在烟雾中或这之后的几小时内吃一种他不曾吃过的食物,会下意识地对这种食物表现出厌恶,并且从此之后拒绝进食这种食物。家长当着儿童恣意吸烟,就会使无辜的儿童痛失品味多种美食的口福。

　　对于婴儿的厌食,在排除病理因素之后,成人应给予合理的教养和正确的心理诱导。①科学喂养,及时断奶,适时添加辅食,使婴儿顺利完成从吮吸到咀嚼、从进食流质到固体食物的转变,以促进味觉及消化功能的发展。②掌握幼儿进食心理,开展正确的心理诱导。儿童食欲不振,少吃一顿并无多大妨碍,反而可借此使已疲劳的消化系统有一个休整机会,多数儿童饿了自然会产生食欲。经常变换食物的花色品种,色、香、味、形俱佳的食物可引起摄食中枢兴奋,产生食欲。婴儿初次接触某种食物时,家长可给食物以适当的评价,成人的正确评价可起导向作用。饭前让儿童看看有趣的画报,听听有趣的笑话,做做游戏,以保持愉快的情绪,提高摄食中枢的兴奋性,使胃肠消化液分泌增多,肠蠕动增强,以促进食欲。吃饭要定时,不可无节制地吃零售。晚上宜早睡,保证充足的睡眠时间。开展适当的活动以促进新陈代谢,加快食物的消化吸收。但活动量不宜过大,特别是饭前不能玩得太高兴,以免过度疲劳或一时安静不下来而影响食欲。③培养幼儿良好的饮食习惯。每次饭前要进行桌面清洁消毒工作。婴儿饭前须洗手,饭后要擦嘴、漱口(吃点心后也要漱口,吃完水果要洗手)。教育婴儿饭前不要进行剧烈活动,饭前半小时不要饮水。每天三餐一点要按时,每次用餐的时间掌握在半小时左右为宜。让儿童安静地吃完自己的一份饭菜,培养细嚼慢咽的习惯。另外,要养成婴儿自己吃饭的习惯,一般来说,婴儿1岁半就会拿匙吃东西,2岁婴儿完全可以练习自己拿匙吃饭,以后逐步让他们学习使用筷子和其他食具。每次进餐要有固定的地方。每餐饭菜应根据婴儿的需要量供给,注意营养全面,品种多样。早餐以主食为主,副食为次,干稀搭配,甜咸搭配。午餐、晚餐主副食并重,一荤一素一汤,注意不要让婴儿用汤泡饭。节假日不要让婴儿进食无度,以免伤害婴儿胃肠,造成消化不良。大人不宜把饭盛得太多、太满,也不要将菜一下子全盛到婴儿的饭碗里,最好是吃完再添,并及时表扬,使婴儿情绪愉快地进食。在安排婴儿膳食时,注意粗粮、细粮搭配,荤、素搭配。如果婴儿不喜欢吃某种食物,成人可以采用由少到多的策略逐步纠正。要注意千万不要在婴儿面前谈论自己对某种食物的喜恶,以免对婴儿产生直接的影响。对食欲不好、挑食、拒食的婴儿,父母不要在进餐时批评指责,以免进一步影响食欲。如果是单纯挑食,可在烹调中翻些花样,注重菜肴的色、香、味、形。对不喜欢吃肥肉和蔬菜的婴儿,可以把肥肉和蔬菜剁成肉酱,包在饺子里给婴儿吃。

21. 肥胖儿童晚上宜少吃

生理学研究表明,消化系统的消化吸收功能在一天24小时之间是不一样的。早上的消化吸收功能比下午强,晚上的消化吸收功能比早上强。如果胖儿童晚餐吃得多、吃得好,就更容易促进营养物质的消化吸收,造成身体更加肥胖。肥胖儿童的饮食情况往往是早餐吃得简单,而且食量相对较少。午餐吃得一般,晚餐吃的量多,而且高蛋白食品较多。由于晚上吸收好,摄入过多的热量便转化为脂肪在皮下沉积,使身体越来越胖。

营养学家认为,在保证一天饮食总量不变的情况下,肥胖儿童早、中餐多吃一点,晚餐少吃一点,以素食为主,这样不但有利于减肥,而且对身体发育也有好处。

22. 宜知饮食会影响儿童行为

营养学家发现,许多儿童的一些不正常行为和表现往往与日常饮食中缺乏某些营养素有关。实验证明,铁对行为功能紊乱具有重要作用,人们发现儿童在校行为与缺铁性贫血有关。缺铁会引起不安、兴奋和破坏性行为,严重时可损害常规教学程序和学习能力。体内缺乏镁、锌等微量元素的儿童易面色苍白、浑身无力、反应冷淡、食欲不佳、精神萎靡、情绪烦躁及智力下降等症状。儿童对铅特别敏感,少量的铅也会影响儿童的行为、注意力、定向力和智商测定的成绩,因而要注意防止铅污染。

儿童的饮食中如果缺乏维生素 B_1,儿童会显得疲劳、健忘、烦躁、食欲减退。缺乏维生素 B_2 时会显得精神抑郁、懒散。缺乏烟酸时会出现注意力不集中,记忆力减退,时怒时哭,爱发脾气等现象。缺乏维生素 C 时会显得无精打采,性格内向而孤僻。因此,这类儿童需要进食富含维生素的食品。

有一项研究表明,5～16 岁的儿童的饮食中如果糖类所占比例过大,会引起智能和学习成绩下降,如蔗糖含量高的食物对儿童的学习状况有明显的不良影响。美国科学家还对在押少年犯的饮食进行了研究,发现减少糖量会使他们的反社会行为的发生率下降 48%,并使他们的攻击性行为发生率明显降低。

大量进食含甲基水杨酸盐较多的食物,如西红柿、苹果、橘子等,会使患"多动症"的儿童症状不易控制。有研究表明,进食高酪氨酸的饮食,会使酪氨酸在肠道中分解形成更多的 P-甲酚,而 P-甲酚的存在使儿童出现多动症状。此外,过多进食天然调料以主人工合成的食品添加剂等也会使一部分敏感儿童出现行为问题。所以,儿童的饮食应强调各种营养素的平衡,而不应过分强调色、香、味。

对于因营养素缺乏而导致的行为改变的儿童来说,用药物来补充所缺乏的营养物质不如从天然食物中摄取。例如,缺铁性贫血患儿可经常吃一些动物肝脏、瘦肉、蛋黄、动物血、豆制品及绿叶蔬菜,这些食物中富含铁质,比药物更容易为儿童的机体所吸收,而且没有药物的不良反应。值得强调的是,要从小培养儿童不偏食、不挑食的好习惯,让他们吃好一日三餐,并保证食物的多样化,这有利于吸收各种营养素,避免人为因素造成的某些营养素缺乏或过剩。只有如此,才能保证儿童的生长发育和健康不受影响。

四、时令饮食红绿灯

（一）时令饮食的6盏红灯

1. 小儿不宜用凉茶解暑

天气越来越热，很多家长会给幼儿喝凉茶解暑。但小儿解暑最好是喝白开水，凉茶少喝为宜。因为凉茶中含有各种中药成分，是药三分毒，孩子脏腑娇嫩，生理功能尚未发育成熟，多喝无益。例如，板蓝根是一种清热、解毒、凉血的中草药，其性味苦寒，对于热性感冒、病毒感染都有较好效果。但是，如果大量使用板蓝根或者长期服用板蓝根，就很容易损伤胃脾。此时，就会出现胃肠道症状，如恶心、食欲不振、头昏、目眩等症状。因此，孩子不能把板蓝根当凉茶喝，若想给孩子喝应先遵医嘱。

有的孩子不爱喝白开水，就喜欢喝凉茶。这是因为很多凉茶饮料都含有糖分。喝过多含糖的凉茶，对孩子的身体健康有不良影响。糖分摄入过多，容易打乱孩子的饮食结构，有可能导致营养不良。另外，孩子摄入过多糖分后容易发胖。

2. 夏天多吃冷饮不好

现在的儿童享用着越来越多的食品种类，但儿童最喜欢的还是各种冷饮。特别是在夏天，各式各样的冰淇淋、汽水、可乐不胜枚举，儿童们会要这要那。而年轻的家长们小时候能吃到几分钱一根的冰棒就得到满足，现在对儿童的冷饮要求当然不陌生。有些家长以为，过去由于条件所限，自己没那个福分。今天，要让自己的孩子尽情享用,这也是对自己遗憾的一种补偿。

　　冷饮在消暑、补充体内水分等方面有一定作用,但这种"补偿"行为易造成儿童冷饮过量,饮食过量后就不好了,甚至还会影响儿童的健康。概括起来,冷饮过多对儿童的危害有以下几种:①在炎热的夏天吃大量冷饮,会引起胃肠道血管的突然收缩,血流减少,胃肠道正常的生理功能会发生紊乱。由于大量液体成分入胃,胃内的酸度会有所降低,杀菌作用减弱,更易诱发胃肠道炎症。②大量吃冷饮,同样使咽部血管收缩,血流减少,使局部抵抗力降低,上呼吸道的病菌会大量繁殖,引起咽喉部炎症。③冷饮中主要成分不外乎糖、奶类,这些物质会有较高的热量,可以补充人体对热能的需要,但其他营养物质却比较少。因而,大量吃冷饮以后,儿童的食欲会降低,正常饮食规律被打乱,大量甜食入口易造成营养的不平衡。因此,夏天适当吃些冷饮是可以的,但必须适量。希望家长能适当地把握,取其利而避其害,以达到保证小儿健康的目的。

3. 婴幼儿不宜吃冷饮

　　冷饮冷食是一类经过加工的消暑食品,多为流质和半流质,主要成分是水,棒冰除提供水分外,一般没什么营养素。奶油棒冰、绿豆棒冰含有极少量的蛋白质。雪糕、冰淇淋可以看成是冷冻牛奶,一般含有 20% 的固体物,蛋白质约为 4%,脂肪约为 8%,其余为糖。冰镇汽水和橘子水等多为色素、香精、悬浮剂等化学物质制成,盛夏酷暑,天气炎热,冷饮可以及时补充人体流失的水分和盐分。但是,夏食冷饮要适量,否则会影响健康。

　　冷食冷饮中多含有人工合成色素、香精、防腐剂等食品添加剂,它们没有营养价值,不能被人体吸收利用。相反,一些食用色素会影响神经递质的传导,引起小儿多动症,而香精亦可引起多种过敏症状。各国对食品添加剂的使用都有严格规定,婴幼儿食品不得使用食品添加剂,而目前市售冷食冷饮中均含有人工合成色素和香精等,还没有专门为婴儿生产的冷食冷饮。

小儿过食冷饮还会引起肠套叠,因为婴幼儿的肠管比成人薄,包裹在肠管表面的肠系膜相对较长而柔软,不能很好地将肠道固定在后腹壁,加之婴幼儿的消化功能尚不完全,过量冷饮易发生肠套叠,病孩多见于两岁以内的婴幼儿。肠套叠的早期症状为阵发性腹痛,可引起儿童阵发性哭闹,并会呕吐,在腹部能摸及肿块,发现这些情况后应及时去医院就诊,以免发生肠坏死。

有的儿童特别喜欢吃冷饮,但往往吃了较多的冷饮后会出现肚子痛,检查这些冷饮,质量又都没有问题,这是为什么呢?夏天吃点冷饮,能消暑解渴,增加营养,本可有益于人体,但冷饮吃得太多,便会对身体有害了,轻者可引起腹痛,重者还可能发生急性胃肠炎。过多吃冷饮引起腹痛的原因,是由于冷饮刺激了胃肠道,反射性地引起平滑肌收缩加强,甚至发生痉挛,刺激内脏痛觉神经末梢,而引起疼痛。此外,由于胃肠平滑肌的收缩加强,胃肠蠕动加快,使胃肠内的冷饮还来不及消化、吸收,就被排出体外,而出现大便次数增多、腹泻等症状,严重者可干扰体内的水电解质平衡。婴幼儿和儿童的胃肠功能调节机制尚未完善,发生胃肠功能紊乱的机会更多,所以更不宜多吃冷饮了。

4. 碳酸饮料会影响儿童牙齿健康

很多儿童的牙齿都出现各种问题,有的人说是因为儿童吃糖太多了,当然这个是儿童牙齿不好的一个原因,但是儿童牙齿不好的另外一个重要的原因,就是儿童长期喝碳酸饮料,而碳酸饮料会让儿童幼小的牙齿变得脆弱。碳酸饮料的 pH 值低,而牙齿在酸性成分达到 5.5 时,就会脱矿,即无机盐(矿物质)晶体被酸溶解。长期大量被酸物质侵蚀,牙齿前切面就会被腐蚀变薄,牙釉质丧失,牙本质露出,牙齿容易发生病变。

酸蚀症由很多因素引起,胃酸、吃话梅、喝红酒和果汁等都会导致酸蚀症,但是碳酸饮料是一个直接因素,具有相当大的危险性。美国对 11～13 岁儿童调查显示,牙釉质被酸蚀的占 37％,英国是 41％。对我国广西和湖北 3～5 岁儿童调查显示,分别有 5.7％和 6.9％的儿童患有酸蚀症。

喝完碳酸饮料或果汁,应该怎么保护牙齿? 一般人的思维是刷牙清洁,这只能导致牙齿无机盐流失更快、更严重。因为牙齿刚刚被酸性物质腐蚀,牙表面已经很软了,如果立刻刷牙,牙刷与牙齿的摩擦会带走更多无机盐,使牙齿无机盐流失更快更多。喝完饮料最好的方法还是用清水漱口。如果用含氟的漱口水,对刚受碳酸饮料腐蚀的牙齿也有好处。如果患上酸蚀症,可通过涂脱敏药使牙齿不再敏感,以达到治疗目的;如果受损严重就需要补牙,最严重的情况会导致牙髓炎。

5. 小儿忌多吃老酸奶

老酸奶是在普通酸奶的基础上,人为添加了明胶、琼脂、卡拉胶、果胶等食品增稠剂。从严格意义上说,老酸奶应当叫"酸奶冻",没有增加酸奶的营养价值,既没有多加保健菌,也没有多加营养素。如今的老酸奶不仅原料质量和传统的老酸奶相比没有什么提高,甚至还可能降低。因为传统上做酸奶的牛奶原料必须是蛋白质含量较高的原料,抗生素含量必须低,杂菌含量必须少,才能顺利做出酸奶凝冻。而现在有了食品添加剂帮忙,即便原料蛋白质含量低,也不妨碍做成凝冻状态,原料要求反而降低了。因为老酸奶中普遍含有较多的食品添加剂,因此不适合 3 岁以下儿童食用。特别需要强调的是,有些老酸奶产品呈强度比较大的冻状,不能搅成液态。和果冻一样,孩子把这种酸奶冻呛入气管是很危险的。因此,吞咽功能没发育好的低龄幼儿吃的时候应当特别注意,大人要小心看护,避免发生危险。

6. 夏季宝宝喝水忌过多

据统计,水中毒的状况一般好发于 6 个月以下婴幼儿,症状包括嗜睡、不安、厌食、呕吐、体温降低等,甚至出现全身性痉挛、昏迷的现象。之所以出现水中毒的情形,主要因为婴幼儿的肾脏功能要到 1 岁以后才能到达成人正常的标准。因此,一旦宝宝喝水太多,肾脏将无法及时排出体内的过多水分,而水分积聚在血液中导致钠离子浓度被过分稀释,造成低血钠,引起水中毒,进而影响脑部活动。还有一些宝宝发生水中毒,是由于所喝的配方奶没有按照正确的比例冲泡,奶水过稀导致宝宝摄取水分过多。6 个月以下婴儿的胃容量相对较小,如果额外补充水分,很可能就影响到喝奶量,进而减少其他养分的摄取。因此,只要宝宝没有患上水分容易流失的疾病,一般不建议给宝宝补水。

一般来说,只要宝宝的进食状况正常,就不需要再额外补充水分,除非在天气非常炎热、室内没有空调的情况下,才可以补充少量开水。6 个月之后的婴儿多半已经开始接触奶水之外的其他辅食,水分摄取的来源更加丰富。因此,可以在宝宝进食后或两餐之间补充少量开水,这样能够帮助宝宝清洁口腔,也有益于牙齿健康。婴幼儿喝水应以不影响正餐为原则,可以通过观察宝宝每天的排尿状况来判断是否缺水。

(二)时令饮食的 18 盏绿灯

1. 春季防儿童感冒宜多吃红色蔬果

春季儿童最易感冒,这与缺少维生素 A 有关。吃一些红色果蔬,再加上早晚一杯牛奶,偶尔喝上一碗暖暖的鸡汤和鱼汤,儿童会过得既健康又愉快。

首先,胡萝卜能提供丰富的维生素 A,并具有促进机体正常生长、维护上皮组织、防止感冒及保护视力的功能。因此,可将胡萝卜榨成汁,再加上几滴蜂蜜,儿童会十分喜欢。其次,番茄脐小肉厚,汁多爽口,富含维生素 A、维生素 C、维生素 B_1、维生素 B_2,以及胡萝卜素和钙、磷、钾、镁、铁、锌、铜和碘等多种元素,还含有蛋白质、糖、有机酸、纤维素等。不过,不要给儿童吃生番茄,因为生番茄会使胃酸大量分泌,造成儿童胃部不适。此外,红薯、大枣、红苋菜等也是不可多得的红色果蔬,这些食品中富含的胡萝卜素能参与合成维生素 A,对人体上皮组织和呼吸道黏膜等都有很强的保护作用。

2. 春季宜给孩子饮用助长汤水

春季是孩子快速生长的季节。如果父母在此时能根据食物的性味功能,配制一些平补脾肺、滋养强壮的汤水给孩子饮用,不仅能使孩子快速成长,还能帮助他们提高抵抗春季各种疾病的能力。

（1）莲子百合羹:补益脾胃、润肺,宁心安神。适合于小儿日常食用。用莲子、干百合各 15 克,鸡蛋 1 个,白糖适量。将莲子去心,与百合同放在砂锅内,加适量清水,文火煮至莲子肉烂,再加入鸡蛋、白糖。鸡蛋煮熟后即可食用。

（2）南杏润肺汤:补益肺气、润肺、化痰止咳。适合于天气干燥时或肺气弱、易咳嗽的小儿平时饮用,也可用于肺炎恢复期调补身体。用南杏 12 克,北杏 9 克,蜜枣 4 枚,猪肺 200 克。南杏、北杏去皮,猪肺洗净,切成小块,用少许植物油在铁锅中炒透,加适量开水,与蜜枣同放在砂锅内,煲 1～2 小时,即可食用。

（3）芡实鲫鱼汤:补气、健脾、固肾。适合于脾胃弱、食欲不振、大便不调的小儿或一般儿童日常食用,能增强脾胃功能。用芡实、淮山药各 15 克,鲫鱼 1 条(约 150 克)。鲫鱼去鳞、鳃及内脏,用少许植物油在铁锅内煎至淡黄色,然后与芡实、淮山药同放入砂锅内,加适量清水煲 1 小时,以食盐调味,即可食用。

（4）浮小麦猪心汤：健脾益气,宁心安神,健脑益智。选用浮小麦 25 克,大枣 5 枚,猪心 1 个,桂圆肉 6 克。猪心对边切开,洗净积血,大枣去核,同放入锅内,加适量清水,煲 1 小时,调味即可食用。

（5）参术大枣汤：健脾益气,常用于体倦、胃纳欠佳、大便不畅的小儿。一般儿童饮用,也可健脾开胃。选用党参 10 克,云茯苓 20 克,白术 6 克,大枣 5 枚,鲜鸭肾 1 个。云茯苓打碎,大枣去核,鲜鸭肾剖开,把鸭肾洗净后与上料同放放锅内,加适量清水煲 1 小时,调味便可食用。

3. 宜给儿童安排好夏季饮食

立夏过后,天气开始逐渐炎热起来,不少孩子会出现身倦、脚软、食少、体热、消瘦、心烦等状况,可能父母会认为孩子的这些表现与天气热有关系,问题并不是很大,其实,孩子已经患上了疰夏,表现为身热消瘦、精神软弱、头痛身倦、饮食少思、口中无味、嗜卧心烦、大便不调等。此病因其在夏季发病,秋凉后常自趋痊愈,故有"春夏剧,秋冬瘥"的发病特点。

中医学认为是因为小儿平素脾胃之气不足,胃肠功能较差,到了盛夏炎热季节暑气当令,暑热伤了元气而患病,就会表现出"肢体怠惰不收,两脚痿弱,嗜卧发热,精神不足,饮食不思,口中无味,呼吸短乏气促,目中视物模糊,小便赤数,大便不调"。因此,除了增强小儿体质,预防各种疾病外,调整饮食很重要。

夏季气温高,湿度大,小儿出汗多。出汗不仅丢失水分,而且丢失电解质,影响水和电解质平衡。出汗多,体液减少,消化液分泌也减少,消化道功能降低,容易发生消化道功能紊乱。夏季白天长、夜间短,小儿活动时间多,睡眠时间少,体力消耗大,消耗能量多,如果饮食安排不好,小儿容易消瘦。夏季气候条件适合细菌繁殖,如果饮食卫生没做好,小儿容易得消化道传染病。婴幼儿消化道还没发育成熟,加上夏季气候特点,消化能力更低,所以为儿童安排夏季饮食就特别重要。

夏季饮食应该营养丰富,容易消化,清洁可口,少食油腻。饮食应以平性或凉润食物为主,最好吃猪瘦肉、鸭肉、鲤鱼、海参、鸡蛋、鸭蛋、动物肝等。牛奶、酸奶、豆奶、豆制品不但蛋白含量高,而且钙和B族维生素含量丰富,也适合夏季食用。另外,儿童可多吃冬瓜、丝瓜、黄瓜、苦瓜、番茄、芹菜、豆芽菜等蔬菜,也可吃西瓜、葡萄、桃、草莓、白兰瓜等水果。

西瓜能清热解毒、除烦止渴,利尿、助消化。苦瓜有清暑涤热、明目解毒的作用。桃属营养保健型水果,桃的营养既丰富又均衡,是人体保健比较理想的果品。乌梅性平,具有解热、除烦、止泻、镇咳、驱虫等作用,还可以消除疲劳,恢复体力。值得注意的是,不要给孩子吃冰镇时间过长的西瓜,以免伤脾胃,引起各种疾病。盛夏之际,最好多喝些乌梅汤。草莓果肉多汁,酸甜适口,香味浓郁,营养丰富,有"水果皇后"的美称。它具有清暑、解热、润肺化痰、利尿止泻、助消化等功效。西红柿以夏季最多,营养丰富,有清热解毒、凉血平肝、解暑止渴的作用。黄瓜气味甘寒,能清热利水,炎夏多吃些黄瓜有好处。

夏季的菜里面可以适当多加一点食盐,多吃些紫菜、虾皮、芝麻、芝麻酱、杂粮,补充钙、锌元素。各种饮料和冰激凌含糖太多,影响食欲,应当节制。身体虚弱的儿童最好不吃冷饮。消夏解暑可以多喝粥,如荷叶粥、冬瓜粥、百合粥等。养生家认为,在早、晚餐时,喝点粥是大有好处的,这样做既能生津止渴、清凉解暑,又能补养身体。但是,夏季吃东西,应多注意饮食卫生,防止肠道传染病。

4. 宜为患儿做好夏日饮食保健

由于体质较弱的关系,夏天老人更易中暑,儿童也更易患消化道疾病。在骄阳似火、暑气蒸发的炎夏,人们的食欲普遍欠佳,二三岁幼儿的表现就更为突出。他们常常因为不好好吃饭而缺乏营养,有些儿童更是只吃冷饮或瓜果,而做家长的,也觉得儿童不闹就是饱了,省得追在后面喂饭,儿童大人都心烦。岂不知冷食过多,可致寒凉,损伤脾的阳气,久而久之,则造成脾功能低下,出现脾胃虚弱、消化困难,长期厌食就会造成体质减弱,极易患缺铁性贫血病。因此家长要为小儿精心编制食谱,要充分利用大自然恩赐的五颜六色的瓜果蔬菜和肉蛋鱼鸡,烹制出色彩鲜明、变化多样的美味菜肴,不致因"苦夏"而影响儿童的健康、发育。

如家庭有条件,每天煮一些绿豆汤全家人服食,就是夏季解热毒、祛暑燥的最佳良方。还有一种很简便的操作方法:将西瓜皮外边一层绿皮薄薄切下,洗净后切成碎块,水煎30分钟后去渣取汁,再加入少量白糖搅匀后代茶饮,称西瓜翠衣汤,可用于解热、祛暑、消炎、降压、消烦、解渴。

5. 宜注意儿童的夏季饮食健康

中医学认为,食物有寒热温凉四性,酸甘苦辣咸五味。儿童是纯阳之体,夏季容易上火发热,宜多吃一些偏凉性的食物,少吃温热的食物。在主食方面,宜多给儿童做一些汤、粥,如小米粥、绿豆粥、西瓜水、绿豆汤、酸梅汤等。这些汤粥,既可以解渴,补充儿童体内损失的水分,又可清热解表,预防儿童因体内过热而发疖子、痱子等夏季皮肤病。

为了保证儿童的营养均衡,可以适当给儿童吃些猪肉和鸭肉等食品,因为猪肉属于平性食品,鸭肉属于凉性食品。同时,还可以给儿童多吃些豆制品和冬瓜、大小白菜、黄瓜等蔬菜,因为蔬菜中含无机盐比较多,可以补充儿童体内无机盐的丢失。

夏天,在保证正常饮食的基础上,应给儿童适量的淡果汁饮料或运动饮料。同时,每天的奶制品也不应该中断。这些果汁饮料可以保证儿童的热量需要,营养均衡,从而促进儿童身体的正常生长发育。维生素 C 具有解毒功能,可以增强人体的抵抗力,缺乏维生素 C 会导致人体免疫力下降。夏季儿童饮食也要注意维生素 C 的补充。维生素 C 在水果、蔬菜中含量丰富,但是遇到高热及加工烹调就易流失。凉拌菜能保证蔬菜中的维生素 C 被破坏得较少。

同时,一定要让儿童养成饭前便后洗手的习惯,以减少病从口入的机会。在清洗食物时,最好把蔬菜和水果多在水里浸泡几分钟,以避免蔬菜、水果表面的农药残留。夏季儿童容易发生两大类与饮食密切相关的疾病,一是胃肠道疾病,二是皮肤病。而要预防这些疾病的发生,就要控制食品的质量与种类。

6. 夏季宜吃苦味食品

辛、甘、苦、酸、咸,也就是人们常说的 5 味,只有 5 味摄入平衡,人才会健康。但是,现在的孩子摄取的咸、甜之味过多,造成宝宝抵抗力下降,体质不佳。为了改变 5 味失衡,应给孩子吃些苦味食品,尤其是夏天,给宝宝吃些苦味的食品益处多多。

苦味以其清新、爽口而能刺激舌头的味蕾,激活味觉神经。刺激唾液腺,增进唾液分泌。刺激胃液和胆汁的分泌,加强消化功能。这一系列作用结合起来,便会增进小儿的食欲,对增强体质、提高免疫力有益。苦味食品可去心中烦热,具有清心作用,使头脑清醒。苦味食品可使肠道内的细菌保持正常的平衡状态。这种抑制有害菌、帮助有益菌的功能,有益于肠道功能的发挥,尤其对肠道和骨髓的造血功能有帮助,这样可以改善儿童的贫血状态。

中医学认为,苦味属阴,有疏泄作用,可疏泄内热过盛引发的烦躁不安,还可以通便,把体内毒素排出,使小儿不生疮疖,少患疾病。苦味食品就在日常饮食生活中,关键是注意选择,合理食用。苦味食品以蔬菜和野菜居多,如莴苣叶、莴笋、生菜、芹菜、茴香、香菜、苦瓜、萝卜叶、蔓菁、苜蓿、曲菜、苔菜等。在干鲜果品中,有苹果、杏、荸荠、杏仁、黑枣、薄荷叶等。此外还有荞麦、莜麦等。更有食药兼用的五味子、莲子心等,用沸水浸泡后饮用更好。五味子适用于冬春季,莲子心适用于夏季饮用。

7. 炎夏宜注意小儿的饮食卫生

炎炎夏季,食物容易变质,小儿胃肠又很稚嫩功能尚不健全,特别容易受某些有害食物的伤害。父母要十分注意夏季的饮食卫生,帮助儿童安全度过炎夏。

吃苹果对儿童最为有益,因为苹果中含有大量的鞣酸及果胶,这些物质对肠道有明显的收敛作用,所以常吃苹果对腹泻症可起到良好的防治作用。对于消化不良引起的小儿腹泻,依靠吃苹果进行治疗,效果更为显著。经过冷库储藏的苹果有可能发烂,开始发烂的苹果不要给儿童吃(就是挖掉了腐变半边的苹果也不能吃,因为致病细菌此时已经扩散到整个苹果,只是肉眼观察不到罢了)。同样的道理,开始发烂的其他水果(香蕉、甘蔗等)也不能吃。

袋装食品都标有食用日期,在食用前,首先要查看是否过期、变色、变味,已经有哈喇味的食品和含油量较大的点心、食品不能让小儿吃,否则容易引起胃肠道疾病或食物中毒,就是没有变色、变味的食品,过了食用日期,最好也不要给小儿吃。

肉罐头、袋装烤鸡、鸭、红肠、火腿肠、粉肠等,在加工过程中加入了一定的防腐剂和色素,而且细菌容易繁殖,易腐变。如要少量食用,必须首先进行高温消毒处理(加热到100℃,并持续20分钟),然后才给儿童吃。剩饭剩菜不但已经损失了大部分营养,而且容易繁殖细菌,食入后容易引起恶心、呕吐、腹泻、腹痛等症状。如果食用,首先必须检查有无异味,然后再加热至100℃,并持续20分钟才能食用。记住不要再给儿童吃。

没有煮熟的豆浆,含有可使人中毒和难以消化吸收的有害成分,这些有害成分只有在烧煮至 90℃ 以上时,才被逐渐分解。但煮豆浆时,由于受到泡沫上浮的影响,给人造成假沸的印象,过早关火,但实际上豆浆并未煮熟。所以,煮豆浆必须用较大的、加盖的锅,放入的量不要超过 2/3,煮开后持续再煮 5～10 分钟才能食用。没煮熟的扁豆、刀豆、四季豆等,都含有有毒物质,不但成年人不能吃,儿童更不宜食用。

冰镇饮料不但能降温清热,而且香甜可口,是儿童们的最爱。但是过多地饮用冰冷的食品、饮料,会损伤脾胃的消化吸收功能,影响儿童的正常进食。那些食欲不振、面黄发稀、体质虚弱的儿童,可能与进食冷饮过量有关。建议家长:周岁以内的婴儿最好不要喂给冷制食品,平时消化吸收不良的儿童,也应少吃或不吃冷制食品。

8. 宜给儿童安排好夏季饮料

暑天,为让儿童平安度夏,安排好"饮"是一个重要环节。人们知道儿童对水的生理需要量相对比成人要多,水分占体重的比例也大。新生儿体内的水分占体重的 80%,婴儿为 70%,幼儿为 65%,成人仅为 60%。这就是说,年龄越小,水在体内所占的比重越大,要不怎么儿童透着"水灵"呢。那么多的水都在哪里呢?除了血液、消化液等外,大部分的水在细胞内或细胞间隙中,体内水的平衡是维护细胞新陈代谢的基本条件。

儿童虽然会"叫渴"了,但常因贪玩,渴极了才暴饮一顿。实际上此时的细胞已经脱水了,对新陈代谢的不利影响也已经产生。因此,在三顿饭之间,家长要提醒儿童喝水。否则,夏季出汗多,如不能及时补充水分,体内的毒素,废物排出不畅,就容易"上火"。"上火"是儿童闹病的前奏。那么,夏季给儿童喝什么好呢?像凉白开、绿豆汤、酸梅汤这些自制的饮料既去暑又干净,不含糖精、色素,都是夏季理想的饮品。

而市面上有些饮料,如雪碧、可乐等既含糖多,又不解渴。有的儿童夏季本来就吃饭不香,"喝饱了"就更不想吃了。有的儿童原来就胖,一个夏天过来,体重又不知重了多少。因此,建议家长夏季少给儿童喝此类饮料。如外出游玩,最好自带饮料。因为如果买着喝,碰上假的"矿泉水"既不卫生,又增加了患病的机会。夏季天热,饮料可以是凉的,但不宜给儿童喝冰水。因冰水对胃肠的刺激较大,易患腹痛、腹泻。总之,夏季安排好儿童的"饮",确实是保证儿童安全度夏的一件大事。

9. 夏季消暑宜给儿童制作营养果汁

夏季天气炎热,小孩子大多喜欢喝市面上的饮料解暑,普通的碳酸饮料和一般的色素果汁喝多了对身体不好。在家里自己做一些真正的水果饮料,既可以消暑,又可以给小孩子补充营养。

(1)杏猕猴桃汁:4个杏,1个猕猴桃。将所有原料洗净,并将杏核取出。然后榨汁,搅拌均匀,立即饮用。由于杏所含的汁很少,所以最好与其他的水果共同榨汁。榨汁时也可以保留猕猴桃的皮,因为它的皮里含有许多有价值的营养素。皮会给混合汁增加一种辛辣苦涩的味道。如果你感觉味道难以忍受,可以去掉皮。杏猕猴桃汁是很好的免疫系统增强剂,并且对消化系统也很有益,同时还有缓泻的效果。

(2)橙子胡萝卜汁:2个橙子,3个胡萝卜。将橙子去皮,胡萝卜擦洗干净,榨汁后立即饮用。这是一道十足的橙汁。它具有强效的抗氧化剂功效,胡萝卜能够平衡橙子中的酸。这道汁能够起到清洁身体和提高身体能量的作用,可帮助身体炎症的消除和促进细胞的再生。

(3)葡萄菠萝杏汁:1小串葡萄,1/3个菠萝,2个杏。将葡萄和杏洗净,去掉杏中的核,但葡萄中的子可留下。将菠萝去皮。所有水果都切成合适大小的块,榨汁并立即饮用。这是一种美味的甜果汁,对身体具有很好的清洁作用,富含抗氧化剂成分,有助于防止感染。对消化系统的清洁作用特别明显,还是缓泻剂和利尿剂。富含天然糖,可增加身体的能量,是理想的早餐饮料。

(4)酸梅汁:酸梅、山楂各50克,大枣、薄荷叶各10克,如果是新鲜的薄荷叶就要加50克左右,冰糖适量。将酸梅、山楂、大枣洗净,一起加水煮沸,30分钟后加入薄荷,再煮5分钟即可。如果太酸,多加糖后兑水1~2倍,加冰或冷藏最佳。酸梅有助于体内血液酸碱平衡。肝火旺的人宜多吃酸梅,不但能降低肝火,更能帮助脾胃消化,滋养肝脏。情绪暴躁的人,每天吃几颗酸梅,可保持心情愉快。酸梅还可以促进唾液腺与胃液腺的分泌,所以能生津止渴。熬制酸梅汁不要用铁锅。

10. 夏季宜给儿童做爱吃的水果酱

家庭自制果酱,可以根据儿童的口味,自行调整配料的分量,关键是不需要担心防腐剂、添加剂、色素对儿童身体的危害。家长可以发挥自己的想象力,把它和各种其他食物搭配在一起,让儿童们吃得既健康又开心。

草莓酱:草莓、白砂糖各50克,麦芽糖20克,柠檬汁3克。将草莓洗净,沥干水分,对半切开,放入锅中,撒上白砂糖,静置半小时,直至腌出汁水。加入麦芽糖、柠檬汁,先用大火烧开,之后就用小火慢慢炖。在这个过程中,要不停地搅拌,并随时去除表面的泡沫。1小时后,草莓酱变得黏稠、有光泽,就大功告成了。

苹果酱:苹果50克,白砂糖25克,淡盐水适量。苹果刨皮切片,用淡盐水浸泡10分钟。淡盐水在这里不得不提,它在一般的果酱中并不需要使用,但因为苹果切片后,很容易氧化,变成难看的铜锈色。如果苹果片事先用盐水浸泡一下,这种现象就能避免了。在锅中放入用淡盐水浸泡过的苹果片和一半白砂糖,以及少许清水。大火煮开后转成小火,并不断搅拌,直至苹果片变成透明状。将煮好的苹果片放入搅拌机,搅打成果泥。加入另一半的白砂糖和少许柠檬汁(也可不加),搅拌均匀。装入容器中,冷藏8小时即可。

蓝莓酱:含有丰富的果胶、花青二色素和维生素C,能保护心血管健康、增强视力、预防癌症,提高抵抗伤风感冒的能力。将蓝莓放入小锅中,加入柠檬汁,直至煮沸,再加入麦芽糖和白砂糖,改用小火煮至果酱浓稠就完成了。蓝莓风味独特,搭配酸奶和蛋挞的效果十分惊艳。

11. 夏季需防小儿消化不良

小儿消化不良是婴幼儿夏季最常见的一种消化道疾病,主要症状为拉绿色粪便,常伴有发热、腹胀、呕吐、不吃奶及哭叫不安等现象。发病的原因,主要是由于夏天气温太高,引起小儿胃肠功能紊乱,抵抗力下降,胃酸分泌减少,食物得不到充分消化。加上夏天病菌繁殖很快,苍蝇又到处叮爬传播,病菌通过饮食进入人体后使胃肠发炎,都易使小儿发生消化不良。

有些家长对小儿消化不良缺乏了解,认为儿童在夏天拉几天肚子不算什么病。殊不知儿童拉得久了,不仅会造成营养不良,还会引起嘴唇青紫、抽搐昏迷,甚至死亡。预防小儿消化不良的方法是:对婴幼儿要尽量给予母乳哺养,不要在夏季让儿童断奶。喂奶要定时,一次不可喂太多,两次喂奶中间要让儿童喝点白开水。如果奶汁不够吃,可喂些米汤、面汤、鸡蛋糕等容易消化的食物。断奶以后的儿童,要切实搞好饮食卫生,不要让儿童吃剩饭、剩菜和不清洁的食物,夏天晚上要给儿童盖好肚子,防止受凉。一旦儿童出现消化不良症状,首先要调配好饮食,限制进食的数量,多喝白开水。病情较重的,要及早请医师诊治。

12. 儿童夏季宜吃点醋

醋是日常生活中的必需品,醋的用途很多,通常用作调味品,醋对儿童的健康也有很大的帮助。醋能刺激胃酸分泌、帮助消化,适量吃醋对一些原本胃酸分泌较少的儿童有一定帮助,可增进他们的食欲。夏天的闷热有时候会让儿童们胃口尽失,吃一些凉爽、带酸味的凉拌菜可以激起儿童的食欲。用醋调味是最简单的方法之一,如用醋及橄榄油制成的油醋沙拉酱,用醋凉拌蔬菜,或是用醋腌渍小黄瓜、莲藕、苦瓜,作为夏日餐前给儿童的开胃小菜,相信儿童们会很喜欢。醋可以保护儿童体内维生素 C,促使儿童们精力旺盛。因为维生素 C 在消化道中被吸收是靠一种选择性吸收的细胞,这种细胞有个特点是喜酸,醋中的醋酸会刺激这种细胞,让其大量吸收维生素 C,同时,富含维生素 C 的蔬菜多为酸性食物,醋也为酸性,"两酸"结合,产生催化作用也能够提高维生素 C 的利用率。

在给儿童炒肉或炖肉吃时,加进 1 小匙白醋,就能使肉柔软而且快熟,从冰箱取出待退冰的肉,先蘸上一点醋,经过 1 小时后烹煮,肉质就会变得柔嫩可口。给儿童煎蛋时宜用小火,蛋加点醋一起打,能使蛋煎得又薄又有弹性,儿童自然是看着满心欢喜而食欲大增了。醋可以增强肝脏功能,促进体内新陈代谢。醋可降低尿糖含量,有利尿作用,客观上可以减轻儿童小小的肾脏负担。给儿童烹调排骨汤时,可以加入少量的醋,这样有助于骨头里的钙质释出,让儿童们在吃饭的时候更容易吸收到钙质。

13. 儿童秋天宜通过饮食防燥

立秋后,空气因湿度越来越小而开始逐渐干燥,尤其是北方更为明显,人们经常感到全身燥热(但并不是发热)口唇发生裂口。每到秋季,总有一些小儿出现鼻塞口干、阵发性咳嗽甚至发热等一系列类似上呼吸道感染的症状。有的小儿则没有发热、咳嗽诸症，仅为咽喉干燥、大便干涩等。这就是医学上所指的"小儿干燥症"。引起小儿干燥症的病因，主要与气候环境条件有关。秋天气候干燥，湿度较低，此为秋燥症的外因。中医学认为，小儿体质稚嫩，阴津不足，则为其内因。此外，小儿秋燥症还与饮食有关，有些小儿平时嗜食炒瓜子、炒花生、干牛肉、咸豆腐等热香燥之物，致热生燥。此时，除了随温度变化给儿童增减衣服，做皮肤护理及多喝水外，更主要的是应多给儿童在饮食方面加以调整，进食一些能够润燥生津、清热解毒及助消化的食物。这样就可由内及外驱除燥邪，使儿童身体变得舒爽而又轻松。

秋梨汤：将新鲜大鸭梨带皮洗净后，切成小碎块，然后再水煎煮成梨汤，每天给儿童喝几次，有止咳化痰、润肺生津的作用。

菊花饮：将白菊10克放入茶杯中，可加少量白糖，然后用沸腾的开水冲泡3～5分钟，放温后即可频频给儿童饮用。具有养阴生津作用。

芝麻木耳汤：将10克左右的黑芝麻炒熟，与用温水发泡好的木耳一起放在锅里，加水煎煮，煎煮好可加一点白糖，分几次食用。芝麻具有良好的润燥作用，尤适用于大便干燥的儿童。

银耳羹：将200克银耳用温水发泡24小时，洗净后放入锅里，加水熬成琼脂状，然后放进100克冰糖，待冰糖溶化后就可给儿童吃。经常食用，可化痰宁血，防治鼻出血。

石榴汁：选两个鲜石榴，洗净之后切成小碎块，然后将它捣烂，用清洁纱布绞出汁，直接给儿童每天喝2～3次，可收敛血管，生津止渴。

荸荠汁：选200克鲜荸荠，洗净之后去皮将它捣烂，然后去渣取汁，给儿童每天直接饮用2～3次，可凉血止血。

去燥水果柑橘：柑橘味道酸甜可口，又有很多汁，备受儿童喜欢。据测定，其中所含的维生素C比苹果、梨高出好几倍，还含有大量能增进食欲的柠檬酸、苹果酸,具有润肺止咳,健脾开胃的作用,对急、慢性支气管炎均有良好辅助功效。食用注意事项:①每天给儿童吃 100～150 克。②最好不要空腹吃。③当儿童皮肤出现发黄情况请勿着急,这是因体内胡萝卜素增多引起,停吃几天就能消退下去。

柿子:柿子颜色艳丽,味道甜美,很受儿童喜爱。其中含有大量维生素 C(含量比柑橘还高)。丰富的钙、磷、镁及多种胶质物,具有清热、润肺、生津、滑肠的作用,可在儿童患肺热咳嗽、大便干燥时多给食用。柿子最好在饭后给儿童吃。因为柿子里含有大量柿胶酚、单宁和胶质,如果饭前空腹吃,它们遇到胃酸就会凝结成硬块。形成的较大硬块不能随便排出而形成胃结石,引起儿童消化不良,呕吐,胃胀痛。

莱阳梨:含有多种维生素、苹果酸及微量元素,具有助消化、清肺热、止咳化痰的作用。秋燥时多吃可防治感冒、咳嗽。因梨性属寒,如果儿童便稀则要少吃,或煮熟后再吃。

14. 小儿秋季宜吃的养生粥

秋季气候干燥,少儿易受燥邪侵袭,出现口干舌燥、干咳少痰、便秘等燥热病症,如食用一些药粥能起到健脾和胃、润肺生津的作用。

(1)银耳粥:银耳 10 克,粳米 100 克,加水煮成粥。适用于肺虚咳嗽、阴虚低热、口干津少等症。尤其适合小儿在秋季久咳少痰者。

(2)雪梨粥:取雪梨 2 只,切成片,粳米 100 克,加水同煮成粥,待粥煮好后放入冰糖 30 克,吃梨食粥。有良好润肺化燥止咳作用。可作为秋令小儿常食保健品。

(3)胡萝卜粥:取胡萝卜 50 克,用植物油煸炒,加粳米 100 克和水适量,煮成粥,胡萝卜含有丰富的胡萝卜素,在体内可转化成维生素 A,具有维护呼吸道上皮更新的作用,适用于反复呼吸道感染及皮肤干燥的儿童食用。

(4)芝麻粥:取芝麻 50 克,粳米 100 克。先将芝麻炒熟后磨成细粉状,待粳米煮成粥后拌入芝麻同食。适用小儿干咳无痰,大便干结者。

(5)菊花粥:菊花 30 克,粳米 100 克。先将菊花煎汤,取汁再煮成粥。菊花具有散风热作用,对秋季小儿风热感冒,目赤咽痛者具有较好效果。

(6)山药粥:山药 150 克,粳米 100 克,加水煮粥。山药有健脾养阴作用。适用于小儿脾胃虚弱久泻不止者。

15. 金秋宜给儿童加强营养

夏季儿童的饮食和睡眠都处于失衡的状态,而它所造成的不良健康状况在秋季显现出来。秋季到来,人们一扫夏季的烦恼,宜人的气候使人体各器官都恢复到良好的工作状态,生活又都纳入了正常的轨道,儿童的食欲也会调节到最佳状态。那么,怎样利用这一有利时机来补充夏季营养的缺乏和新学期营养的需要呢?首先是饮食的搭配。以 7 岁儿童为例,每天的主食应该是 300～350克,肉蛋类及豆类制品应该是 100～125 克,牛奶应该是 150～200克,蔬菜是应该每日 400～500 克。

秋季干燥,儿童的胃黏膜比较稚嫩,故不给儿童买辛辣食物为好。在食谱的安排上,要做到粗细搭配,主副搭配,干稀搭配,荤素搭配。肉蛋类及豆类制品不要进食过多,因为过量的蛋白质代谢产物会增加肝脏负担。应当做到肉、蛋、鱼、肝、豆类制品等合理的配搭,使全天的营养充足。

胡萝卜的营养价值很高,能提供较多的胡萝卜素和其他维生素。有些儿童不爱吃,可将其制成馅制品(如胡萝卜馅的饺子、包子、馅饼),家长带头多吃,渐渐儿童就会接受。动物肝脏具有较全面的营养,是维生素 A 良好的提供源,但其味道令有些儿童不能接受,家长可参阅食谱,改进烹调方法,或与其他矫味的食品共烹。牛奶是最好的补钙食品,儿童每天应喝 100～200 毫升。水果可提供丰富的水溶维生素,可为儿童广为选取,让儿童多品种摄入。从小让儿童品尝百果,养成爱吃水果的好习惯。

家长应利用金秋的好时节,享受自然气候的同时,享用大自然的物产奉献。合理安排儿童的饮食起居,让儿童逐步养成不挑食、不偏食、不厌食的良好饮食习惯,适当吃点粗粮,少食精米细面。多吃蔬菜,少食含糖过高的奶酪、巧克力制品。让儿童营养更加丰富、全面、合理,促进他们的身心健康、苗壮的成长。

16. 秋季宜饮食预防小儿感冒

夏去秋来,气温逐渐下降,由于小儿免疫力差,冷暖失调极易引起感冒,因此,采取对症治疗即可收效。下面介绍一些感冒食疗法:①绿豆 30 克磨碎,茶叶 10 克装入布袋,加水 1 大碗,煎至半碗去茶袋,加适量红糖。有清热解表之功效。②马兰头、金银花各 50 克,甘草 10 克,加水 1 大碗,煎汁日服 3～4 次。治发热胸闷、头昏乏力、小便短赤等风热感冒。③大蒜、生姜各 15 克,切片加水 1 碗,煎至半碗,睡前 1 次服下。服时加适量红糖,专治风寒感冒。④葱白 60 克洗净,切碎,加水 3 杯煎至 2 杯,趁热喝 1 杯,30 分钟后加热再喝 1 杯。可治恶风,发热、鼻塞等风寒感冒。⑤萝卜 1 个,青橄榄 6～7 个,煮水代茶喝。专治口鼻干燥,发热流涕,咽痛口渴感冒。

17. 小儿冬令宜科学进补

许多家长想方设法为儿童买不同类型的补品,又是补钙、又是补脑、又是补眼,生怕儿童缺这少那,影响生长发育。而在现实生活中,有的儿童家长花了很多的钱,费了很多的力,可是却未能达到预想的效果。

临床研究表明,小儿根据生长需要可以适当进补,尤其是小儿反复呼吸道感染,久咳不愈,厌食、贫血等体虚的患儿宜于调补,但从中医整体观念辨证分析,人的体质有虚、寒、实、热之分,个人的体质也有不同,存在有阴虚、阳虚、气虚、血虚之分,特别是在发育阶段的小儿体质更易受到自身和外界各种因素影响而变化。因此,小儿进补强身不论是药补还是食补至少要把握以下3个方面。①饮食进补有选择。一些家长爱给儿童过多地吃高蛋白食品,而不知道小儿消化系统因处于未发育成熟期,营养过多容易造成消化吸收不良变生某些病端。因此,饮食进补要有针对性,按需所补,按人的体质选择性的进补。②中药进补要对"症"。中医将人看成是一个整体,讲究辨证论治,辨证施补,根据病症的各种证型采用不同的中医中药调治,所以对于身体免疫力低下,体质虚弱,反复出现病症的患儿,调补要在医师的指导下对"症"施药,才能达到事半功倍的效果,不要我行我素,自选补品,这样容易出现进补偏差,反而事与愿违。③一味蛮补不可取。"冬令进补,来春打虎"。根据中医理论,冬令的确是进补的好时机,但要因人而异,不能一味地蛮补,可以依据每个人的不同体质、不同病情,有的放矢地补其不足,去其病害。进补要把握一个"度"字,急补、蛮补都是不可取的。否则,就会物极必反,补而过之,如果超出了人体对营养物质正常吸收的承受能力,也会出现其他的病症。因此,进补要做到有补有调,科学进补,方能奏效。对于生长发育期的儿童如果一味地蛮补、偏补,很容易造成食欲缺乏、烦躁、便秘,抵抗力下降的一些症状。

18. 冬季宜多给宝宝吃坚果

坚果含有优质植物蛋白和各种微量元素,营养价值很高。坚果富含各种不饱和脂肪酸,如亚麻酸、亚油酸等。这些不饱和脂肪酸是二十二碳六烯酸(DHA,俗称脑黄金)的前体,可促进脑细胞发育和神经纤维髓鞘的形成,并保证它们的良好功能。并对视网膜的完善有着促进作用。坚果中的维生素及钙、锌等无机盐对视力的正常发育也有直接的影响。此外,适当的咀嚼也有利于视力的提高,而坚果可以锻炼宝宝的咀嚼能力。

核桃富含优质脂肪和蛋白质,并含有大量维生素 E、B 族维生素和丰富的钾、钙、锌、铁等微量元素。核桃味甘,性平,可润燥化痰、温肺润肠、强筋健脑,其中所含丰富的磷脂和必需脂肪酸,有利于宝宝大脑发育,是很好的健脑益智食品。

花生所含脂肪中,亚油酸和油酸共占 70% 以上,并含有大量维生素 E、B 族维生素和钾、钙、铁、锌等微量元素。花生味甘,性平,可润肺、补脾、和胃、补中益气,是我国传统滋补食品。有咽喉炎、容易干咳、口渴、上火的宝宝不宜吃炒花生和炸花生仁,但煮花生对燥咳者有益,也不会上火。经常腹泻和需要控制体重的宝宝,也不可多食生花生。

葵花子富含脂肪,蛋白质含量较高,并含有较多赖氨酸。种子中尚含有大量维生素 E、B 族维生素和多种微量元素,特别是锌的含量非常丰富。葵花子味甘、性平,具有清除湿热、平肝祛风、消滞、益气、滋阴、润肠、驱虫等作用。生食葵花子还可以帮助治疗小儿蛲虫。

榛子中含有大量维生素 E、B 族维生素和多种微量元素,其中钾、钙、铁和锌等无机盐含量高于核桃、花生等坚果。榛子的脂肪中以不饱和脂肪酸为主,质量也非常好。榛子味甘,性平,具有补益脾胃、滋养气血、明目、强身的作用。还可以作为宝宝的补锌食品。

松子含脂肪极高,但油脂质量很好,还含有丰富的维生素 E、蛋白质和多种微量元素,其中钾、铁、锌、锰等元素都很丰富。松子味甘,性温,具有补益气血、润燥滑肠、滋阴生津的功效。皮肤干燥、体瘦气短、燥咳无痰或经常便秘时适合经常食用松子。脾胃虚寒和经常腹泻的宝宝不能多食松子，食用过多也可能导致腹泻。

西瓜子的蛋白质含量高于普通坚果，并富含多种微量元素，特别是铁、锌等元素含量高，可以帮助宝宝补锌补铁。西瓜子味甘，性平，生食或煮食可清肺润肠、和中止渴。然而，炒得太过的西瓜子也有燥热的作用，应选择湿瓜子较好，并且少盐的。

栗子含脂肪低，淀粉含量高，含有较多的 B 族维生素和多种微量元素。栗子味甘，性温，可益气、补肾、强筋、健脾胃，适于脾胃虚弱、瘦弱的宝宝食用。多食令人饱胀，每天吃五六个即可。

莲子属于淀粉类坚果，含大量淀粉，并含有较多维生素 E 和更丰富的无机盐，特别是钾含量极高，还含有少量维生素 C。莲子味甘涩，性平，可养心、补脾、益肾、止泻、涩肠。宝宝在过多食用寒凉食物导致脾胃虚弱时，食用莲子具有滋补脾胃、促进消化的作用。莲子有收敛作用，腹胀和便秘时不应多食。

因为大多数坚果中的脂肪含量很高，每周吃 50 克果仁就可以得到足够的益处，也不会增加"小胖墩儿"的风险。坚果油性大，宝宝消化功能弱，如果食用过多的坚果，就会败胃，引起消化不良，甚至出现"脂肪泻"，所以不可让宝宝尽情地吃。3 岁以下的宝宝可将坚果用磨碎机磨成粉状或制成酱，拌入菜、粥或是饭中，不但可以增加口感，还可以充分吸收坚果的营养。3 岁以上的宝宝可以吃整粒的坚果了，也可以用坚果制作点心、甜食、做菜、做各种粥羹，所有果仁都可以用来做甜点和包子的馅料。坚果颗粒小，很容易吸入气管。所以当宝宝吃坚果时，应该全程在旁边照看，以防意外发生，并叮嘱宝宝吃的时候不要跑不要大声说笑。

过敏体质的宝宝在第一次吃坚果时要特别注意，因为极少数人对坚果过敏，产生皮肤瘙痒、咽喉水肿等反应，一旦发现宝宝有过敏反应，严禁食用相应的坚果。此外，杏仁、白果等有一定的毒性，不适宜小儿食用。

五、儿童营养红绿灯

（一）儿童营养的 15 盏红灯

1. 不重视小婴儿泥糊状食品的添加

在 4～6 个月时,单纯的母乳喂养或配方奶粉喂养已不能满足小儿生长需要,必须添加含有大量小儿生长所需的营养素、又能适应其消化能力的泥糊状食物作为"辅食"。然而长期以来,家长对它的重要性认识不足,有些母乳喂养的宝宝到 8～9 个月时还没有喂泥糊状食品。不及时进食泥糊状食物,就无法使宝宝得到全面的营养。由于 4～6 个月是促进婴儿咀嚼功能和味觉发育的关键时期,延迟添加泥糊状食品会使婴儿缺乏咀嚼的适应刺激,使咀嚼功能发育延缓或咀嚼功能低下,引起喂养困难,从而易产生语言发育迟缓、认知不良、操作智商偏低的现象。因此,应鼓励给 4～6 个月的婴儿添加泥糊状食品,首选是有多种维生素和无机盐强化的营养米粉。要用小匙喂,只要每天坚持,经过 10 次左右宝宝都能学会吃米粉。同时要保证泥糊状食品的质量,逐渐添加不同颜色、不同味道和不同质地的食物,如蛋黄、菜泥、果泥、鱼泥、肝泥、肉泥等来刺激宝宝的味觉,同时满足其生长发育的需要。

2. 婴幼儿血红素铁的摄入忌过少

缺铁性贫血是婴儿时期的多发病,主要是由于铁缺乏引起。在婴幼儿体内,铁的来源很大程度上依赖于食物。食物中的铁有两个来源,一种是血红素铁,它来自于含动物蛋白质高的食物,如瘦肉、动物肝脏、动物血和鱼等,这些食物不仅含铁量高,在吸收过程中也不受膳食中其他食物的影响。另一种是非血红素铁,它来自于蔬菜、谷物、赤豆等植物性食物。目前,在儿童喂养中,家长喜欢给宝宝吃鱼、虾(虾的铁含量较低),觉得肉类不易烹调,宝宝嚼不动,不易消化。认为肝脏是解毒器官,其中有很多"毒物"而很少给宝宝吃,以致血红素铁的摄入不足,同时也会减少非血红素铁的吸收。为了预防缺铁性贫血,除了要鼓励母乳喂养(母乳中的铁吸收率高),母乳不足时应食用配方奶粉。4 个月后要添加有强化的营养米粉外,在 6 个月后应逐渐添加肝泥、肉泥以增加血红素铁。另外,要同时补充蔬菜和水果,富含维生素 C 的水果有橙子、猕猴桃、草莓等,最好在饭后立即吃,促进铁吸收的效果才会更好。

3. 小儿的食物种类忌过于单调

许多家长不重视小儿食物种类的多样化和烹调方法,给宝宝的食物种类过于单调,如每天给宝宝吃青菜、鱼和蛋黄。有的家长每天将菜粉、鱼粉和肝粉拌在米粉中,使宝宝不能分辨不同食物的味道和质地,久而久之,宝宝不仅得不到全面的营养,也不愿意接受新食物,甚至会引起排食和偏食。世界上没有任何一种天然食物含有人体所需的各种营养素,只有通过进食多种食物才能得到全面营养。妈妈在做菜的时候可以变化多种花样,养成宝宝吃各种食物的习惯。1 岁以后的幼儿每天至少应该吃到 10 种以上的食物,以后可逐渐增加到 30 种,可以将许多种类的食物合在一起吃,如"炒五丁":将土豆、胡萝卜、豌豆、香菇、猪肉都切成小丁再炒。又如罗宋汤,可以放洋葱、卷心菜、土豆、胡萝卜、番茄再加牛肉等,这些菜食物种类多、颜色鲜亮、营养成分全面,值得推荐。

4. 多吃赖氨酸和味精不好

赖氨酸是人体必不可少的氨基酸,而且在体内无法合成,必须从食物中摄取。科学研究发现,赖氨酸摄入量与人体的身高有密切关系。我国的饮食以谷物为主,蛋白质来源也主要是谷类。这些食物中赖氨酸含量偏少,如大米、白面中每百克赖氨酸仅相当于牛肉的 1/5,大豆的 1/10。有人曾给 11~12 岁的儿童每天增 0.5 克赖氨酸,1 年后这些儿童比同年龄不补赖氨酸的儿童身高平均高出 1.5 厘米,体重多 1.8 千克。这说明适当补充赖氨酸是有益于儿童生长发育的。但研究也发现,长期吃过量的赖氨酸会增加肝、肾的负担,同时可以导致血氨升高和脑细胞损害。这样,不仅降低了儿童的食欲,还有可能出现手足痉挛和生长停滞。

味精是一种普通调味品,炒菜时放入少许,不但可以调味,而且可以增强大脑功能。这是由于味精所含的谷氨酸钠,在消化过程中能分解出谷氨酸。早年日本曾风行一种说法,即多吃味精可以补脑。

但是,近年来的研究显示,味精中谷氨酸钠对脑细胞 γ-氨酸丁酸(GABA)合成有利,后者有兴奋或抑制脑神经细胞的作用,对人体的智力有着重要的作用。此物质缺乏时,能引起惊厥。这往往是与维生素 B_6 缺乏同时存在共同起作用。治疗时仅用 γ-氨基丁酸是无效的,相反,大量补充维生素 B_6 往往能见效。因而过量补充味精并没有特殊的营养作用。因此,味精作为调味品,并不是特效营养品,少量使用后可调节食物的味道,增进食欲,也能被人体吸收,但不必过多强调其效用和过量补充。味精吃多了对骨骼生长有害,美国一个研究小组通过给小鼠注入味精的实验发现,被注入味精的小鼠在一段时间后,视网膜和中枢神经系统各个部位出现受损现象,性功能降低,还出现肥胖症。由于骨骼中的红细胞和黏性白细胞数量减少,而且钙盐进入细胞质受到破坏,而影响了细胞的合成,使骨骼的生长受阻。儿童如过多食用味精,将使调节的甲状腺激素和甲状旁腺激素间的正常关系受到破坏,结果妨碍了儿童骨骼的生长和发育。科学家认为,要注意味精用量,特别是对正在发育的儿童,更应注意。

5. 儿童忌采用低脂肪饮食

由于现代人物质生活的丰富,许多做父母的不必再担心儿女营养不良,反而害怕他们营养过剩。因而不少家长经常对儿童的饮食进行严格控制,长期吃低脂肪饮食,认为这样才有利于健康。实际上却影响了儿童的生长发育。

所谓低脂肪饮食,是指所获得总热量中来自于脂肪的热量低于 30％,而目前许多成人 40％ 的热量是来自于脂肪。儿童长期吃低脂肪食物,可造成营养不良。儿童正处在生长发育时期,大量有营养的食物正是他们生长发育所需要的。最近一项研究进一步证实,儿童如果总吃目前流行的低脂肪食物,就可能得不到正常发育所需要的营养。

美新奥尔良大学的特里萨·尼克劳斯的研究结果表明,儿童经常摄入低脂肪食物意味着热量低,极易产生饥饿感,能量供给不足。吃低脂肪食物的儿童不大可能获得足够的维生素 B_2、维生素 B_{12}、烟酸及必需的无机盐和微量元素。一项调查结果显示,过多的粗纤维食物会使 5 岁以下儿童发育迟缓,特别是影响其骨骼肌肉的发育,导致体重、身长不足。因此,对于儿童的饮食,切忌长期喂食低脂肪食物,或喂食含有大量纤维素的饮食。通常,儿童的饮食应当由他们自己选择喜欢吃的食物,只要不偏食,不挑食就行。

6. 儿童忌缺钙

调查显示,我国有 95％ 的儿童存在不同程度的缺钙,北京、上海、内蒙古地区小学生钙的摄入量分别只有标准量的 33％、55％和 69％。可见,我国儿童缺钙的现象比较普遍。

儿童缺钙的早期症状有:盗汗、夜惊、囟门晚闭、出牙和换牙延迟、牙质发育不良、抗龋齿能力下降。如果体内的钙得不到及时的补充,则会进一步发展为厌食、便秘、烦躁不安、肌肉抽搐等症状。佝偻病是婴幼儿(3岁以下)的常见病,俗称"缺钙"。这种说法其实并不准确,它容易误导人们只顾补钙,而忽略病因治疗。其实,佝偻病是由于维生素D不足导致机体钙、磷代谢失调引起的,并非单纯缺钙。人体维生素D的来源有两种:一种是外源性的,即通过食物或补给维生素D制剂。另一种是内源性的,内源性维生素D的产生,即人皮肤中的7-脱氢胆固醇在日光(紫外线)的作用下,再经肝、肾羟化酶的两次羟化变成维生素D,用以调节钙、磷代谢及骨骼的正常生长。如果儿童晒太阳的机会少就会使内源性维生素D产生不足,没有维生素D的参与,钙就会穿肠而过,无法被吸收利用。佝偻病的防治既要补钙,又要补充维生素D,还要多晒太阳。

7. 儿童不宜缺碘

　　碘是人类的第二必需微量元素,是合成甲状腺激素的主要原料。甲状腺素具有促进生长发育、维持新陈代谢、介入蛋白质合成、调节代谢、促进大脑发育和活化100多种酶等重要生理功能。甲状腺激素的成分中65%是碘。成人体内含碘总量为30~50毫克,大部分集中在甲状腺中。

　　缺碘几乎遍及世界上所有的国家。世界上还没有任何微量元素的缺乏,像碘缺乏产生如此深远的影响——阻碍人口素质的提高。碘缺乏的根本原因,是由于人们生存环境中的水、土壤缺碘,造成植物、粮食碘含量很低,使人体摄碘不足。据学者考察表明,碘的分布很不均匀,深山区少于半山区,半山区少于平原,平原少于沿海,沿海少于海洋。

　　在我国,碘缺乏病是患病率最高、影响面最广的一种地方病。我国病区人口达4.25亿,约占世界病区人口的40%。在我国,3个人中就有1人缺碘,这是一位外国专家的结论。碘缺乏的危害是一个从神经系统、肌肉骨骼系统到生殖系统的连带过程。碘缺乏造成甲状腺激素合成障碍。引起脑与智能发育障碍,实验证实,碘及甲状腺素缺乏是导致大鼠胚胎神经管不闭合、脑积水及脑膨出的主要原因。缺碘会产生多种疾病,如地方性甲状腺肿、地方性克汀病、亚临床型克汀病,还可导致胎儿流产、早产、死胎、畸形、聋哑和先天性甲状腺功能低下等。受碘缺乏威胁的人群中,以妇女、儿童受害最大,主要是影响下一代智力发育,轻者体格发育不好、运动神经障碍、性成熟延缓、智力低下。重者发生典型傻、呆、聋、哑、痴(白痴型、痴呆型、愚笨型)。据调查缺碘儿童的平均智商,比正常儿童低 10%～15%。

我国防治碘缺乏病,是采用以食盐碘为主,碘制品(智力碘、碘油)为辅的综合防治措施。1993 年 9 月中国政府公布了一项关系每个国人的决定:从 1996 年起全国所有的食盐全部加碘。中国政府已向世界承诺:中国到 2000 年消除碘缺乏病。其补碘原则是:长期化、日常化、生活化,人人补碘,天天补碘。

8. 食品中铝过量对儿童有害

研究发现,铝元素能损害人的脑细胞。根据世界卫生组织的评估,规定铝的每日摄入量为每千克体重 0～0.6 毫克。铝在人体内是慢慢蓄积起来的,其引起的毒性缓慢且不易察觉,然而,一旦发生代谢紊乱的不良反应,则后果严重。因此,在日常生活中要防止铝的吸收,减少铝制品的使用。有监测表明,我国居民平均每天铝的摄入量为 34 毫克。铝超标对儿童的影响更大,长期铝摄入量过多会影响儿童骨骼的生长,智力上也会受到一定的影响。此外,过量摄入铝元素还会对人体产生以下危害:导致老年性痴呆;可能引起骨质疏松,容易发生骨折;使机体免疫功能下降;导致非缺铁性贫血症;低浓度的铝也可产生蓄积,对神经系统、骨骼、肝、肾、心和免疫系统等都会造成不同程度的损害。

铝及其化合物对人类的危害与其贡献相比是无法相提并论的,只要人们切实注意,扬长避短,它对人类社会将发挥出更为重要的作用。

9. 忌奶胖

有些家长惟恐婴儿太瘦,给儿童吃过量的牛奶,造成婴儿有奶胖现象。其实,过度肥胖并非是健康的标志。因为牛奶中蛋白质、无机盐含量较多,使婴儿的肾脏负担加重,时间一长可使心血管受累。

食用大量淀粉类如乳儿糕、粥、饭等,婴儿一般虚胖,往往有贫血、肌肉不结实、抵抗力差、消化能力不正常,易患疾病,严重的会发展为不良性水肿。因此,家长在安排膳食时,应多给予蛋白质、维生素、无机盐丰富的食品,如条件允许,可补充牛奶。另外,要适当给小儿吃一些豆浆,豆浆中含有较高的蛋白质。淀粉类食物则应尽量少用。6个月以上的婴儿还可以用蛋类、鱼类和肉类来补充蛋白质和铁质。如果出生时体重过高,而肌肉、骨骼坚实的婴儿,奶量应以该小儿体重与正常儿体重折中数计算。必须使婴儿既增加体重,又有结实的肌肉骨骼。

10. 儿童服用鱼肝油忌入误区

儿童服用鱼肝油的误区如下。

(1)过量服用:维生素 A、维生素 D 均为脂溶性维生素,与其他水溶性维生素如维生素 B_1、维生素 B_2 等不同,不能及时被排除,如果摄入的量超过人体需要的范围,则会在体内贮存起来,储积过多,就会对人体产生不良反应。

(2)鱼肝油等同鱼油:鱼肝油的制作原料主要是鱼的肝脏,主要成分是维生素 A 和维生素 D,鱼油则是鱼类脂肪的提取物,属鱼脂类。主要成分是不饱和脂肪酸,可降低血液中低密度脂蛋白胆固醇,避免血液黏稠,为中老年人保健品。如果错误地把鱼油当成鱼肝油给宝宝吃,不但没办法补充宝宝体内缺少的维生素,还可能引起其他病症。

(3)参加户外活动,就不用补充鱼肝油:在阳光充足的夏季,是不是就可以不用给婴儿补充鱼肝油呢?如果你确定宝宝每天都能晒充足的太阳,主要是屁股、小手、小脚,同时担心补充了对宝宝会造成中毒的话,可以每天吃 0.5~1 颗,或者是隔天吃 1 颗,但前提是婴儿要有足够的户外活动时间,每天起码 2 小时以上。另外,还要看宝宝吸收好不好,生长速度快不快,不是千篇一律的,如果拉肚子的话可以停一停,家长要适量灵活掌握。

11. 忌缺乏维生素 D

婴幼儿期常见的营养缺乏症,一般人常称本病为"缺钙",这是错误的,应是缺乏维生素 D。在人体骨骼的发育过程中,维生素 D 起着十分重要的作用,婴幼儿期生长发育旺盛,骨骼的生长发育迅速,因此需要足量的维生素 D 才能维持正常的骨骼发育,当维生素 D 缺乏时,即可引起本病,维生素 D 缺乏的常见原因是:①阳光照射不足。人体皮肤中的脱氢胆固醇经日光中紫外线照射后可转变为维生素 D,因此缺乏户外活动者,接触阳光少易患本病。②食物中含维生素 D 不足。乳类中含维生素很少,如单纯乳类喂养不另加维生素 D 制剂或少晒太阳,可发生维生素 D 缺乏。某些婴幼儿生长发育过快,维生素 D 供不应求。④胃肠、肝胆疾病可影响维生素 D 及钙、磷的吸收和利用。当维生素 D 缺乏时,血钙、血磷下降,致骨骼钙化过程发生障碍,骨样组织在骨骼局部增生,碱性磷酸酶分泌增加而引起本病。

患儿早期常烦躁不安,爱哭闹,睡不安,易惊醒,汗多,特别是入睡后头部多汗,由于汗的刺激不舒服,故头常在枕头上摩擦致头后枕部半圈秃发。以后逐渐出现骨骼改变,如前囟门闭合延迟(正常应在 1.5 岁前闭合),出牙晚,可晚至 1 岁才出牙,头较大呈方形,肋骨下缘外翻,以及鸡胸、"O"形腿等。血钙、血磷可降低、碱性磷酸酶增高,长骨 X 线片在疾病活动期均有不同改变。

治疗主要是补给维生素 D,轻症每日口服 5 000~10 000 单位(相当于浓鱼肝油 30~60 滴),重症每日 1 万~2 万单位(相当于浓鱼肝油 60~120 滴),连服 1 个月后,改用预防量,每日 400~890 单位(相当于浓鱼肝油 2.5~5 滴)。对重症或不能口服的患儿可肌内注射维生素 D_2 40 万单位,或维生素 D_3 30 万单位,2~4 周后可重复注射一次,一般仅需注射 1~2 次,注射后 2~3 个月内不再口服各种维生素 D 制剂,2~3 个月后再口服预防量。如饮食中含钙量不足,可适当口服活性钙。注意不要长期过量服维生素 D,以免维生素 D 中毒,但可服预防量至 2~3 岁,2~3 岁后佝偻病已静止,无须再用鱼肝油预防。每日用维生素 D 治疗量较大者,不宜用鱼肝油(鱼肝油中含维生素 A 和维生素 D)而用单纯维生素 D 制剂,以免发生维生素 A 中毒。

预防本病,孕妇及乳母要多晒太阳,多吃含维生素 D 较多的肝、蛋等。鼓励母乳喂养。小儿常到户外活动。自生后 2 周起口服维生素 D 预防量。

12. 儿童营养失衡会导致情绪异常

儿童营养失衡会导致儿童发育不良、肥胖、消瘦、贫血、龋齿、脚气病、消化道疾病等多种病症,同时也会导致儿童的情绪发生异常。所以,如果儿童出现某些异常情绪和行为,在排除了某些疾病后,家长不妨从调整饮食和改正不良饮食习惯入手,来改善儿童的情绪。

儿童长期性的情绪多变,爱激动、喜吵闹,或性情暴躁等,应考虑是否其甜食吃得过多了。另外,儿童肥胖症、近视、多动症、低智力、龋齿等疾病,也与甜食摄入过多有关。家长应限制儿童食糖的摄入量,平衡儿童的饮食。

儿童缺乏常量元素和微量元素，会造成发育不良及多种疾病。如果儿童夜间常常手脚抽筋、摩手，多为缺钙的表现，含钙量丰富的有奶制品、鱼松、虾皮等。如果儿童常感有头晕目眩或气虚，可能是缺铁所致，含铁量丰富的有海带、木耳、蘑菇等。如果儿童有异食癖，则为缺锌、锰等微量元素所致，含锌、锰量丰富的有禽类及牡蛎等海产品。

13. 儿童营养不良易患肺炎

儿童营养不良是罹患肺炎的主要原因之一。研究人员认为，营养不良会使肺脏保护膜变得较薄，这就使细菌比较容易侵入肺脏。营养不良也使儿童的免疫系统衰弱，这也使儿童不易抵抗细菌的入侵。一个营养良好的儿童在罹患肺炎时会发热，但研究人员发现有些营养不良的儿童在患肺炎时，体温正常或偏低。

任何营养不足的儿童一旦出现咳嗽，或者呼吸困难的现象，应到医院检查，医师也应该立刻给儿童服用抗生素。研究人员还警告说，有些得了肺炎的儿童在服用抗生素以后，病情也不见改善，那么这些儿童就应该进一步检查是否罹患肺结核。肺结核是肺部的另一种疾病，有些症状也和肺炎类似。

14. 儿童营养过剩不容忽视

随着我国人民物质生活的提高，越来越多的家庭对儿童的营养更加重视，但是由于他们缺乏营养科学知识，一味地让儿童吃进富含营养的食物，结果造成物极必反的局面，营养过剩所引起的各种病症临床上并不鲜见。

蛋白质是人体生长发育的必需营养素之一，它是人从事复杂智力活动的基础物质。儿童过多地摄入牛奶、鸡蛋、强化麦乳精、瘦肉和奶酪等富含蛋白质的食品，可引起胃肠功能紊乱，产生厌食和消化不良。婴幼儿过多摄入蛋白质，遇到气温过高、发热、吐泻等水分丧失过多的情况,便会产生高血氮症,出现嗜睡、少尿,严重时还会产生惊厥和昏迷。所以,人工喂养婴儿尤应严格控制其蛋白质的摄入,以利于肾功能的正常发育。

一般来说,以每天每千克体重4克蛋白质为宜,并注意供给足够的饮水。脂肪摄入过多,对儿童身体有害无益。临床上常见的胖墩儿,大多是因为他们在1周岁左右时,摄入脂肪过多,据国外研究资料表明,5周岁以前的儿童,过多地食肥肉、奶油等富含脂肪的食品,成年时患肥胖症者占74.8%,患冠心病者占81.4%。所以,医学专家们劝告,预防冠心病应从幼儿开始,少吃富脂物质是其中一项重要措施。

糖类食品是儿童所喜爱的,因此最易出现食糖过多的现象。摄取糖分过多,除能转化为脂肪存于体内,产生肥胖症外,还会出现龋齿、消化不良、厌食、精神不振等现象,这与国外最新研究发现的"嗜糖性精神烦躁症"颇为相近。据资料表明,儿童情绪不稳定,时而嗜睡、时而烦躁不安,精力不集中,学习成绩下降,都是嗜糖性精神烦躁症的表现。这是由于儿童较多地摄入高糖饮食后,体内丙酮酸等代谢物明显升高,需要消耗大量的B族维生素来排除这些代谢物,而维生素B_1是神经营养调节剂,一旦缺乏,即可发生上述症状。

自行为儿童购服维生素的家长,大有人在。鱼肝油的主要成分是维生素A和维生素D,过量服用,会造成中毒。体内维生素A积蓄过多,会产生食欲不振、皮肤发痒、毛发脱落等症。体内维生素D积蓄过多,则会出现乏力、呕吐、腹泻,严重的还会损害其肾功能或使血管钙化。所以,医学界认为,健康儿童应从饮食中摄取自然界物质中的维生素A和维生素D,而人工合成的维生素A和维生素D,只用于治疗其缺乏症为宜。当然,医学界滥用维生素C的现象较为普遍,这对儿童发育有害无益。据一调查资料表明,某儿童医院100张门诊处方中,开有维生素C的占73%,而且用量最大超过正常量的 3 倍。经常生病的儿童,最易因此而摄入维生素 C 过多,导致腹痛和腹泻,更为有害的是,为肾结石的形成,提供了有利的条件。

蛋白质、脂肪、糖类和维生素都是儿童生长发育的必需物质,但因摄入过多所引起的营养过剩症却不容忽视。作为家长,在这方面应引起高度重视,一旦发现儿童出现营养过剩的症状,应及时调整其饮食结构和停服某些维生素药物,并积极地给予对症治疗,使儿童健康发育成长。

15. 给儿童补充营养忌入误区

误区之一:将"营养"等同于"营养素"。在大部分家庭只有一个儿童的今天,宝宝的营养问题受到家长空前关注。但在与众多家长的接触中,朱春生主任医师发现一个较为普遍的误区:很多人以为花大量的钱买很多营养补品,让儿童吃很多好东西,儿童的营养就"达标"了。其实,"营养"与"营养素"这两个概念有很大区别。从营养学的角度来说,"儿童营养"是儿童经历母乳喂养,到母乳替代品喂养,再到进食普通食物的一个过程,它涉及喂养成分、喂养习惯、喂养心理等多个领域,并不简单地等同于"营养素"。

误区之二:给儿童滥补微量元素。补锌、补铁、补维生素……随着生活水平的提高,越来越多的儿童补品和营养品进入普通老百姓的生活。只要条件具备,部分家长就会急切地买这买那,生怕儿童营养不够。朱春生主任医师认为,给儿童滥吃营养品,认为补品"多多益善",是一个通病。在这方面,家长们有两个最为突出的表现:喜欢不切实际地选择组合性营养品;过量补充微量元素。微量元素缺乏的确在部分儿童身上存在,但一些家长青睐一些组合性补品,不管缺什么,只要某种营养品上写着能补钙、铁、锌等微量元素,家长就特别喜欢。

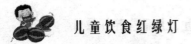

（二）儿童营养的 25 盏绿灯

1. 宜知儿童需要蛋白质

蛋白质是构成人体细胞和组织的基本成分,其含量约占人体总固体量的 45％。人体各种组织和细胞的蛋白质含量差异颇大,肌肉及神经组织中蛋白质含量最多,其他脏器及腺体次之。此外,调节生理活动的蛋白质激素,输送各种小分子物质的运输蛋白,促进各种生化反应的酶类,以及具有防卫功能的免疫球蛋白等,都是由蛋白质所构成。

小儿不仅需要蛋白质补充损耗,还要用于生长,故对蛋白质的需要量相对较高。组成蛋白质的基本单位是氨基酸,共有 20 种,其中 8 种氨基酸不能在体内合成或合成的速度不能满足机体需要,故必须由食物供给,称为必需氨基酸,有赖氨酸、色氨酸、亮氨酸、异亮氨酸、蛋氨酸（甲硫氨酸）、苯丙氨酸、苏氨酸和缬氨酸。儿童因不断生长,故比成人多一种必需氨基酸为组氨酸。缺乏组氨酸不仅生长停滞,还易患湿疹。早产儿因肝脏酶的活性较低,胱氨酸、酪氨酸、精氨酸及甘氨酸可能也是必需的,故有时称这 4 种氨基酸为半必需氨基酸,其余 7 种氨基酸称为非必需氨基酸。非必需氨基酸并非机体不需要,只是它们可由其他氨基酸转化而来或由糖类的中间代谢产物（有机酸）加上含氮物质自身合成,因此食物中足量的非必需氨基酸可节约必需氨基酸的消耗。

实际上,各种食物的氨基酸比例不可能完全适合。但几种食物相互混合食用,可因必需氨基酸的种类和数量相互补充,使之更接近人体的需要,从而使食物的生物价值得到提高,这就是蛋白质的互补作用,例如小麦、大米、玉米蛋白缺乏赖氨酸,豆类则含赖氨酸很多,故谷类及玉米配以大豆可补充蛋白质及赖氨酸的不足。

实验表明,在面粉中添加 0.2％的赖氨酸后,面粉蛋白质的生物价值将从 47 提高到 71,吃这种用赖氨酸强化面粉制成食品的学龄儿童,一年后身高、体重的增长均明显地超过对照组。

　　婴幼儿生长旺盛,因此蛋白质的供给量比成人相对要多。人乳哺喂者,每千克体重每日需要 2 克蛋白质,牛乳蛋白质的利用率比人乳略差,故用牛乳喂养者约需 3.5 克。植物蛋白质的利用率更低,故婴儿如果全靠植物蛋白质供给营养,则每日每千克体重需要 4 克。1 岁以后供给量逐渐减少,直到成人的每日每千克体重需要 1.1 克蛋白质。蛋白质产热在总能量中的比例也与其生物价值有关,采用优质食物蛋白,其产能只占总能量的 8％时,便能满足生长需要(如人乳中的蛋白质,其能量只占总能量的 8％左右),如果采用混合性食物,因其必需氨基酸在总蛋白中的比例较低,故蛋白质所产生的能量往往应占总能量的 18％～15％。

　　机体储存备用的蛋白质数量很少,即使在营养充足时,也只相当于全身总蛋白质的 1％左右。主要的储存部位是肝脏、肠黏膜及胰腺。蛋白质缺乏时,这部分储存蛋白质先被动用,此时机体的各项功能无改变。如果蛋白质缺乏继续加重,则将出现一系列生化、生理改变和临床表现。其中肠黏膜和消化腺最先受累,表现出纳呆、腹胀,恶心等消化不良症状,肝脏受损后则发生脂肪浸润。由于肌肉蛋白质合成不足,故出现肌肉萎缩。抗体形成减少使防御功能降低,胶质合成障碍,使创伤不易愈合。儿童期常表现为生长迟缓,甚至智能发育障碍,长期蛋白质摄入不足,因血浆蛋白合成减少,常引起低蛋白水肿,严重时可导致死亡。反之,如果蛋白质摄入过多,将会有较多的含氮废物从肾脏排出,因此机体排出的水分增加,可引起慢性失水。当饮水有限时,将会出现低热(蛋白热)。

2. 宜知儿童需要脂肪

　　脂肪是提供机体能量的重要营养素。食物中所含的脂肪大部分是真脂,它是由一分子甘油和 3 分子脂肪酸构成的,故又称三酰甘油(甘油三酯),其他脂类物质如磷脂和胆固醇只占小部分。构成人体的脂肪酸绝大部分是长链脂肪酸,它有饱和(不含双键)和不饱和(含有双键)之分。含有 2 个以上双键的脂肪酸称为多不饱和脂肪酸。

(1)消化和吸收:新生儿即有吞脂酶,在胃中可助脂肪的分解,人乳又含有丰富的乳脂酶,它能有效地协助脂肪消化,故足月儿脂肪吸收率约为 90%,生后 6 个月胰脂肪酶活力可达成人水平,其脂肪的吸收率达 95%以上。植物油熔点较低,较易被乳化、吸收。

(2)功能:①供给能量。1 克脂肪在体内完全氧化能产生 37.8千焦的能量,比糖和蛋白质的产能量多 1 倍以上,这是由于脂肪分子中碳和氢的原子数比氧原子多得多的缘故。②提供必需脂肪酸。有些不饱和脂肪酸如亚油酸、亚麻酸和花生四烯酸在体内不能合成,缺乏这些必需脂肪酸就会影响人体的正常功能,表现为皮肤角化不全,伤口愈合不良,生长停滞,心肌收缩力降低及免疫功能障碍和血小板凝集等。由于亚油酸在体内能转变成亚麻酸和花生四烯酸,故亚油酸是最重要的必需脂肪酸。③协助脂溶性维生素的吸收。脂肪食物中常含有丰富的脂溶性维生素,如鲨鱼肝油中含有多量的维生素 A、维生素 D。而植物油常富含维生素 E,脂肪能协助这些维生素的吸收。④防止散热。脂肪不易传热,对抵御寒冷,保持体温的恒定有重要作用。肥胖者皮下脂肪较厚,故冬天较不怕冷而夏天怕热。⑤保护作用。各器官表面的脂肪可减少脏器间的摩擦,使之免受损伤。较厚的臀部皮下脂肪,可使人久坐而不觉得劳累。足底的脂肪垫在步行、跑步时可发挥一定的缓冲作用。⑥其他。植物油不仅能增加菜肴的美味,促进食欲,而且因脂肪在胃中停留时间较长,故具有较大的饱腹感。植物油的沸点较高,故能缩短烹调时间,使食物保持鲜嫩,它所含的不饱和脂肪酸也较多,故植物油的营养价值较高。烹饪时温度过高不仅可破坏维生素 A、维生素 E 和胡萝卜素,还会使不饱和脂肪酸氧化,从而降低其营养价值。高温可使脂肪酸聚合,其二聚体具有较强的毒性,且可能会致癌,因此油脂应防止过度加温,更要避免反复使用。

(3)供给热量:人体的脂肪由食物供给或由摄入的糖类和蛋白质转化而成。其供给量以能量的比例来计算,以乳类为主食的婴儿,脂肪所提供的能量应占总能量的 45%,随着年龄的增长,其比例逐渐下降,但仍应占总能量的 25%～30%,必需脂肪酸则应占总能量的 1%～3%。

人乳所含的不饱和脂肪酸(7%)比牛乳(3%)为多,故对婴儿更为有利。

3. 宜知儿童需要糖类

糖类是食物中的重要成分之一,由氢、氧、碳 3 种元素所构成。是人体最主要的供能物质。

(1)消化、吸收:除单糖以外,其他糖类都要先经过消化酶的作用,水解成单糖后才能被小肠所吸收。小儿乳糖酶的发育需到 34～38 孕周才达到高峰,故有些早产儿可发生乳糖吸收不良。淀粉酶的发育更迟,唾液淀粉酶活力在婴儿 3 个月时,只有成人的 1/3,9～12 个月才达到成人水平。婴儿生后 6 个月以前,胰淀粉酶活力也极低。有人认为母乳所含的淀粉酶对婴儿消化淀粉具有一定的重要意义。但 3～4 个月以内的婴儿仍不宜添加淀粉类食物。

(2)功能:①产生能量。糖类是供给人体能量的主要物质,葡萄糖是脑组织惟一的能量来源。在膳食中,单糖和双糖应占糖类总量的 8%以下,否则由于食物渗透压太大,会引起腹胀、腹痛和腹泻。②构成细胞和组织。正常细胞含有 2%～10%的糖类。它可与脂肪酸或蛋白质结合,构成糖脂、糖蛋白和蛋白多糖。它们主要分布在细胞膜、细胞质、细胞器及间质中。③传递信息。细胞膜上的糖链(糖蛋白的一种),是细胞借以相互识别、黏着及接触抑制的特异性标志之一。如红细胞衰老后,就会被肝细胞及时识别并加以清除。④其他。关节液中的透明质酸,消化道和呼吸道中的黏液都是糖蛋白,它们具有润滑和局部保护作用。肝细胞中的葡萄糖醛酸,则能与外来物质结合成无毒物质并排出体外。

(3)供给能量:婴儿糖类的供给量比成人相对要多。在婴儿膳食中,糖类所产的能量应占总能量的 50%～60%。糖类供应过多,可在体内转变成脂肪储存起来,因此小儿最初体重增长甚速,但因蛋白质相对不足,故易出现面色苍白,血浆白蛋白和免疫球蛋白降低,下肢水肿。反之,如果糖类供应不足,机体将动员脂肪来保证能量,脂肪动用过度,其中间代谢产物(酮体)不能充分氧化,可引起酮中毒。机体还将通过氧化蛋白质来取得能量,从而引起消瘦,尿量增多(因尿素排泄量增多),以及阳离子,特别是钠离子丢失增加,久之可导致蛋白质营养不良,因此足量的糖类有节约蛋白质的作用。

4. 宜知儿童需要补充维生素

维生素是维持人体正常生理功能所必需的一类有机物质,其主要功能是调节人体的新陈代谢,并不产生能量。虽然需要量不多,但因体内不能合成或合成的数量不足,故必须由食物中得到。维生素的种类很多,根据其溶解性可分为脂溶性(维生素 A、维生素 D、维生素 E、维生素 K)和水溶性(B 族维生素和维生素 C)两大类。脂溶性维生素的共同特点是:主要改变复合分子及细胞膜的结构,为高度分化组织的发育所必需,由于易溶于脂肪及脂肪溶剂中,故可储存在体内,不需每天供应;脂溶性维生素排泄缓慢,缺乏时症状出现较迟,而过量则易致中毒。水溶性维生素的特点是:主要参加辅酶的形成,除了碳、氢、氧以外,还常常含有氮、硫、钴等元素;因易溶于水,其多余部分可迅速从尿中排泄,不易储存,故需每日供给,缺乏后症状迅速出现,过量时一般不易发生中毒。

(1)维生素 A:在自然界中有多种衍生物,它易被氧化成视黄醛,并可进一步氧化成视黄酸。它的作用很广泛,几乎所有来自于外胚层的组织,都受维生素 A 的调节或保护。胡萝卜素是存在于胡萝卜、菠菜等蔬菜中的一类植物色素,它们可在小肠黏膜或肝细胞中受胡萝卜素双氧化酶的作用转变成维生素 A,其中以胡萝卜素最为重要。胆汁能协助脂肪乳化,维生素 E 能防止维生素 A 过度氧化,故它们都能帮助维生素 A 和胡萝卜素的吸收。缺乏时可妨碍视紫红质的合成,从而导致夜盲。此外,维生素 A 还与皮肤和黏膜的完整性有关,缺乏后可造成皮肤角化过度,黏膜干燥,外分泌腺的导管可被角化过度的细胞所阻塞。可影响人体的免疫功能。维生素 A 主要存在于动物性食物中,以肝脏含量最丰富,其次是蛋黄和乳类。过去常以国际单位表示维生素 A 的数量,现以视黄醇当量表示,1 国际单位=0.3 微克视黄醇当量。绿色蔬菜及黄色水果中含有较多的胡萝卜素,以 β-胡萝卜素的活性最高,它常与食物中的脂类相结合,一般的烹调方法,其损耗不大。

(2)维生素 D:植物中的麦角固醇及动物皮下的 7-脱氢胆固醇经紫外线照射后分别形成维生素 D。儿童糖尿病发病数量已占到糖尿病总人数的 5%,且每年以 10% 的幅度上升,儿科医生建议,给儿童补充足量的维生素 D 以预防糖尿病。有资料显示,补充维生素 D 的婴儿罹患 1 型糖尿病的几率,比没有补充的同龄儿少80%。糖尿病是一种自身免疫性疾病,而维生素 D 属于免疫抑制剂,可以抑制人体免疫反应,适量摄入维生素 D 可降低糖尿病的发病率。预防维生素 D 缺乏的措施:让儿童多晒太阳,阳光中的紫外线可促使皮肤合成维生素 D,给儿童适当添加牛奶、乳制品、鱼肝油及一些含脂肪的鱼类等富含维生素 D 的食品。同时,在医生指导下补充维生素 D 药物制剂。

(3)维生素 E:又名生育酚,是一种黄色油状的脂溶性维生素。

早产儿体内维生素 E 贮存量较少,肠道吸收功能不足,而且血液中参与转运的 β-脂蛋白浓度较低,更因生长迅速,需要量相对较多,故易产生维生素 E 缺乏。牛乳中维生素 E 的含量只有人乳的 1/6,煮沸也可使之破坏,牛乳含硒量较少,故人工喂养的早产儿特别容易发生维生素 E 缺乏。维生素 E 主要存在于各种植物油中,尤以红花油、玉米油含量较多。因其性质不稳定,储存过久或高温烹调均可造成维生素 E 的损失。

(4)维生素 K:自然界中的维生素 K,包括由植物产生、微生物产生、人工合成等。人类维生素 K 有两个来源:①由食物中摄入,占总摄入量的 40%～50%,其吸收方式与其他脂溶性维生素一样,需要胆汁、胰液的帮助。②肠道细菌也可合成维生素 K,这部分占人体总摄入量的 50%～60%,长期应用抗生素可抑制肠道细菌,从而造成维生素 K 缺乏。维生素 K 缺乏会妨碍凝血因子的合成,并导致出血倾向。在新生儿早期,因肠道中细菌甚少,合成的维生素 K 不足,可引起"新生儿出血症"。母乳中维生素 K 的含量只有牛乳的 1/4,单纯依赖母乳喂养的婴儿,于生后 4～8 周,可出现"迟发性维生素 K 缺乏症",患儿反复发生出血症状,如皮肤青紫、皮下血肿、鼻出血、便血等。严重者可发生脑内出血,危及生命。维生素 K 能参与血液凝固机制,防止出血,有凝血维生素的誉称。人体获取维生素 K,除从食物中摄取外,还可通过肠道中的有益菌,如大肠埃希菌、乳酸杆菌等来制造这种维生素。母乳喂养时,母亲多吃些维生素 K 含量丰富的食物,如菠菜、苜蓿、番茄、蛋类、动物肝等,以增加乳汁中维生素 K 的含量,要适时给宝宝添加富含维生素 K 的辅食,如深绿蔬菜、植物油、鱼肝油等。

(5)维生素 B_1(硫胺素):维生素 B_1 存在于动物的肝、肾、瘦肉,以及糙米、全麦、新鲜蔬菜和豆类中,谷类在去麸皮和糠的过程中,维生素 B_1 损失很多,故长期吃精白米易致维生素 B_1 缺乏而患脚气病。食物中常含有抗硫胺素的因子,故食物储存过久可降低

其中维生素 B_1 的含量。如果儿童情绪不稳定、注意力难以集中，导致学习效率低，成绩不佳，建议补充维生素 B_1。维生素 B_1 是糖分变成能量的催化剂之一。一旦不足，儿童每天所摄取的糖分就不能正常地转化成能量，导致大脑"挨饿"，并使一种称为乳酸的"垃圾"在脑中堆积，儿童会变得懒散、多动、暴躁，不愿意思考与学习，成绩自然难以如愿。

（6）维生素 B_2（核黄素）：缺乏维生素 B_2 可造成生长停滞、口角糜烂、阴囊炎等，动物严重缺乏维生素 B_2 可致畸胎，但人类中尚未见报道。牛奶、鸡蛋、肝类均含有较丰富的维生素 B_2，绿色蔬菜中含量不多，我国人民常以植物性食物为主，故维生素 B_2 缺乏并非少见。

（7）烟酸（尼克酸）：烟酸具有广泛的生理作用。肉、鱼、禽类、绿叶蔬菜、花生、豆类均含烟酸。玉米含烟酸不多，且其中大部分呈结合型，不能为人体所利用，故多食玉米可因烟酸缺乏而致癞皮病（表现为发炎、腹泻、精神抑郁等）。

（8）维生素 B_6：维生素 B_6 为人脑发育所必不可少。人类肠道中的细菌可合成维生素 B_6，但尚不足以满足机体的需要。含维生素 B_6 较丰富的食物是肉类和鱼，乳汁中的含量与母体摄入量有关。谷物、蔬菜和坚果也含有少量维生素 B_6，但加工和烹调均易造成 B_6 的损失。人类缺乏维生素 B_6 后，可出现生长停滞、失眠、四肢无力、皮炎、贫血等症状，严重缺乏易致惊厥。孕妇缺乏维生素 B_6 可影响子代的脑发育。

（9）叶酸：叶酸是广泛存在于绿叶蔬菜中的一种 B 族维生素，从病毒到人类都需要它。缺乏叶酸后可因核酸代谢障碍而导致巨幼红细胞性贫血。除绿叶蔬菜外，动物的肝、肾及土豆等食物中叶酸的含量均较丰富，但加热及暴露于空气均易使之破坏。维生素 C 可保护它并使之还原成四氢叶酸。儿童的贫血患病率较高，最常见的是因缺乏铁元素而引起的缺铁性贫血，防治的关键在于提供足量的含铁食品,如畜禽血、豆类、蛋类等。还有一类贫血补铁无效,而是与叶酸缺乏有关,医学上称为大细胞性贫血。此时,建议试用叶酸。此外,动物肝肾、草莓、橘子、豆类等叶酸含量也颇多,家长不妨多让儿童进食这些食物。

(10)维生素 B_{12}:缺乏维生素 B_{12} 将会导致叶酸的功能性缺乏。此外,缺乏维生素 B_{12} 还可引起神经元脱髓鞘,最初的症状是末梢神经受累,以后病变可逐渐累及大脑。患儿出现记忆力减退,肌肉萎缩和运动失调。维生素 B_{12} 主要存在于动物性食物中,植物性食物含量甚少。

(11)维生素 C(抗坏血酸):易为人体所吸收,剂量越小吸收越完全,因其可在体内转变成草酸,故长期大量服用维生素 C 有引起尿路结石的可能性。缺乏后将引起创伤愈合减慢,毛细血管壁脆性增加及骨质疏松。它能促使组胺分解故具有一定的抗过敏作用。维生素 C 能将叶酸还原成四氢叶酸,使肠道中的铁保持两价,故与这两种营养素的吸收密切有关。维生素 C 主要存在于新鲜的蔬菜和水果中,植物中的有机酸及其他抗氧化剂可使之免受破坏,按一般的烹调方法,其保存率为 $50\% \sim 60\%$。人乳中维生素 C 的含量常与乳母的摄入量呈正相关。

(12)其他:泛酸与蛋白质、脂类和糖类的代谢有关。泛酸在食物中普遍存在,且需要量甚微,故尚未发现缺乏的病例。生物素(维生素 H)缺乏可造成皮炎。因生物素来源广泛,肠道细菌也可合成故不易缺乏。

在给儿童补充维生素的时候要注意量的问题,要避免发生维生素过量中毒。

5. 宜知儿童需要宏量元素

占人体 96% 的蛋白质、脂肪、糖类和水分,是由氢、氧、碳、氮这 4 种元素所组成。骨骼的主要成分钙、磷、镁和电解质钠、钾、氯及硫这 7 种宏量元素(含量超过人体体重的万分之一),它们的原子序数均在 20 以前,其共同特点是以简单化合物的形式被吸收,血易从肺或肾脏排泄。

(1)钙和磷:它们是构成骨骼和牙齿的主要成分。约 99% 的钙集中在骨和牙齿内,其余分布在体液和软组织中。骨钙和血钙不断地进行交换,即使在成年以后,每年也有 2%~4% 或更多的钙在进行更换。影响吸收因素颇多,乳糖和多种氨基酸均可促进其吸收,维生素 D 可激活钙结合蛋白,是促进钙吸收的重要因素。反之,食物中的植酸、草酸和纤维素均可妨碍钙的吸收。离子钙是多种酶反应的催化剂,在调节细胞膜的通透性和神经肌肉兴奋性,神经递质的释放,激素的分泌,血液的凝固,以及细胞黏附,心脏起搏点的节律等方面发挥重要作用。磷是重要的无机盐之一,主要储于骨和牙齿中,10% 与蛋白质、脂肪、糖类等构成软组织,磷酸盐对调节维生素 D 的代谢,维持钙的内环境稳定具有重要意义。因多数膳食均有足量的磷供生长和代谢所需,故很少缺乏。

(2)镁:是细胞内主要的阳离子,镁的吸收机制与钙相似,维生素 D 也起重要作用。正常人肠道对镁的吸收率一般约为 30%。镁是多种酶的激活剂,与三大营养素的代谢,氧化磷酸化作用,核酸和蛋白质的合成,神经冲动的传导,肌肉细胞的收缩等生理生化反应有密切的关系。

(3)钠、氯:氯化钠是人体最基本的电解质,除了能维持渗透压和酸碱平衡以外,钠又与调节细胞外液的容量、维持血压,以及与神经肌肉的兴奋性有关。氯离子参与胃酸的形成,并对稳定神经细胞的膜电位,协助肝细胞排泄废物起一定的作用。成人每日对氯化钠的需要量为 1.0~3.5 克,但其实际摄入量常因各人的饮食习惯和味觉而异,摄入过多的食盐往往有害无益。钠缺乏多因疾病所致,如慢性腹泻,反复呕吐,大量出汗,肾上腺皮质功能减退等,常伴低氯性碱中毒。钠过多常见于排泄障碍,或因补液中盐分过多,可致高钠血症及水肿。

(4)钾:钾是细胞内的主要阳离子,对维持细胞内渗透压及水平衡有关。钾对维持心肌细胞的自动节律性、兴奋性和传导性是必不可少的。许多腹泻病儿突然死亡往往与缺钾有关。钾还参与糖原生成,肌肉蛋白质的形成等多种生化反应。食物含钾颇丰富。缺钾常发生于饥饿、腹泻、呕吐、肾上腺皮质功能亢进,以及过度利尿、大量出汗等病理情况,其症状主要是神经肌肉应激性降低,包括骨骼肌无力、四肢软瘫、呼吸困难、平滑肌松弛、肠麻痹、腹胀,以及心肌受累、心音低钝、心律失常,常伴有典型的心电图变化。钾过多主要见于肾功能不良,也可发生于组织细胞大量损坏如异型输血,挤压综合征,严重的组织创伤等情况。偶尔因静脉补钾过多所致,因高钾常有典型的心电图改变故诊断一般不难。

(5)硫:硫是多种蛋白质、肝素、胰岛素组成部分,在神经组织代谢、解毒机制中起作用。蛋白质缺乏所致的生长障碍可能部分是与含硫氨基酸缺乏有关。

6. 宜知儿童需要微量元素

含量少于体重万分之一的元素称为微量元素。目前,已知人体必需的微量元素有14种,它们是铁、锌、铜、碘、氟、锰、铝、钴、铬、硒、锡、矽、镍、钒。微量元素主要通过形成结合蛋白(如血红蛋白、铜蓝蛋白筹)、酶、激素和维生素而发挥作用。现已发现人体中一半以上的酶含有微量元素,它们在酶促反应中起着重要的作用。因此,尽管微量元素在体内的含量很少,但也不可缺乏。

(1)铁:铁的吸收率因生理、病理状况及食物的性质而异。机体缺铁对其吸收率较高。一般而言无机铁比有机铁易吸收,二价铁比三价铁易吸收,凡是能与铁形成可溶性小分子络合物(如各种氨基酸、葡萄糖、柠檬酸等)均可促进铁的吸收,反之能与铁结合成不溶性沉淀(如鞣酸、草酸、碳酸盐、磷酸盐等)则可妨碍铁的吸收。

维生素C不仅能直接与铁络合,还由于其还原作用,故有利于铁的吸收。缺铁不仅造成贫血,还影响各种含铁酶的活性,从而妨碍生长发育,降低肌肉收缩力,影响消化吸收,削弱机体防卫功能,并可导致注意力涣散,记忆力减退,理解力降低,智能迟缓等一系列神经系统症状。

（2）铜：参与30多种酶的形成,故与铁的吸收,神经递质的合成,以及保护人体细胞免受超氧离子损害等方面均有重要意义。肝、肾、贝壳、豆类、坚果中均含有丰富的铜。谷物、蔬菜、水果的含铜量因土质而异,牛奶含铜较少,故以牛奶为主食的婴儿应注意铜的补充。

（3）锌：人体中有100多种含锌的酶。缺锌可导致纳呆,生长减慢,性发育延迟,创伤愈合不良,免疫功能低下,皮炎、舌炎等一系列症状。凡是长期摄入不足（挑食、偏食、营养不良）,吸收障碍（慢性腹泻）,需要量增多（生长加速期、疾病恢复阶段）或排泄量增加（肾病、过度利尿等）均可造成缺锌。

（4）其他：碘主要用于合成甲状腺素,与人体的新陈代谢、体格生长和智能发育密切有关。海产品和碘化盐中含有丰富的碘且易于吸收。钴是维生素B_{12}的组成成分,并通过维生素B_{12}的作用而影响人体。硒与维生素E有协同作用,地方性缺硒与克山病有关。锰在蛋白质、DNA和RNA合成中发挥作用。缺锰时动物生长发育受累且伴有骨骼畸形。人体的氟约90%积存于骨和牙齿中,氟在骨皮质和牙釉质中形成坚硬且有一定耐酸能力的氟磷灰石,从而发挥其增强骨的强度和防止龋齿的作用。氟的摄入量与饮水直接有关,摄入过多对人也有损害,可使牙齿失去光泽,出现黄色、棕褐色或黑色斑点,牙齿和骨质变脆（斑釉症和氟骨病）。

7. 宜知儿童需要水

水也是一种重要的营养素,所有的新陈代谢和体温调节活动必须要有水的参加才能完成。水由饮料及食物中获得,产能营养素在体内氧化时也可产生一部分水。新生儿全身含水量约占其体重的 75%,1 岁时 66%,以后渐趋恒定,成人水分占体重的 59%。小儿肠道对水的吸收速度比成人快 3 倍。小儿如果无呕吐,应尽量采取口服补液法。

小儿排水量相对较大与旺盛的新陈代谢有关,但也容易发生水代谢紊乱。水的需要量也较多,每日每千克体重水的需要量,乳儿为 150 毫升,以后每 3 岁减去 25 毫升,9 岁时为 75 毫升,成人为 50 毫升。牛奶含蛋白质及电解质较多,故人工喂养儿所需的水量比母乳喂养者为多。水分不足时患儿感到口渴、尿少,以后血液浓缩,酸性代谢产物积聚,可致循环障碍,甚至死亡。如果补入的生理盐水过多,可发生皮下水肿,甚至肺水肿和循环衰竭。

8. 宜知儿童需要膳食纤维

膳食纤维包括纤维素、半纤维素、果胶、木质素、树胶等成分,它们主要来自植物的细胞壁。人类肠道不能消化膳食纤维,故常以原形排出。有实际生理意义的膳食纤维包括下列 4 组:①纤维素能吸收水分,增加粪便体积。②半纤维素能与阳离子(如铁、锌、钙等)及磷结合,减少其吸收。③木质素能吸附胆酸。减少胆酸的重吸收,故有利于降低血清胆固醇浓度。④果胶吸水后可形成凝胶,降低食物中糖的密度,减轻食饵性胰岛素的分泌。在上述各种因素的综合影响下,粪便变软,肠蠕动加快,排空时间缩短,这样不仅减轻便秘、防止憩室病,而且对减少肠道中各种有害物质及致癌物质的吸收均有裨益。但过多的膳食纤维可妨碍铁、锌、钙等元素及蛋白质的消化吸收,因此尽管人类不能消化膳食纤维,但它们对人体的生理功能仍具有一定的作用。

蔬菜、水果和薯类中含有丰富的维生素、无机盐和膳食纤维,是人体所需上述营养素的主要来源。蔬菜种类繁多,按照颜色可分为绿色、黄色和无色蔬菜。绿色菜富含维生素C,还含有多种无机盐和膳食纤维。黄色菜富含胡萝卜素,还含有钾、镁等无机盐和膳食纤维。研究还发现,同类蔬菜,颜色不同,营养价值也不相同。例如,紫色茄子的营养价值比白色茄子高,因为它含有丰富的维生素P,可以促进儿童血管壁的生长,预防出血。又如,黄色胡萝卜比红色胡萝卜中的胡萝卜素含量高。

过去人们常常忽视膳食纤维对人体健康的作用,认为这类物质对人体没有营养作用。后来研究发现,膳食纤维虽然对人体没有直接营养作用,却是人体健康不可缺少的。例如,膳食纤维摄入量少,高血压、冠心病、脑血管病、糖尿病、胆结石、肥胖症和直肠癌发病率明显增高。也许有人会问,上述疾病主要是成人的疾病,与儿童有什么关系?现代医学认为,虽然这些疾病大多数发病在成年,但其最初病理改变却发生在儿童期,甚至婴儿期。因此,为了彻底预防这些疾病,从儿童时期起就应该多吃蔬菜、水果、薯类和粗粮,以保证膳食纤维的供给。

现在城市儿童便秘的多,究其原因还是动物性食品和精细食物吃得太多,而蔬菜、水果、薯类和粗粮吃得太少。人体的粪便形成及按时排便,都与膳食纤维有密切关系。膳食纤维在小肠内不能被消化和吸收,是以原形到达大肠的,而食物中的其他营养成分绝大多数在小肠内被消化、吸收,只有极少数到达大肠。可见,粪便中含量最多的是膳食纤维。如果膳食纤维摄入量不足,必然造成粪便量太少,从而导致便秘。另外,膳食纤维还被称为"充盈物质",它可以使大肠保持一定充盈度,只有如此,才能刺激肠道末梢神经,出现大肠的集团蠕动,从而发生排便。蔬菜、水果和粗粮摄入太少,难于形成排便意念,排便次数减少,粪便中水分吸收过多,粪便干硬,更加难于排出。便秘对人体的危害不但在于使人腹胀不适,不思饮食,以及总有欲便不出的痛苦感,而且可使粪便中的有害物质过分吸收,肠道内有害细菌大量繁殖,损害身体健康。

现在许多城市儿童很少吃蔬菜,还有的家长让儿童吃维生素来代替蔬菜和水果,这是不可取的。如上所述,蔬菜、水果中不仅包括多种维生素,还包含多种无机盐、微量元素和膳食纤维,这些是维生素片所不能替代的。

9. 宜知婴幼儿膳食平衡的基本标准

婴幼儿需要充足的营养才能保证其正常的生长发育,但不是让婴幼儿像"填鸭"似的吃得越多越好,而应该适当合理的安排营养,以达到膳食的平衡。所谓平衡膳食,是指膳食的搭配必须满足和适合人体对各种营养素的需要。对于婴幼儿来说,平衡膳食就更为重要。要根据婴幼儿的不同年龄、生理需要适当进行配制,使其不致发生某种营养过少或某种营养过多的情况,从而影响健康。

平衡膳食的基本标准是:①蛋白质、脂肪、糖类三大营养素供能比例分别为:12%～15%、30%～35%、50%～60%。②蛋白质中动物蛋白应占 1/2 以上,不饱和脂肪酸占脂肪总量的 1/3。③蔬菜和水果主要供给无机盐与维生素,应保持经常搭配供给。④幼儿期一天三餐和点心(零食)的供给比例为:早 20%、午 35%、晚 30%、点心 15%。

如果能够按照不同年龄的生理条件使所需要的总量达到上述要求,这种膳食就称为平衡膳食了。在调配时,可以通过荤素搭配,米面搭配,配些豆制品等来达到上述要求。虽然对某些个体过多的营养素(主要指能量性营养素)摄入可以引起终身肥胖,但婴幼儿在没有外界强加的过多膳食摄入情况下,具有调节能量摄入,使之配合生长发育及维持机体生存所需能量的能力。

10. 宜防治小儿铁营养缺乏

在小儿营养缺乏症中,铁营养缺乏是常见的疾病之一。铁缺乏症是全球性的营养缺乏性疾病,缺铁性贫血又是小儿最常见的血液病,已列为我国重点防治的儿童 4 种疾病之一。铁是人体正常生长发育所必需的微量元素,缺铁不但可导致缺铁性贫血,而且可使人体小肠、肌肉、神经等多器官功能改变,以及免疫、智能行为异常。

我国小儿以含铁量很低的低铁食品为主食,如人乳、牛乳或小麦,如果食物种类搭配不合理、铁吸收量就极低。应给小儿增加含铁丰富的食品如鸡蛋、豆制品等,并与动物肉类和含维生素 C 丰富的新鲜蔬菜、水果等合理搭配。如牛乳、鸡蛋、铁强化饼干加广柑等。膳食结构搭配合理,不但可以增加铁的吸收率,而且可以增强小儿食欲。

防治缺铁性贫血,宜用小剂量铁剂。大量资料显示,小剂量元素铁每天 1 毫克/千克就能有效防治缺铁性贫血,还有预防高危儿发生缺铁性贫血的作用。因营养性贫血有反复性,高危儿治疗时间宜长。成熟儿应在 4 月龄、未成熟儿应在 2 月龄开始补充铁。

孕妇中、重度缺铁性贫血,不仅影响孕妇本身健康,也可导致胎儿缺铁。"孕妇严重缺铁时,不影响胎儿供铁,孕妇总是无私地将铁单向式逆浓度梯度转运给胎儿"的这一传统理论应该更新。母婴代谢"有限无私"的新理论更新了传统理论。该理论说明孕妇中、重度缺铁性贫血不仅影响孕妇本身,也可导致胎儿缺铁。孕妇从怀孕中期开始补铁,不仅可以防治孕妇缺铁,对预防胎儿及婴儿缺铁,提高我国人口素质更具有重要意义。

11. 宜给儿童补铁

婴儿出生后尽可能母乳喂养,因母乳较其他乳类含铁多,肠道吸收率高,所以婴儿在 4 个月前不会发生贫血。人工喂养的婴儿应吃铁强化配方奶,如果是鲜牛奶须煮沸后再喂。4 个月后随着婴儿长大,需铁量增加,仅靠母乳中的铁已不能满足婴儿的生长发育,应及时按月龄添加含铁多的离乳食品,先从橘子汁、菜水、蛋黄开始,以后逐渐添加新鲜菜泥、肝泥、肉泥及铁强化食品(如强化米粉、奶粉、面粉)。当儿童能吃正常膳食时可将食谱扩大,增加黑木耳、紫菜、大豆及其制品、芝麻,多吃新鲜尤其是深色蔬菜和水果。

烹调时用铁锅、铁铲,这种传统的炊具能给人体补充铁质,在烹饪时,锅与铲会有一些小碎屑溶于食物中,形成可溶性铁盐,易于肠道吸收,世界卫生组织(WTO)向全世界推荐用铁锅烹饪。

对于轻度贫血,采用科学合理的食补基本能得以纠正,药物仅针对那些较重的贫血,即在食疗以外还须加服亚铁类药物、维生素 C 片和胃酶片。在正常膳食的基础上多吃含铁高的食物不会出现铁吸收过量,而要用一些强化食品、药剂则须在医师的指导下,经常查看患儿,以免矫枉过正而造成身体的其他损害。

12. 小儿缺铁性贫血宜饮食调理

在缺铁性贫血的患儿中,绝大多数属于轻度贫血,完全可以通过调整饮食,加强营养得以康复。首先应选择富含铁的食品:瘦肉、肝脏、禽类和鱼类含铁丰富,每 100 克中含铁 2~5 毫克。含铁量的多少与品种、部位和肉色深浅有关,一般来说,猪、牛、羊肉比禽、鱼类含量高。肉、禽、鱼类食品中的铁有 30% 以上是血红蛋白铁(猪肉、肝脏和鱼类为 30%~40%,牛羊和鸡肉为 50%~60%)。此种铁容易吸收,吸收率高达 30% 左右。瘦肉中还有一种目前未知的成分,能够促进非血红蛋白铁吸收。实验证明,单纯吃铁强化面包,吸收率仅为 2.1%,而在面包里夹一小块瘦肉,吸收率达到 6.3%,刚好提高 2 倍。因此,肉、禽和鱼类食品被认为是铁的最丰富、最有效的食物来源。此外,富含铁的食品还有豆类、蛋类、绿色蔬菜和某些坚果类食物。这些食品中的铁均属于非血红蛋白素铁,容易受很多因素的干扰,如谷物中的植物酸、蔬菜中的草酸、水果和茶中的鞣酸及蛋黄中卵黄高磷蛋白都能与铁结合,形成难溶的化合物。因此,这类食物铁的吸收率都很低,一般不超过 5%。

对 4～6 个月的婴儿来说,蛋黄是惟一可以增加的辅助食品,而且蛋黄含铁高达 7 毫克/400 克以上,尽管吸收率较低,但仍不失为铁的良好来源。6 月龄以后可以逐渐给增加一些肝泥、肉末、鸡松、鱼松等。

其次,应选择富含维生素 C 的食品。非血红蛋白铁只有将三价铁变成二价铁才能被吸收。维生素 C 具有很强的还原性,不但可以将三价铁还原成二价铁,而且还能与铁离子形成可溶性的络化物。这种络合物不受上述任何一种干扰因素的影响。在一定剂量范围内,铁的吸收率与维生素 C 的摄入量成正比。有人证实每餐摄入 25 毫克的维生素 C 可以在短期内纠正贫血。当然,只有食物和维生素 C 同时吃才能奏效。在适合小儿食用的水果中,柑橘、柠檬、橙子和草莓等维生素 C 含量相当丰富,均在 34 毫克/100 克以上。在蔬菜中,柿子椒、西红柿和黄瓜等不但可以烹饪成各种菜肴,还可以生吃,也是维生素 C 的良好来源。

再次,应选择牛奶。牛奶是一种"贫铁"食品,每千克含铁仅为 0.5～1.0 毫克,而且牛奶中铁的吸收率远不及母乳。因此,1～6 个月的婴儿应该尽量母乳喂养,6 个月以上的婴儿鲜牛奶的摄入量应该限制在每天 0.75 千克以下,并增加其他捕食。如果能够做到精心选择,合理调配膳食,保证每天有一定数量的瘦肉,或每餐有一定数量的维生素 C,不但会防止缺铁性贫血的发生,而且还可以迅速纠正轻度的贫血。

13. 婴儿补铁宜添加蛋黄

铁是婴儿时期所必需的无机盐,它的最大功用是制造血红蛋白,缺乏时便会导致贫血。然而,婴儿出生后的主要食品是母乳活牛乳,其中铁的含量极少,不能保证供给。足月产的婴儿,在胎儿期从母体内摄取了较多的铁质,出生后一段时期还有储存,无须添加含铁食物。5～6 个月的婴儿,体内储存的铁已逐渐用完,因此最好在 4 个月时开始补充铁质。

铁质的来源,在自然食品中以猪肝、鸡肝等含量较多,且在人体内吸收率高,瘦肉、蛋黄、鱼等次之。植物食品中,则以大豆含铁最丰富,吸收率比较好,绿叶蔬菜次之。

1～6 个月的小婴儿还是选择蛋黄作为铁的补充食物为宜。相对于其他含铁食物来说,蛋黄容易消化。初食时,给予煮熟的老蛋黄 1/4 个,研碎放在奶糕中食用,以后渐渐加到 1/2 和 1 只。蛋黄奶糕吃到婴儿 6 个月左右时,即可改食蛋花粥,6～8 个月时,可吃全蛋、蒸蛋等。月龄近 1 周岁时,即可选猪肝泥等含铁高、吸收率又高的食品。

14. 宜知注意营养平衡很重要

在我国,目前 1～3 岁幼儿以家庭喂养为主。受传统饮食习惯、生活观念、食物充裕程度和家庭文化层次的影响,幼儿喂养中存在许多不正常现象。有的营养过剩,小小年纪就成了小胖子;有的营养缺乏,面黄肌瘦。据专家长期研究发现,要确保幼儿健康生长、发育,保证 3 种营养供给平衡十分重要。

(1)热量平衡:幼儿热能除满足基础代谢、食物特殊动力作用、肌肉活动消耗外,还需满足身体物质的增长需要和排泄损失。其相对需要量高于成人,一般每天每千克体重 420～462 千焦。如果能量供给过高,虽保证了幼儿生长,但同时造成幼儿肥胖或超重,也可能会造成成人后肥胖潜在的体质代谢机制。幼儿动物性食品(如火腿等肉制品、鸡蛋、牛奶)摄入过高,可使体内酸性增加而不利于某些无机盐的吸收。在幼儿喂养中,有些家属经常以满足小儿的嗜好为主,而且有喂养次数过多、摄食过多的现象。小儿胃肠始终保持充裕状态对小儿健康不利,喂养中须注意改正。

(2)蛋白质平衡:幼儿处于生长发育期,当膳食中蛋白质供给不足时,会出现生长速度减慢或停止食物消化吸收障碍,如腹胀、水肿、贫血等现象。而过多摄入蛋白质对机体同样有害,长期过量摄入蛋白质会引起便秘、肠胃病、口臭、舌苔增厚等现象,增加体内氨类毒副产物,加重肝肾负担,使钙的排出增加,影响幼儿生长。幼儿对蛋白质的需要量相对较高,不仅表现在数量上,也表现在质量上。一般婴幼儿的供给量标准为每天每千克体重 2～4 克,2 岁幼儿每天 40 克,而且动物性、豆类蛋白质要在 1/3 以上,以满足对优质蛋白和必需氨基酸的需要。有专家认为,儿童吃鸡蛋每天不宜超过 3 个,应控制动物蛋白的过量摄入,适当增加豆类蛋白和谷类蛋白摄取量。

(3)钙平衡:钙长期缺乏,会使小儿发育迟缓,出牙迟,出现抽搐、枕秃、钙圈、易烦躁、哭闹等现象,严重时会出现软骨病。我国 2 岁幼儿的钙供给量标准为每天 600 毫克。保证幼儿牛奶、豆制品、绿叶菜的供给,应能满足钙的需要。不能单靠补充钙剂或促钙吸收因子来增加幼儿钙的吸收,必须依靠整个膳食的平衡。

人体营养平衡是一种动态的平衡,幼儿期正处在长身体的时期,必须保证平衡。搞好平衡的关键是合理喂养。对幼儿来讲,合理的喂养应是保证总量和优质品多种类食物粗细、荤素合理搭配,多餐次且定时定量,以保持能量、蛋白质、钙的相对良好的平衡。

15. 宜让儿童保持营养平衡

随着生活水平的不断提高,人们饭桌上的食品越来越丰富,但人们仍然不断地听到医师说有的儿童营养缺乏,这是什么原因呢?这种食品丰富条件下出现的营养缺乏,并不是过去所说的营养不良,更多的是指由于营养摄入的不均衡而导致的个别营养素不足。这种现象之所以发生,可能与下列因素有关:①饮食结构的变化。现在的人们粗粮吃得越来越少了,高脂肪、高蛋白、高热量的精细食品吃得越来越多了。②食品加工对营养的破坏。很多天然食物在自然状态下是含有很多营养素,但一经过煎炒烹炸的加工,营养素被损失贻尽。③速食食品的出现。快节奏的生活导致快餐、冷冻食品的出现,这些食品虽然给人们的生活带来方便,但同时也导致了营养素的流失,并在很大程度上改变了饮食结构。④儿童的不良饮食习惯。厌食、偏食、过多的甜食、零食影响了营养素的均衡摄入。

保证儿童摄入均衡的营养,避免发生营养不良的方法是:①调整饮食结构,从种类上做到均衡,粗细粮搭配,荤素食搭配。②改变烹调方法,减少营养素的破坏。③控制吃快餐的次数。④帮助儿童建立良好的饮食习惯。⑤对特殊人群做必要的营养补充。

16. 宜知儿童营养不良的特殊信号

人们通常把消瘦、发育迟缓乃至贫血、缺钙等营养缺乏性疾病作为判断儿童营养不良的指标。这一方法虽然可靠,但病情发展到这一步,儿童的健康已经遭受到一定程度的损害,只能"亡羊补牢",这显然不是上策。其实,儿童营养状况滑坡,往往在疾病出现之前,就已有种种信号出现了。父母如果能及时发现这些信号,并采取相应措施,就可将营养不良扼制在"萌芽"状态。

美国儿科医师的大量调查研究资料显示,当儿童情绪不佳、发生异常变化时,应考虑体内某些营养素缺乏。①儿童郁郁寡欢、反应迟钝、表情麻木,提示体内缺乏蛋白质与铁质,应多给儿童吃一点水产品、肉类、奶制品、畜禽血、蛋黄等高铁、高蛋白质的食品。②儿童忧心忡忡、惊恐不安、失眠健忘,表明体内 B 族维生素不足,此时补充一些豆类、动物肝、核桃仁、土豆等 B 族维生素丰富的食品大有益处。③儿童情绪多变,爱发脾气则与吃甜食过多有关,医学上称为"嗜糖性精神烦躁症"。除了减少甜食外,多安排点富含 B 族维生素的食物也是必要的。儿童固执、胆小怕事,多因维生素 A、B 族维生素、维生素 C 及钙质摄取不足所致,所以应多吃一些动物肝、鱼、虾、奶类、蔬菜、水果等食物。

营养不良也可引起儿童行为反常,大体上可归纳为不爱交往、行为孤僻、动作笨拙,多为体内维生素 C 缺乏的结果。在食物中添加富含此类维生素的食物,如番茄、橘子、苹果、白菜与莴苣等为最佳食疗食物。这些食物所含丰富的酸类和维生素,可增强神经的信息传递功能,缓解或消除上述症状。

营养过剩仅是部分"胖墩儿"发福的原因。另外,一部分胖儿童则是起因于营养不良。具体来说,就是因挑食、偏食等不良饮食习惯,造成某些"微量营养素"摄入不足所致。"微量营养素"不足导致体内的脂肪不能正常代谢为热量散失,只得积存于腹部与皮下,儿童自然就会体重超标。因此,对于肥胖儿来说,除了减少高脂肪食物(如肉类)的摄取及多运动外,还应增加食物品种,做到粗粮、细粮、荤素之间的合理搭配。

17. 儿童缺锌宜找原因

锌是人体 25 种必需元素之一,是体内的一种微量元素。人体中锌的含量为 1.4～2.3 克,在人体所有微量元素中仅次于铁的含量而居第二位。人体中锌分布于皮肤、骨骼、血液、毛发和内脏中,它参与体内 70 余种酶的合成。锌缺乏可降低有关醇的活性而影响人体生长发育、免疫防卫、创伤愈合、生殖生育等生理功能。锌主要存在于动物性食物中,植物性食物及水果中含量极少。正常小儿每日锌需要量是 4 个月以下为 3 毫克,5 个月至 1 岁为 5 毫克,1～10 岁为 10 毫克,10 岁以上为 15 毫克。

一些素食者或由于饮食习惯不科学,或某些心脑血管病患者,他们在膳食中以吃蔬菜、豆类及其制品为主,很少吃或根本不吃动物性食品,如畜肉、家禽、海产品及动物内脏等。他们摄入的锌和热量都不足,产生了缺锌的一系列症状,如食欲减退、味觉迟钝、毛发脱落、皮肤粗糙无光泽、伤口不易愈合等。

锌是儿童生长发育所必需的微量元素,它被医学界誉为"生长

儿童饮食红绿灯

之花、儿童生长素"。儿童处于生长发育阶段,对锌的需要量较多,因此极易产生锌缺乏。全国普查结果表明,我国 7 岁以下的学龄前儿童,营养性锌缺乏症的发生率高达 70%。缺锌的症状为:①食欲差或厌食,味觉减退。②生长速度减慢,身材矮小,消瘦,下肢水肿。③免疫功能降低,容易患呼吸道感染与腹泻。④皮肤与黏膜交界处(如口腔、肛门、生殖器)及眼、鼻和肢端可见经久不愈的、对称性皮炎。⑤大儿童可出现性成熟障碍。⑥少数小儿可有异食癖,反复发作的口腔溃疡、脂肪吸收不良及抗维生素 A 性夜盲症。缺锌的主要危害是导致儿童厌食,免疫力下降,生长发育迟缓,性特征落后,智力下降和神情淡漠。

儿童缺锌的主要原因,是由于生长发育迅速,锌的需要量剧增,而食物中的锌又摄入不足。如膳食结构不平衡:摄入谷类食物偏多,而动物性食品供给不足,再加上谷类食物加工过细,锌被大量损失。植物中的锌,因与植酸盐结合,阻碍了锌的吸收。其他相关因素是:①双胎、早产及营养不良儿易发生缺锌。②人工喂养儿易发生缺锌。③小儿偏食、挑食、忌口、常吃零食等易发生缺锌。有研究表明,儿童挑食容易缺锌。虽说米、面跟儿童缺锌有很大关系,但也不能全都归因于此。如果儿童原本就吃得不够,即使全吸收了,也很难达到正常水平。有些儿童挑食挑得很厉害,尤其是那些不爱吃肉的儿童,摄入锌元素太少,极容易缺锌。④单纯依靠静脉补液或服用金属螯合剂(如青霉胺)可致急性缺锌。

治疗方法如下:①口服硫酸锌,2～3 个月为 1 个疗程。②单纯静脉补液者应加补锌。③消除引起缺锌的各种原因。初乳含锌量为成熟乳的 6～7 倍,新生儿应早开奶。儿童要防止偏食、挑食、吃零食过多等不良习惯,同时补充各种含锌丰富的食物,如瘦肉、肝、鱼、蛋黄等。锌在食物中分布很广泛。儿童每天通过混合膳食,摄入 10 毫克的锌就能满足自身的需要。高蛋白饮食一般含锌量较高。一些动物性食品如海产品、牛肉、动物肝脏等,其次是禽肉、猪肉、花生仁含锌量都较高。而奶类、蛋类、豆类及水果、蔬菜中的含锌量普遍较低。避免儿童缺锌的关键在于纠正偏食、挑食，并使饮食做到多样化。至于药物补锌，必须在医师指导下进行，防止滥补致疾。

18. 宜知缺锌与饮食结构有关

缺锌与否关键看饮食结构是否合理，与年龄无关，只不过婴幼儿及儿童生长发育迅速，需锌量相对增多。一般成人需锌量为2.2毫克/日，婴幼儿1.20毫克/日，孕妇3毫克/日，哺乳妇女5.45毫克/日。男孩需锌量：1～10岁1.6毫克/日，11～17岁2.8毫克/日。女孩需锌量：1～9岁1.55毫克/日，10～13岁2.65毫克/日，14～17岁2.2毫克/日。

食品中禽、畜、肉、海产品含锌量较高，乳、蛋次之。一般来说，饮食结构中肉食品、奶制品量足够，人体不会缺锌，如偏食、挑食，饮食结构中高蛋白食品缺乏。过量摄食含铁丰富的食品及机体抵抗力降低等时，才会造成人体缺锌。一些家长的错误观念也会导致儿童缺锌。如动物的肝脏是含锌很丰富的食品，但有些家长却认为肝脏是进行解毒的器官，所以一定带有毒性，于是不让儿童吃，进而影响了锌元素的摄入量。

缺锌可影响蛋白质和核酸的合成，对细胞免疫和体液免疫都有影响。当儿童缺锌时，主要表现的症状有：生长迟缓、食欲不振、抵抗力下降、厌食、异食、精神错乱、伤口不易愈合。此外，当小儿多发性口腔炎与反复性呼吸道感染、肠病性肢端皮炎、幼儿矮小症、青春发育障碍、智力发育障碍等，也要考虑缺锌的因素。

最后提醒广大家长，只要养成儿童良好的饮食习惯，不偏食、挑食，保证饮食结构的合理比例，即可避免儿童缺锌。一旦儿童缺锌，也应在正规医院专科医师的指导下，接受规范的治疗。切忌盲目补锌，应遵循缺什么补什么，不缺不补的原则，锌过多也可抑制免疫反应,造成对机体的不良影响。

19. 儿童汗多宜补锌

儿童出汗是很正常的,因为儿童的新陈代谢比较快,所以不用担心。但是,有的儿童如果出汗过多,家长就要关心了,这个时候可能儿童已经出现缺锌的问题了。锌是人体必需微量元素,它与儿童的生长发育、免疫功能、视觉及性发育密切相关。儿童在生长发育的过程中,对于锌的需求量比较大,大量出汗会使锌丢失过多,造成体内缺锌。调查发现,多汗儿童的缺锌发病率明显高于正常儿童。缺锌会降低机体的免疫能力,尤其是呼吸道和消化道的抵抗力,使感染反复发作,进而又会引起小儿体质虚弱,加重多汗,从而形成了恶性循环。所以,多汗的小儿应适当补锌。

对于10岁以下的儿童,世界卫生组织建议每天应摄入10毫克的锌。儿童在正常饮食和没有疾病的情况下,每天从膳食中摄取的锌基本能达到这一标准。但多汗的儿童,必须增加一些富含锌的食物,如牡蛎、精肉、动物内脏等,也可适当补充一些锌剂,如葡萄糖酸锌。此外,还可服用一些中药,如黄芪、大枣、孩儿参等,有补气敛汗的功效。同时,还应积极治疗引起多汗的其他疾病。总之,儿童多汗不一定是病,但是对于特别多汗的小儿应适当补充微量元素锌,以免影响其生长发育。

20. 儿童宜补钙

(1)提倡母乳喂养新生儿,因为母乳中含有婴儿体内代谢所需要的钙。人工喂养的婴儿需要添加辅助食品,如蛋类、瘦肉类、豆制品及动物肝脏等,这些食物都含有丰富的钙,可以补充其钙摄入量的不足。

(2)怎样选择富含钙的食物?地球上各类生物所处的钙环境差异较大,海水中的钙元素含量排在各类元素的第五位,因此浸泡在海水中的动植物是理想的补钙食物。此外,虾皮、芝麻酱、乳类、蛋类、豆类、坚果类及深颜色的蔬菜等都是补钙的好食品。

(3)钙在体内转运过程中,必须有维生素 D 的协助。维生素 D 通过一系列复杂的转化,才能够调节钙、磷代谢,从而促进骨骼形成,富含维生素 D 的食物有鱼肝油、动物肝脏、蛋类及肉类等。同时要注意让儿童多进行户外活动,接受阳光的照射,以促进体内维生素 D 的合成。

(4)钙与磷是一对亲密的伙伴,然而,如果磷摄入过多,将影响钙的吸收。一般钙与磷的比值为 1∶1.2～1∶1.5 两者相比要特别注意补充钙,因为磷广泛存在于自然界的食物中。

(5)我国居民的日常饮食以植物性食物为主,其含有的草酸、植酸、纤维素较多,这些物质与钙结合,形成不溶解的物质,从而影响了钙的吸收。为了减少该物质的形成,可以先用开水将一些含草酸等较多的绿叶蔬菜焯一下,使食物中含有草酸、植酸等物质溶解在水中,以减少其在食物中的含量。

(6)在日常饮食中,如果摄入过多的脂肪,脂肪便会与钙结合,形成钙皂,称为皂化作用。该物质从粪便中排出,使钙丢失,因此在日常饮食中应控制高脂肪类食物的摄入。

(7)钙在碱性环境中不溶解,从而使钙的吸收利用率降低。而酸性环境可以使钙保持溶解状态,利于钙的吸收。维生素 C、柠檬酸等可以使肠道 pH 值下降,有利于肠道对钙的吸收。

(8)在日常饮食中,如果摄入过多的低聚糖,如食糖、甜品等,就会消耗体内的钙,从而降低体内的钙含量。

(9)精神过度紧张或压抑、缺少运动的儿童,即使在日常饮食中的钙摄入量充足,也可能会出现缺钙的现象,因此在生活中,特别是在进餐时应该给儿童营造一个良好的轻松的氛围。

(10)纠正儿童偏食、素食等不良饮食习惯,力求达到平衡膳食。

21. 宜促进食物中钙的吸收

（1）维生素 D 能促进钙和磷在肠道的吸收：食物中富含维生素 D 的有鱼肝油、鸡蛋黄、黄油、肝、奶等，植物性食物几乎不含维生素 D。人的皮肤中含有 7-脱氢胆固醇，经紫外线或阳光照射后转变成维生素 D，因此儿童经常晒太阳，对促进骨骼发育有益。

（2）乳糖能促进钙的吸收：由于乳糖和钙形成低分子可溶性络合物，促进了钙的吸收，因此乳糖可增加小肠吸收钙的速度。

（3）膳食蛋白质供应充足，有利于钙的吸收：由于蛋白质消化分解为氨基酸，尤其是赖氨酸和精氨酸与钙形成可溶性钙盐，因而利于钙的吸收。有人研究，在成年人中观察到，在不同蛋白质的供给情况了，提供恒定量的钙质，以 15 天作为一定剂量的观察期，发现增加蛋白质供给量可以明显增加钙的吸收。

（4）适宜的钙、磷比值可促进钙吸收：一般认为，钙、磷比值在 2∶1 益于钙吸收，有的营养学家推荐，婴儿时期的钙、磷比值以 1.5∶1 为宜，1 岁以后钙、磷比值维持在 1∶1 为宜。动物实验证明：钙、磷比值低于 1∶2 时，钙从骨骼中溶解和脱出增加，严重时可导致骨质疏松症。

（5）赖氨酸、精氨酸、色氨酸等均可增加钙的吸收：尤以赖氨酸作用最为明显。氨基酸可与钙形成容易吸收的钙盐，故膳食中适量的蛋白质可以增加由小肠吸收钙的速度，但过量的蛋白质摄入，也增加尿钙排出，导致负钙平衡。当每日摄入蛋白质在 47～93 克范围时，可以保持正钙平衡，即体内有钙存留。

（6）植酸盐、纤维素、糖醛酸、藻酸钠和草酸可降低钙的吸收：因为它们均存在于常见的食物中。并可与钙形成不易被吸收的盐类，除非再经酶的水解和破坏后，钙才能被人体吸收。也有人提出黑麦中含有较多的植酸酶，可以破坏植酸与钙的结合，为此有人主张在面食中加些黑麦，以减少钙的破坏。菠菜、大蕹菜（空心菜）、芋禾杆、厚皮菜、苋菜、折耳根等含草酸多的食物中的钙难于吸收，而且影响胃肠道内其他食物中钙的吸收，故选择供给钙的食物时，要注意植酸盐和草酸含量。

（7）酸性介质有利于钙的吸收：因较低的 pH 值，可保持钙在溶解状态，钙大部分在小肠上部之前的酸性环境中被吸收。

（8）运动可增加钙的吸收：缺乏运动时，钙的吸收减少。

（9）其他：①脂肪摄入过多或脂肪吸收不良，可导致游离脂肪酸过多，与钙结合成不溶性的钙皂，从粪便中排出。当脂肪酸碳链增长，饱和程度增加时，钙的利用率更低。中链脂肪酸能改善脂肪和钙的吸收。②过量的酒精、尼古丁均可影响钙的吸收，为此要少饮酒少吸烟。③激素对钙吸收的作用很重要。当血钙下降时，甲状旁腺激素分泌增加，刺激 1,25-二羟维生素 D_3 的合成，促使肠道中钙的吸收及骨骼中钙的释放增加。相反，当血钙增加，降钙素分泌增加，促进血钙进入骨骼。甲状腺激素、肾上腺皮质激素及其同类均不利于钙的吸收。

22. 宜知维生素 A 的作用

小儿反复呼吸道感染的病因较为复杂，与营养、饮食、机体免疫功能、各种微量元素、气候、环境污染、家庭护理不当及缺乏锻炼等因素有一定关系，而国内外的大量文献资料证实，小儿体内缺乏维生素 A 是十分重要的原因之一。临床实践也证实，以维生素 A 防治小儿反复呼吸道感染效果很好。维生素 A 是构成视网膜感光色素（尤其是视杆细胞的视紫红质）的成分，主要作用是维持暗光下的视觉功能。其另一个功能是保持呼吸道黏膜上皮完整，对小儿呼吸道黏膜具有重要的保护作用。它还能增强机体的免疫功能，提高人体抗过敏、抵抗细菌、病毒感染的能力。

对于反复呼吸道感染的小儿，在采用抗感染、祛痰、止咳等一般治疗措施的同时，可在医师指导下，口服维生素 A 胶丸。如同时患有肠炎或肝胆疾病,口服吸收效果差,宜采用维生素 AD 注射液做深部肌内注射,用量按医嘱实行,症状好转后改为口服。根据儿童的具体情况,4~6 个月后重复服用一次。在服用维生素 A 的同时,还可少量服用维生素 E。另外,还要注意调整食谱,让儿童多吃一些含维生素 A 丰富的食物,如胡萝卜、肝、肉类、乳类、蛋类等。特别指出的是,维生素 A 过量使用会发生急性中毒,可出现烦躁、嗜睡、恶心、呕吐、癫痫样发作等症状。因此,不宜将维生素 A 作为补品随便给小儿服用。

23. 宜吃出浓密的头发来

时常可见有些婴幼儿长得天真、可爱,可是头发却稀疏、细脆和枯黄,很令家长烦恼不安,又苦于无良方。现代医学研究认为,小儿头发的变化与疾病及其营养状况关系密切。一般来说,胎儿在子宫里营养不良,可使婴儿的头发稀疏、细而柔软,一绺一绺的。患有佝偻病的婴儿,长到 7~8 个月的时候,往往在靠近枕头部的头发长得稀疏,并伴有出汗多、头皮发痒等症状。患有营养不良的婴幼儿,头发一般表现为枯黄、干燥、没有光泽、容易脱落,同时还伴有指甲生长缓慢、皮肤干燥发凉,或有起鸡皮疙瘩等现象。还有一种由于近亲结婚造成的遗传病——苯丙酮症,患儿头发越长越发黄,且脸色细嫩、发白、尿有老鼠尿味,智力发育不健全。

据临床医学调查分析表明,婴儿头发长得稀疏、细柔,多数是由于营养不良所致,尤其是体内缺乏维生素 A、维生素 B_1、维生素 B_2、维生素 B_6、维生素 B_{12}、叶酸,以及钙、锌、铁等无机盐,致使头发营养缺乏,妨碍了头发的正常生长发育。因此,要注意婴幼儿科学饮食,不偏食,不挑食,适当多吃些营养丰富的食物,如黄绿色蔬菜、豆类、蛋类、鱼虾类、动物肝与血、贝壳类等,也可在医师的指导下,合理服用维生素、钙剂等药物。同时,每日用手指轻轻地按摩小儿头皮 2~3 次,每次 5 分钟,以促进头皮血液循环,增强营养供应,以利头发的生长发育。中医学早就把头发作为诊断疾病的一个依据。婴幼儿头发稀疏也可在饮食上做些调理,注意选择一些益气补血和补脾健胃的食谱。

24. 宜防止牛奶贫血症

所谓"牛奶贫血症"是指婴幼儿因过量饮用牛奶,忽视添加辅食,而引起的小儿缺铁性贫血。该症于 1985 年 10 月因日本松本隆五医师提出。新生儿出生时从母体获得一定的铁,但满 6 个月后,就需要从食物中补充铁质,然而市场上出售的牛奶,1 000 毫升中含 0.5～2 毫克铁,而 1 岁的儿童每天需要从食物中摄取约 6 毫克铁。但含铁量太少,而且铁的吸收率很低。铁是造血的基础元素,铁不足则会发生缺铁性贫血。

据分析,牛奶的铁含量只有人奶的 33%,同时,人奶中铁的吸收率可达 50%,而牛奶中铁的吸收率仅有 10%。能提高铁的吸收利用率的促进剂之一,是牛奶中含量最少的维生素 C。而目前多数人都用金属器皿煮牛奶,此时维生素 C 很容易氧化。加上婴幼儿时期缺乏胃酸,不利于维生素 C 的吸收,如果不注意补充维生素 C,铁的吸收利用率自然就会降低。同时,牛奶中钙、磷、钾含量较多,而这些无机盐可使胃内容物呈碱性。磷还可与铁结合成难溶解的物质。这些都会影响铁的吸收,从而妨碍缺铁性贫血的纠正,甚至可能加重病情。

铜也是人体中多种酶的组成成分。大部分的铜以血浆酮蓝蛋白氧化酶的形式,存在于血浆中,这种多功能的氧化酶能将人体不能直接吸收的二价铁离子,催化成可吸收利用的三价铁,以促进铁在肠道的吸收率,为制造血红蛋白储存原料。而牛奶中的铜含量也极低。1 000 毫升仅含铜 0.01 毫克左右,很难满足婴儿的生理需要。这也是造成"牛奶贫血症"的原因之一。

牛奶中的叶酸、维生素 B_{12} 等抗贫血因子易遭损失。目前,婴幼儿饮用的牛奶几乎都经过高温煮沸,而叶酸和维生素 B_{12} 经煮沸后,损失量可达 50％以上。维生素 B_{12} 只有在胃内黏蛋白作用下,才能被顺利吸收。由于婴儿胃内缺少黏蛋白,故单纯用牛奶喂养,势必造成叶酸和维生素 B_{12} 的缺乏,致细胞的核酸代谢障碍,从而发生婴幼儿巨幼细胞性贫血。因此,婴幼儿在没有母乳喂养的情况下及断奶以后,应当适当添加辅食,饮食多样化。只要按科学的喂养方法行事,小儿贫血是可以预防和得到纠正的。

25. 小儿脾胃不和宜食山楂

小儿脾常不足,风寒之邪如果直中脾胃或者由于不注意饮食卫生而感受湿浊之邪,就会发生腹泻疾病。从中医的角度来看,小儿发病与否与其脾胃功能密切相关。进入秋冬时节可以适当煲些山楂、麦芽、谷芽、扁豆、山药、鸭肾等调理脾胃的汤水或粥水,或者找中医师望、闻、问、切后,根据患儿偏寒或偏热而添加陈皮、北黄芪、党参等或麦冬、薏苡仁等煲汤或煲粥,以增强小儿脾胃功能,提高免疫力从而预防腹泻疾病。

(1)山药莲子粥:每天取适量的新鲜山药(50 克左右)和莲子(20～30 克)给宝宝煲粥喝,莲子和粥都要煮得够烂,一起吃下去。对不到 1 岁的小儿,山药和莲子要尽量碾碎。干的可磨成粉,再用米汤调成糊糊来喂养。此粥可温胃健脾,最适合脾阳不足的小儿。每天分 2 次食用,连食 3～5 日。

(2)山楂粥:取山楂 20 克,米 30 克,共煮粥,煮的过程中可加入 2～3 片薄姜。粥成后加些少许糖即可。每天分 2 次食用,连食 3～5 日。

(3)薏苡仁胡萝卜汤(粥):取薏苡仁 30 克,胡萝卜 1/2,山药 20 克。共加水煎煮,或者跟粥一起煮,饮水或喝粥。每天分 2 次食用,连食 3～5 日。

六、食物卫生与烹调的红绿灯

（一）食物卫生与烹调的 16 盏红灯

1. 不能用饮料代替水

水是机体中含量最多的成分,大约占体重的 60％,小儿可达 70％～75％,水是维持人体正常生理活动的重要物质之一。水能调节体温,人的生命活动如新陈代谢,各种生物化学反应,营养物质的消化、吸收、运输和废物的排泄都需要水。人每天都要喝水,就像离不开空气一样离不开水。随着生活水平的提高和饮料品种的增加,人们每天除了喝水外还经常喝饮料。有不少父母为儿童购买各种品味的饮料,甚至以饮料代替水。这种做法是不对的。

各种饮料都提供一定的热量、维生素、钠、钾和某些微量元素等。如据资料介绍,酸梅晶 100 克可产生约 1647 千焦热量,如果饮食完全正常的儿童经常大量喝这类饮料,可造成热量过剩,使机体发胖。肾功能障碍者喝一些含钾较多的饮料、果汁可导致高钾血症。经常饭前喝饮料、喝过凉的酸饮料对胃有刺激,可影响正常进餐,破坏了正常的饮食规律,影响食欲,长期下去会发生营养障碍。有不少饮料含人工色素,有的饮料质量不完全合格,经常饮用对身体有害,更不能过早过多给儿童喂饮料。我们曾遇到 1 例 3 个月的婴儿,从出生后就喂果汁,开始每次喂 5～10 毫升,以后增加到每次喂 50 毫升,3 个月时患出血性胃炎,吐新鲜血和便血。在胃镜下见到胃体部多处大片渗血。这可能与儿童加喂酸果汁过早、色素和酸对柔弱的胃黏膜刺激有关。所以,给婴儿加喂饮料、果汁时间要适当。应从婴儿生后 2～4 周开始并从小量稀释果汁逐渐增加,适当喂给。此外,1 天给婴儿喂 2～3 次水,以喂温白开水为宜,水中不要加糖或甜味剂。目前,有多种矿泉水问世,有进口的,有国产的,据国家有关部门检测,质量不合格的为数不少。儿童正处在生长发育阶段,任何不良条件对儿童健康都是有影响的,所以也不宜用矿泉水代替水。

汽水对儿童和胃肠消化功能紊乱的人,喝后因产生气体过多而发生膨闷胀饱等不适,影响进食,所以最好不喝或少喝。目前,市场上虽然不断有大量饮料问世,但这些饮料中最基本的成分是水、糖、色素、香精等。饮料对身体不是必需的,不喝并不影响健康,相反喝的不适当,尤其喝了质量差的饮料,不但对身体无益反而有害。

2. 不宜让儿童比赛吃饭

有些家长进餐时,常常采用比赛的办法促使儿童多吃、快吃。儿童为了争得第一或获得奖赏,便不顾一切地把饭菜往下吞。这样做,表面上似乎收到了满意的效果,但事实上对身心的健康发展却有很大的不良影响。如比赛吃饭会影响消化液的分泌,在比赛的过程中,由于大脑皮质产生相应的兴奋中心,儿童把注意力集中于比赛活动,极易导致唾液腺、胃腺、肝脏和胰腺等消化腺功能的降低或抑制,消化液分泌量减少,影响儿童对食物的消化。比赛吃饭时,儿童为了获得奖赏,往往把过热的饭菜吞入肚里,儿童口腔、咽部、食管等消化道的一些部位容易遭到烫伤,不但影响儿童的消化功能,而且为儿童以后的进食造成很大的困难。比赛吃饭时,由于儿童吃得过快过猛,极易导致食物呛入气管、呼吸窒息的现象产生,甚至危及生命。比赛吃饭时,儿童为了争速度,往往把大块食物塞进嘴里,很少或不加咀嚼就强咽入肚,不仅阻碍消化,也影响儿童对营养的吸收。比赛吃饭时,儿童往往处于高度的紧张状态,长此以往,影响儿童神经系统的正常发育。常常采用比赛的办法促使儿童吃饭,容易使儿童形成不良的进餐习惯与事事讲条件、提要求的行为,使儿童失去主动进餐的积极性,甚至产生厌食现象。比赛吃饭,也往往导致部分儿童吃不饱或吃得过饱等现象产生,影响儿童的健康成长。

3. 不能吃发芽的土豆

土豆是大家都爱吃的食物,但是土豆储存时间长后,会出现发芽等情况。提醒家长注意别给儿童吃发芽的土豆,这是为什么呢?原来,土豆发芽后,其芽孔周围就会含有大量的有毒龙葵素,这是一种神经毒素,可抑制呼吸中枢。中毒轻者表现为口唇发绀、呼吸困难、口咽部有灼热感、恶心、呕吐、腹痛及腹泻等。严重的中毒儿童可有四肢抽搐和呼吸麻痹。

中毒后应立即送医院进行洗胃、催吐、导泻,还可以口服50%硫酸镁50毫升,将毒物排出。预防的最好方法是不食用发芽的土豆。如要食用可先挖去芽孔周围青绿色的部分,必须仔细检查看是否挖净,然后要多炒一段时间再食用。

4. 不能用高浓度糖水喂新生儿

给小儿服用高浓度糖的奶和水,易患腹泻、消化不良、食欲不振,以至于发生营养不良。新生儿吃高糖的奶和水,还会使坏死性小肠炎的发病率增加。因为高浓度的糖会损伤肠黏膜,糖发酵后产生大量气体造成肠腔充气,肠壁不同程度积气,产生肠黏膜与肌肉层出血坏死,重者还会引起肠穿孔。临床可见腹胀、呕吐,大便先为水样便,后出现血便。

5. 不宜多吃甜食

很少有宝宝能够抵制甜食,特别是糖果的诱惑。1岁以后的宝宝,虽然辅食添加已经逐渐过渡至规律的一日三餐,但饮食习惯仍未完全规律建立,家长仍需重视对宝宝进行健康饮食和口味的培养。

宝宝每天所需要的热量最多只应有 6% 来自加工的糖类食品。具体来说,如 3 岁的孩子,每天最多摄入 14 克,也就是相当于 3 块方糖那么多。而对于 1 岁的宝贝而言,每天最好不要超过 1 块方糖的量。如果纵容宝宝随意吃糖,会让甜蜜变成负担,给宝宝带来龋齿、肥胖、糖尿病等健康隐患,因为额外添加在食物中的精制糖类,除了提供热量,并不具有其他的营养价值。人体所摄入的糖分不仅仅来自于糖果,还有许多食物中都添加了蔗糖、葡萄糖、麦芽糖等,加工的甜品、糖果、饼干、果脯等食品,都是糖分的藏身之处。因此,如果宝宝的饮食中已经包括了许多这类食物,就只能偶尔尝上一小块奶糖或巧克力了。

从营养学的观点来看,过多的糖类物质如果在体内得不到消耗,便转化为脂肪储存起来,造成儿童的肥胖,为成年后某些疾病的发生埋下了祸根。食用过多的糖,会加重代谢中胰岛的负担,日久会引发糖尿病。甜食还可消耗体内的维生素,使唾液、消化腺的分泌减少,而胃酸则增多,从而引起消化不良。如果食用的糖量超过食物总量的 16%～18%,就会使儿童的钙质代谢发生紊乱,直接影响儿童的生长发育。饭前给儿童吃甜食,会使食欲中枢受到抑制,造成儿童厌食。

糖是由淀粉转化而来。淀粉在加工成糖的过程中,维生素 B_1 几乎全部被破坏。过多的糖在进入人体后,在代谢过程中所产生的中间产物丙酮酸,因没有足够的维生素 B_1 的参与,会大量存在于血液中,进而刺激中枢神经系统及心血管系统,最常见的是人体出现疲乏、食欲降低等现象。

糖吃多了易得龋齿,因口腔是一个多细菌的环境,有些细菌可以利用蔗糖合成多糖,多糖又可形成一种黏性很强的细菌膜,这种细菌膜附着在牙齿表面上不容易清除,细菌可大量繁殖而形成一些有机酸和酶,尤其是乳酸杆菌产生大量乳酸,直接作用于牙齿,可使牙齿脱钙、软化。酶类可以溶解牙组织中的蛋白质,在酸和酶的共同作用下,牙齿的硬度和结构容易遭到破坏,就特别容易发生龋齿。吃糖过量会增高儿童体内血糖量,相应地降低体液的渗透压,使晶状体凸出变形,屈光度增高,导致近视。另外,糖偏酸性,食用过多,能消耗体内的碱性物质,特别是钙、铬等无机盐,这些都是促成近视的因素。

6. 不宜多吃巧克力

巧克力味道香甜,很受儿童喜爱,往往吃起来没够。不用说儿童年纪小,自我控制力差,连有的大人都贪吃巧克力。有的家长以为巧克力营养丰富,就让儿童多吃。那么,巧克力到底有什么营养呢?

巧克力的主要成分是糖和脂肪,因此能提供较高的热量,具有独特的营养作用。在体力活动强度较大、消耗热量较多的情况下,吃一些巧克力可以及时补充消耗,维持体力。所以,体育运动员和舞蹈演员,就需要多吃些巧克力来补充热量的消耗。如果儿童要参加幼儿园或学校组织的小运动会,不妨给儿童多带上几块巧克力,以补充体力。

虽然巧克力的热量高,但它所含营养成分的比例,不符合儿童生长发育的需要,儿童生长发育所需的蛋白质、无机盐和维生素等,在巧克力中含量均较低。巧克力中所含脂肪较多,在胃中停留的时间较长,不易被儿童消化吸收。吃巧克力后容易产生饱腹感,如果儿童饭前吃了巧克力,到该吃饭的时候,就会没有食欲,即使再好的饭菜也吃不下。可是,过了吃饭时间后他又会感到饿,这样就打乱了正常的生活规律和良好的进餐习惯。儿童的生长发育需要各种营养素平衡的膳食,如肉类、蛋类、蔬菜、水果、粮食等,这是巧克力无法替代的。食物中的纤维素能刺激胃肠的正常蠕动,而巧克力不含纤维素。巧克力吃多了容易在胃肠内反酸产气而引起腹痛。所以,应该选择适当的时间,有节制地给儿童食用巧克力。例如,每天只给儿童吃一次巧克力,每次只一块,时间可安排在两餐之间,不要影响吃正餐。或者在儿童大运动量活动之后,给儿童吃一块巧克力,有助于儿童恢复体力。

巧克力中含有使神经系统兴奋的物质,会使儿童不易入睡和哭闹不安。多吃巧克力还会发生蛀牙,并使肠道气体增多而导致腹痛。因此,3岁以下小儿不宜吃巧克力,稍大一点的儿童吃巧克力要适量。另外,牛奶与巧克力不宜同食,有的家长为给儿童增加营养,常常在牛奶中放些易溶化的巧克力或吃奶后再给儿童巧克力吃,这是不科学的。因为牛奶中的钙与巧克力中的草酸结合以后,可形成草酸钙,草酸钙不溶于水,如果长期食用,容易使儿童的头发干燥而没有光泽,还经常腹泻,并出现缺钙和发育缓慢的现象。特别是大人要给儿童做出榜样,尽量不要当着儿童的面表现出自己对巧克力的嗜好,如果儿童看到父母一块又一块地拿着巧克力吃个没完,那么儿童就不可能再愿意对自己有所节制了。

7. 婴儿饥饿性腹泻不宜限制饮食

治疗婴儿腹泻时适量限制饮食量,可使消化道充分休息,减少腹泻次数。但长时间的控制饮食,食量过小,使胃肠功能减弱,再稍增加乳量,也可引起腹泻,即饥饿性腹泻。此时患儿大便多呈黏液便,不成形。虽然次数多,但每次量少,化验无异常,大便培养阴性。这说明此种腹泻是非感染性的,无须用药,要逐渐加强营养,改善喂养方法,增加辅食即可好转,绝不可滥用抗生素与反复限制饮食。

8. 吃饭时不宜责备儿童

因为人的高级神经系统活动,对胃肠的消化功能有影响。当进食时,由于条件反射的作用,胃肠的消化液分泌旺盛,胃肠蠕动增强,食欲很好。在人们情绪不好时,大脑皮质对外界环境反应的兴奋性降低,使胃肠分泌的液体减少,胃肠蠕动减弱,从而对食物的消化吸收功能降低。这样就使食物在胃中停留的时间延长,使人没有饥饿感,吃不下饭,即使勉强吃下去,也常感到肚子不舒服。所以,当儿童有过错时,切勿迫不及待地在吃饭的时候责备或打骂他,这样会影响儿童的食欲和消化。另外,也不要让儿童边听故事边吃饭,边看电视边吃饭,这些都会影响消化,而造成儿童食欲不好、消化不良等。

9. 不要只用米粉喂养婴儿

母乳不足或牛奶不够,可加用些米粉类食品以作补充。市场上名目繁多的糕干粉、健儿粉、米粉、奶糕等,均以大米为主料制成。其中所含的79%的糖类,5.6%的蛋白质,5.1%的脂肪及B族维生素等,都不能满足婴儿生长发育的需要。婴儿最需要的蛋白质不但质量不好,含量也少。如只用米粉类食物代乳喂养,则会出现蛋白质缺乏症,不但生长发育迟缓,影响婴儿的神经系统、血液系统和肌肉的增长,而且抵抗力低下,免疫球蛋白不足,易罹患疾病,病情常较正常婴儿重,甚至造成预后不良。长期用米粉喂养的婴儿,身长增长缓慢,但体重并不一定减少,反而又白又胖,皮肤被摄入过多的糖类转化成的脂肪充实得紧绷绷的,医学上称为泥膏样。但外强中干,常患有贫血、佝偻病,易感染支气管炎、肺炎等疾病。

有些家长,在新生儿期便加用米粉类食品喂养就更为不合适。因为新生儿唾液分泌少,其中的淀粉酶尚未发育。胰淀粉酶要在婴儿4个月左右才达成人水平,所以3个月之内的婴儿不要加米粉类食品。3个月以后适当喂些米粉类食品,对胰淀粉酶的分泌有促进作用,也便于唾液中的淀粉酶得到利用,产生的热量可节约蛋白质与脂肪的消耗,也是价廉物美的食品。但不能只用米粉类喂养,即使与牛奶混合喂养婴儿也应以牛奶为主,米粉为辅。

10. 忌吃生豆角

日常生活中大家都爱吃豆角,但是你知道吗？如果在烹调时没有炒熟,豆角也会让人中毒。食用生豆角或未炒熟的豆角容易引起中毒,这是由于生豆角中含有两种对人体有害的物质:溶血素和毒蛋白。当人们吃了生豆角后,这两种毒素对胃肠道有强烈的刺激作用,轻者感到腹部不适,重者出现呕吐、腹泻等中毒症状,尤其是儿童。

虽然豆角中的这两种物质对人体有毒,但它有自身的特点和弱点,即不耐高温。因此,不论家里的父母,还是托儿所的厨师,在给儿童做豆角这道菜时,一定要充分加热煮熟,或急火加热 10 分钟以上,以保证豆角熟透,有害物质就会分解变成无毒物质了。

11. 不宜多吃山楂

医学研究表明,山楂含有多种有效成分,具有强心、扩张血管和兴奋等作用,山楂对痢疾杆菌有一定的抗菌作用,并有收敛、降血压和降胆固醇等作用。山楂能促进胃液分泌帮助消化,是临床上常用的一味消食药。其特殊的色、香、味能刺激人们的食欲,深受人们特别是儿童们的喜爱。

然而,营养专家发现,小儿进食过多的山楂有害无益。目前市场上出售的山楂片含有大量的糖分,小儿进食过多,会吃进较多的糖和淀粉,这些糖和淀粉经消化吸收后使小儿的血糖保持在较高的水平,如果这种较高的血糖维持到吃饭时间,则使儿童没有饥饿感,影响进食。由于山楂提供的能量有限,营养单一,长时期大量食用会导致小儿营养不良、贫血等。中医学认为,山楂只消不补,对脾胃虚弱者更不宜多食用,无食物积滞者勿用。因此,切不可让儿童吃过多的山楂。

12. 不宜多吃橘子

橘子含有多种维生素、无机盐、糖分、粗纤维,是受人们喜爱的水果。其中含有丰富的胡萝卜素,如大量吃入,每天500克左右连吃2个月,可出现高胡萝卜素血症,其表现为手、足掌皮肤黄染,渐染全身,可伴有恶心、呕吐、食欲不振、全身乏力等症状,有时易与肝炎相混淆。胡萝卜素在肝脏中转变成维生素A,而大量的胡萝卜素在小儿肝脏不能及时转化,就随血液遍及周身各处沉积,对身体产生不良反应。有些儿童吃橘子过多还会出现中医所说的"上火"表现,如舌炎、牙周炎、咽喉炎等。因此,儿童不要多吃橘子。如果吃多时,应停食1~2周再吃。

13. 汤泡饭不可取

有些家长图方便,进餐时大人吃什么,儿童也吃什么,经常利用汤泡饭喂儿童,既省时又方便。而且自我感觉良好,认为"营养在汁里",今天喝鲫鱼汤,明天喝骨头汤,后天喝鸡汤,营养好极了!实际上鱼汤、肉汤、鸡汤与鱼肉、猪肉、鸡肉的营养价值是不可比的,除非把鱼、肉、鸡煮成糊状,否则在汤里仅有少量的维生素、无机盐、脂肪或蛋白质分解后的氨基酸。一般汤里的蛋白质只有肉中蛋白质含量的7%左右,而大量的蛋白质、脂肪、维生素和无机盐仍都留在鱼肉、猪肉、鸡肉中,所以给儿童喝汤是得不到各种足够的营养素的,根本不能满足小儿生长发育的需要,反而容易患营养不良及贫血等。而且汤泡饭还会养成不良的饮食习惯,吃饭不嚼。食物不经过牙齿的咀嚼、磨碎和唾液的搅拌,日久会影响食物的消化、吸收,还会出现胃肠道疾病。

当然,鸡汤、鱼汤、肉汤味道鲜美可口,可以刺激胃液的分泌,也可增加些食欲。家长不妨这样喂儿童:先给儿童吃些汤开开胃口,然后再吃饭,那是最理想的方法了。

14. 宝宝忌食会导致性早熟的食物

(1)油炸类食品:当洋快餐越来越多地出现在街头巷尾,其鲜艳的色彩、诱人的香味,深深地让孩子着迷。不要让孩子迷上此类油炸类食品,特别是炸鸡、炸薯条和薯片等,过高的热量会在儿童体内转变为多余的脂肪,引发内分泌紊乱,导致性早熟。而且食用油经反复加热使用后,高温使其氧化变性,也是引发性早熟的原因之一。

(2)家禽脖子:现在的家禽多是被"催熟"的,而禽肉中的"促熟剂"残余主要集中在家禽头颈部分的腺体中,因此,长期吃鸡鸭鹅的颈部,就成了"促性早熟"的高危行为。因此,需要纠正孩子的饮食习惯,避免孩子过多进食禽类的颈部。如果煲汤时连动物的内脏一起煲的话,其中的甲状腺、性腺等含有激素的物质会析出,通过进餐摄入人体,因此给孩子喝的汤要少放动物内脏。

(3)反季节的水果:冬季的草莓、西瓜、葡萄、西红柿等,春末提前上市的梨、苹果、桃和橙等,几乎都是在植物激素的帮助下才反季或提早成熟,植物激素作为一种化学物质,在水果中残余的物质可能会对人体造成伤害。因此也应避免给孩子食用。

(4)补药:现在市面上的牛初乳品牌繁多,纷纷标榜能够提高婴幼儿免疫力,很多心疼孩子的妈妈买给孩子服用。其实,牛初乳即是刚生完牛宝宝的牛妈妈头一周的乳汁,里面的促性腺素含量极高,对于婴幼儿可能没问题,但是对于接近青春期的孩子而言,其身体较为敏感,长期大量服用容易提早进入青春期。一些家长将雪蛤、冬虫夏草、人参、西洋参等药材变成餐桌上的汤水,让孩子在用餐的过程中服用。雪蛤、冬虫夏草、人参里面的促性腺素含量较高,对于围青春期的孩子(6~8岁的女孩、7~10岁的男孩),容易诱发性早熟,家长不要认为这些是补品而让孩子长期服用。

(5)口服营养液:不少保健品穿着五颜六色的外衣,其说明书里所写的"有助于增强儿童免疫力、有助于儿童骨骼的发育"等"功效"则深深地吸引了家长。为此,一个孩子一天吃超过3种保健品的情况都存在。某些标榜能让孩子长高长壮的口服液,相当部分含有激素。孩子服用后在五六岁时长得比同龄的孩子高大壮实。而等孩子进入正常发育阶段时,反而不见长。因此,不能盲目在市面上给孩子购买口服补液。

15. 宝宝忌多喝精汤

很多人认为肉汤、鸡汤、鱼汤等是营养上品,荟萃了肉类的营养精华,又容易消化,常以各种汤类来喂养婴幼儿。而把煮过汤的肉和鸡看成没什么营养的渣子,其实,这是极大的误解。

肉类的汤,味鲜可口,但鲜味并非是营养丰富的标志,汤之所以特别鲜,是因经水煮后肉类中的一些氨基酸溶于汤内,氨基酸是鲜味的来源。众所周知,蛋白质是人体的重要营养成分,而肉类中就含有较多的蛋白质,具有较高营养价值。经水煮后,一部分氨基酸从蛋白质内解析出来而溶于汤中,饮用后可直接被肠道吸收。为此,对于消化功能异常的人喝肉汤有利于吸收。煮的时间越长,被溶解的氨基酸相对越多,但是充其量不过占该肉总含量的5%左右,还有95%的营养成分留在肉渣中。只喝汤不吃肉,等于是捡了芝麻而丢了西瓜。蛋白质对于生长发育中的儿童至关重要。如果总是用肉汤或鸡汤喂儿童,甚至2岁后牙齿出齐,亦以此作为荤食的主要形式,就会导致儿童生长缓慢,食欲低下,甚至厌食。分析其原因,除了蛋白质供给不足外,另一个重要原因是这些儿童往往伴有其他营养物质消化吸收不良及缺乏锌元素等。

而且以汤为食品主体的喂养,使儿童习惯了饮汤,而不需要通过咀嚼来完成进食,吞咽的协调动作得不到应有的训练,即使在牙已经出齐的情况下,这些儿童也难将食物嚼碎,一接触固体食物就容易恶心,甚至呕吐,使家长误以为儿童的"喉咙太小"吞不下食物。

长此以往,便会影响到胃肠道的消化和吸收功能,是导致儿童营养不良而生长迟缓的主要原因。另外,这些儿童还常常缺锌。锌是以蛋白质结合的形式存在于肉类、蛋及乳类食品中的,它不能直接溶解在汤内。缺锌引起的味觉迟钝又是食欲差甚至厌食的诱因,结果蛋白质缺乏及缺锌之间形成恶性循环。更重要的是,锌是促进儿童生长发育的重要元素,缺锌者个子较矮小,于是儿童的身高显著落后于正常饮食的儿童。这些儿童的父母往往感慨万分,认为自己花了钱买最好的鸡或鱼,精心熬汤,却没养育出一个发育正常的儿童。

年轻的父母们,请不要再把"上等汤"作为儿童的主要营养品了。当儿童出牙后就应开始添加半固体食品,如肉末、菜泥、芹菜粥等以训练儿童多做咀嚼动作,以促进消化道功能发育成熟,使儿童能吸收足够而全面的营养物质。

16. 忌儿童食物中毒

随着儿童一天天长大,能够吃的食品越来越多,慢慢接近成人,家长往往会忽视对儿童饮食的选择,给儿童做饭也不像小时候那么精心了,吃东西要比以前随便。这时就有可能会出问题,有的儿童就在这个时候出现了食物中毒。在为儿童选择食品的时候要特别注意以下几点。

(1)饭菜要尽量现做现吃,避免吃剩饭剩菜。新鲜的饭菜营养丰富,剩饭菜在营养价值上已是大打折扣。而且越是营养丰富的饭菜,细菌越是容易繁殖,如果加热不够,就容易引起食物中毒。儿童吃后会出现恶心、呕吐、腹痛、腹泻等类似急性肠炎的症状。因此,要尽量避免给儿童吃剩饭菜,特别是剩的时间较长的饭菜。隔夜的饭菜在食用前要先检查有无异味,确认无任何异味后,应加热20分钟后方可食用。

(2)给儿童选购食品时要注意检查生产日期和保质期限,一定不要买过期的食品。已经买来的食品也应尽快给儿童食用,不要长期放在冰箱里,时间长了也有可能会超过保质期。还要认清食品的储藏条件,有的食品要求冷藏,有的要求冷冻,不能只看时间,食品在冷藏条件下存放 10 天与冷冻条件下存放 10 天完全是两个概念。不能存在侥幸心理,以为食品只超过保质期两三天问题不大,因为有些食品上标明的生产日期和保质期本身就有可能不完全与实际情况相符。打开包装后,要注意观察食品有无变色、变味,已有哈喇味的食物就千万不要给儿童吃了,否则,吃了这样的食品就有可能使儿童食物中毒。

(3)尽量不要给儿童吃市售的加工熟食品,如各种肉罐头食品、各种肉肠、袋装烧鸡等,这些食物中含有一定量的防腐剂和色素,容易变质,特别是在炎热的夏季。而且有些此类食品的生产者未经许可,加工条件很差,需要格外小心。如果选用此类食品应选择在较正规的国营超市购买。食用前必须经高温加热消毒后方可食用。

(4)有些食物本身含有一定毒素,需正确加工才能安全食用。例如,扁豆中含有对人体有毒的物质,必须炒熟焖透才能食用,否则易引起中毒。豆浆营养丰富,但是生豆浆中含有人体难以消化吸收的有毒物质,必须加热到 90℃ 以上时才能被分解,因此豆浆必须煮透才能喝。发了芽的土豆会产生大量的龙葵素,使人中毒,不能给儿童食用。

(5)有些食物烹制时必须用适当的炊具。例如,不能用铁锅煮山楂、海棠等果酸含量高的食品,那样会产生低铁化合物,致使儿童中毒。

(二)食物卫生与烹调的 11 盏绿灯

1. 选购儿童强化食品宜注意的事项

(1)要有针对性地选择:要选择儿童容易缺乏的营养素作为强

化剂的食品。原则上要掌握"缺啥补啥",如母乳喂养的婴儿可选择铁强化食品,不喝牛奶及不吃豆制品的儿童可选择钙强化食品。城镇儿童因不常吃粗杂粮可选择维生素 B_1 强化食品,吃动物性食品较少的孩子可选择维生素 A、维生素 B_2 强化食品。吃蔬菜水果较少的孩子可选择维生素 C 强化食品。要注意的是,不要主观地认为自己的孩子会缺乏某种营养素,就去买这种营养素强化食品,而应在医生指导下选购为好。

(2)要注意强化的剂量:儿童强化食品中加入的强化营养素的量如果太少,不能起到补充营养的作用,而且可能在加工过程中就已经被破坏。如果量太多,又会引起营养素中毒,或者影响其他营养素的代谢。同时,还要注意不要重复选购强化同样营养素的食品,如选购了强化铁的奶粉,又买了强化铁的米粉,就可能造成铁的过多。此外,还应注意如已经补充了维生素 A、维生素 D 制剂的孩子,就不应该选购强化维生素 A、维生素 D 的食品,因为过量的维生素 A、维生素 D 不易很快从体内排泄,而引起中毒。

(3)要提倡食用天然食物:虽然强化食品可以补充某些营养素,但我们还是提倡从膳食中获取营养。天然食品中的营养素具有理想的化学结构,最能被人体利用,如大豆中的异黄酮、香菇中的多糖类物质等,对人体有特殊的生理功效,这是强化食品所不能代替的。因此,应提倡让孩子从一日三餐中获得全面的均衡的营养。

(4)不要误把强化食品当补品给孩子长期不间断地食用:因为孩子的营养状况是在变化的,如果某种营养素补得太多,就会破坏它与其他营养素之间的平衡。可以采用吃一段时间,停一段时间的方法,或征求有关医生的意见。

(5)其他:选购强化食品时,一定要阅读食品包装上的食品标记,还要注意该产品的品牌、包装质量和生产日期等,如发现该产品质量有问题时,要停止食用。

2. 给宝宝烹调食物时宜注意的事项

（1）为了方便喂食，较大婴儿的食物可加入少许芡粉。芡粉可使原来干巴巴不好吃的食物变得软乎乎好下咽。料理时，芡粉先加适量的水拌匀，将火转小，然后慢慢倒入煮开的汤中搅拌。另外，在绞肉中加调味料时，也可适量加入一点芡粉水，使绞肉变得柔软滑嫩。

（2）想要快速地制作出少量的断奶食物，必须先学会用微波炉做菜。除了金属制品及镶有金属边的器皿、漆器、竹器和纸器不可以直接放到微波炉里加热以外，还应避免使用非耐热的玻璃及塑胶制品。

（3）要顺着蔬菜和肉的纤维垂直下刀。烹煮断奶食物的妈妈们常有一种困扰：那就是婴儿总是很难咬烂蔬菜和肉。建议在烹煮前一定要顺着蔬菜和肉的纤维垂直下刀。把纤维切断就能帮助婴儿顺利咀嚼下咽。

（4）想要煮出柔软且颜色翠绿的蔬菜，水一定要充分沸腾。煮青菜时，应在充分沸腾的滚水中加入少量的食盐，然后不加盖煮，煮好后马上放到凉水中除去涩汁。月龄小的婴儿宜选择易于消化、柔软的青菜叶尖部分。

（5）煮少量的汤时，可以将小锅倾斜在炉上煮。婴儿的食量很小，每次煮汤时，量不好控制。因此煮的时候，经常会遇到水分蒸发掉了，食物还没熟的现象。这时您可以将小锅稍稍倾斜，把食物与汤汁集中在一角，也可以中途加些水或汤汁来补充。

3. 宜知黄豆制品的制作方法与营养价值的关系

黄豆具有很高的营养价值。其蛋白质的含量为 30%～40%，脂肪约为 20%。脂肪中含有较多的必需脂肪酸及丰富的磷脂（神经活动所必需的物质）。此外，还富含 B 族维生素及无机盐。黄豆制品的品种很多,如豆浆、豆腐、豆腐干,以及调味品,如腐乳、豆豉、酱油等。黄豆制成豆制品后,其营养价值没有削弱,而且还提高了消化率。整粒黄豆煮熟后的消化率约为 65%,加工为豆腐后其消化率可提高到 92% 以上。黄豆本身不含维生素 C,经过发芽成为豆芽后,维生素 C 的含量一般可达到 17～20 毫克/100 克,这与产于北京的油菜心的维生素 C 含量相差无几,且发的芽越短,维生素 C 的含量越高。黄豆发芽后维生素 B_2 含量也明显增加,胡萝卜素含量比黄豆增加 2～3 倍,烟酸增加 2 倍,叶酸增加 1 倍,维生素 B_{12} 增加达 12 倍之多。可见,让儿童多吃些豆制品是很有益处的。

4. 宜为儿童巧做豆腐

豆腐是一种物美价廉的营养食品,含有与肉类蛋白质相同的营养价值,并且价格便宜。豆腐应该经常出现在儿童的食谱上。现在推荐两道营养丰富的豆腐菜。

(1)红白豆腐:鲜豆腐 250 克,红豆腐(猪血或鸡鸭血)250 克,熟猪油 100 克,酱油 25 毫升,精盐、姜末、葱段、白糖、淀粉、味精各少许,蒜 5 瓣。将红白豆腐洗净,分别切成 1.5 厘米大的块,稍烫后捞出待用。炒锅烧热后,放入 50 克猪油,烧热后加入白豆腐,煎黄后出锅待用。炒锅重新置于火上,放入另 50 克猪油,烧热时投入葱、姜、蒜,煸黄后加入红豆腐,再煸炒几下,倒进白豆腐,稍炒后放酱油、白糖、味精、食盐和半手勺水,翻炒数下后,淋水淀粉勾芡即成。红白豆腐内含优质蛋白质 64 克。

(2)香元豆腐:鲜豆腐 500 克,猪肉末 250 克,鸡蛋 1 只(取蛋清)、食盐、味精、料酒、白糖、水淀粉、熟火腿末、豌豆苗(或香菜)各少许。把整块豆腐放入开水锅中煮一下捞出,压成泥。猪肉末放入碗内,加进蛋清、食盐、味精、料酒搅匀,团成 13～15 个枣状肉丸。将豆腐泥也分成相应的份数,每份拍成小饼,放入肉丸,团包成元宵形,码在盘内,上笼蒸 10 分钟取出。炒锅烧热,放入一手勺水和少许食盐、料酒、味精、白糖,汤开后,淋入水淀粉勾芡,浇在豆腐丸上,撒上火腿末,放上豆苗即成。此道菜的蛋白质含量约 59 克。

5. 吃水果宜清洗

水果蔬菜的生长过程中,往往会喷洒一些农药,有些是为了防止病虫害,有些是为了促进作物的生长。喷洒农药后,药物会长期停留在果皮和蔬菜上,如果清洗不干净,或者不削去果皮而直接食入,就可能对人体产生伤害。

吃水果一定要注意卫生,认真清洗。农药是有机化合物,只是简单地用水冲洗一下是洗不干净的,最好用能有效清除农药成分的洗洁用品浸泡一会儿,认真刷洗,然后用水冲干净再吃。有的水果必须是剥了皮才能吃的,有的父母就觉得不必清洗。如吃橘子,在剥橘子皮时,如果表皮没洗干净,往往会把表皮上的脏东西或农药,通过手沾染到橘子瓣上吃到嘴里。葡萄、西红柿等不易剥皮,就更要清洗干净。如果把黄瓜当作水果给儿童吃,要特别注意,黄瓜表面凸凹不平,容易藏污纳垢,不易洗净,必须用洗涤灵浸泡后,用小刷子细心清洗,再用清水多冲几遍才行。

6. 饭前饮水宜适量

儿童由于器官尚未发育成熟,特别是消化系统各器官分泌的消化酶活力较低,量也较少,所以在饭前约 1 小时饮点水是有益处的。因为这样可以保证消化器官充分分泌消化液,帮助食物的消化和吸收。在早餐前 40 分钟就应喝点水。因一夜睡眠后,经毛孔和呼吸耗散的水分较多。儿童进餐时也可适当饮点汤水,以促进食物的消化吸收。如果饭前不喝水,吃饭时也不饮汤水,则饭后会因胃液的大量分泌而产生口渴感,这时大量喝水,会冲淡胃液,影响食物的消化和吸收。无论餐前餐后或进餐时,均不宜饮过多的汤和水,否则会使胃液稀释,不利于消化。

7. 烹制食品宜保持营养

有的妈妈发现,自己已经非常注意给儿童添加各种含铁丰富的食品,可是儿童的血色素还是偏低,这是为什么呢？原来,尽管许多食物营养丰富,但是如果烹制方法不当,就可能把这些营养素破坏而丢失,采用正确的烹制方法才能有效地保持食物中的营养素。

蔬菜中富含维生素,越新鲜的蔬菜维生素含量越高,因此买回来的新鲜蔬菜不宜久放。制作时应先洗后切,现时炒制,一次吃完。炒菜时应急火快炒,3～5分钟即可。煮菜时应水开后再放菜,加盖焖煮,防止维生素丢失。做馅时挤出的菜水含有丰富营养,不宜丢弃,可做汤。

淘米时间不宜过长,不宜用力搓洗,不宜用热水淘米。在做米饭时以焖饭、蒸饭为宜,不宜做捞饭,否则会使维生素大量流失。熬粥时不宜加碱,这样才能保留大米中的营养成分,防止维生素被破坏。炒肉菜时,最好把肉切成碎末、细丝或小薄片,急火快炒。大块肉、鱼应先放入冷水中用小火炖煮烧透。做骨头汤时应把骨头拍碎,在汤中加少许醋,以促进钙质的吸收。另外,给儿童做的食物不宜用油炸的方法,油炸食品不但不利于儿童消化吸收,而且这样烹制出来的食品营养素几乎全被破坏了。因此,最好不要给儿童吃油炸食品。

8. 宜让孩子吃好油

植物油是日常生活中必不可少的调味品,所以吃什么样的油才能使宝宝更聪明、更健康、更加利于宝宝的生育成长,一直是家长关心的问题。

(1)核桃油:富含丰富的磷脂,是大脑必不可少的重要营养素,对促进宝宝的智力发展,维持神经系统正常功能的运转大有好处。丰富的维生素和不饱和脂肪酸、维生素 E 及多种微量元素,极易消化吸收并容易储存。核桃油中还含有角鲨烯及多酚等抗氧化物质,可以促进宝宝的生长发育,保持骨质密度,并可保护皮肤,防辐射,增强免疫力。对婴幼儿来说,核桃油还具有于平衡新陈代谢、改善消化系统的功效。做菜时宜低温烹饪或直接调用。

(2)山茶子油:含有丰富的单不饱和脂肪酸(油酸、亚油酸、亚麻酸等)及独特的生物活性成分角鲨烯、茶多酚等物质,不但可以降低胆固醇,还可以使宝宝提高免疫力,增强胃肠道的消化功能,促进矿剂的生成和钙的吸收,对生长期的宝宝尤其重要。另外,山茶子油还是比较接近人奶的自然脂肪,是较适合婴儿的优秀食品。而其中的维生素 E 和抗氧化成分,不但可以预防疾病,还有养颜护肤的美容效果。山茶子油也可直接食用。

(3)花生油:含不饱和脂肪酸 80% 以上,还有人体所必需的亚油酸、亚麻酸、花生四烯酸等多种不饱和脂肪酸,对调节人体功能、促进宝宝的生长发育及预防疾病方面都有重要的作用。其中微量元素锌的含量也是食用油类中最高的:每百克花生油含锌元素8.48 毫克,是色拉油的 37 倍,菜子油的 16 倍,豆油的 7 倍。它可以促进宝宝的大脑发育。宝宝如果缺锌,就会出现发育不良、智力缺陷等症状。而花生油中所含有的脑磷脂、卵磷脂和胆碱也可以有效地改善记忆力,对宝宝的智力开发益处多多。做菜时可用于煎炒烹炸,200℃ 以下的高温皆可。

(4)葵花子油:不含芥酸、不含胆固醇和黄曲霉素,现代医学分析,葵花子能治失眠,增强记忆力,是保健价值比较高的一种食物油。葵花子油中亚油酸的含量与维生素 E 的含量比例均衡,十足的亚油酸在血管中起到清道夫的作用,而维生素 E 则有助于宝宝的健康发育,具有治疗失眠,增强记忆力等健脑益智的功效。若新妈妈经常食用葵花子油可增加母乳分泌。而且对准妈妈的"孕期糖尿病"还有辅助治疗的作用。做菜时宜低温烹调使用。

（5）芝麻油：富含特别丰富的维生素 E 和比较丰富的亚油酸，消化吸收能力极高，不含对人体有害的成分。常食芝麻油可以调节毛细血管的渗透作用，改善血液循环，使宝宝体内的营养可以有效地吸收和利用。而且用芝麻油调出的菜品味道清香可口，可以刺激宝宝的食欲。芝麻油特有的滑肠功能，有利于宝宝新陈代谢的顺畅。做菜时可直接食用，如蛋羹或者菜泥当中，都可适量加入。

（6）大豆油：富含卵磷脂和不饱和脂肪酸，易于消化吸收。卵磷脂被誉为与蛋白质、维生素并列的三大营养素之一，可以增强脑细胞，帮助维持脑细胞的结构，减缓记忆力衰退。对增强宝宝的记忆力很有帮助。而不饱和脂肪酸可以降低胆固醇，保护宝宝的血液循环畅通。但多不饱和脂肪酸也会降低好的胆固醇，在高温下还易产生油烟和有毒物质，因此在食用的时候要掌握正确的操作方法，注意安全。做菜时宜用低温或低于 200℃ 的高温烹调。

（7）橄榄油：含有丰富的不饱和脂肪酸、无机盐和维生素。不饱和脂肪酸可以降低低密度脂蛋白胆固醇，不会伤害到人体的其他有益成分。橄榄油被认为是"迄今所发现的油脂中最适合人体营养的油脂"，具有非常高的营养价值。其中的抗氧化成分，还可以防止许多慢性疾病，而且由于橄榄油在生产过程中未经过任何化学处理，其天然的营养成分保持得非常完好，正好适合新生的宝宝食用。做菜时低温烹调。

9. 宜做让孩子长高的食谱

人体长高，主要取决于人体长骨的发育，尤其是大腿的股骨和小腿的胫骨和腓骨。这些长骨的发育要靠有机物质的生成和骨盐的沉积。有机物质的主要成分是蛋白质。骨盆的主要成分是钙、磷及少量的无机元素，如钾、镁、钠等。因此，要想自己的孩子长得高,饮食应注意提供含丰富蛋白质和钙、磷成分的食物,为孩子的长骨发育创造良好物质条件。

(1)牡蛎肉汤:取新鲜牡蛎肉 100 克,姜丝少许。将牡蛎肉放入砂锅内,加上姜丝少许,加适量清水,用中火煨成浓汤,再加入少量调味料,待温后饮汤吃牡蛎肉。牡蛎肉含有丰富的蛋白质、糖类、脂类及钙、磷等无机盐,是一味简单可行的助长高汤剂。

(2)鸡肝猪腿黄芪汤:取新鲜鸡肝 50 克,新鲜猪腿骨 50 克,黄芪 30 克,五味子 3 克。将鸡肝切成片备用,猪腿骨打成碎片状,与黄芪、五味子一起放进砂锅内,加适量清水,先用大火煮沸后,改为小火煮 1 小时,再滤去骨渣和药渣。然后,将鸡肝片放进已煮好的猪骨汤内煮熟,按口味加调料,待温后吃鸡肝喝汤。鸡肝含丰富的蛋白质、钙、磷及多种维生素,猪腿骨也含有钙、磷、镁、铁、钾等多种无机元素,配以黄芪、五味子,有利于蛋白质、钙、磷等成分的吸收,对小儿长骨的生长发育甚为有利。

(3)猪骨菠菜汤:取新鲜猪脊骨 350 克,菠菜 200 克。用清水洗净猪脊骨,砍碎,放入砂锅内,加适量清水,先用大火,后用小火煮 2 小时。然后将洗净的菠菜放入汤中,再煮 10 分钟,加入调料,饮汤吃菠菜。猪脊骨含有镁、钙、磷、铁等多种无机盐,菠菜中含有相应的酶,因此对补充镁、铁、钙、磷等无机盐和微量元素效果较好。

(4)猪肝鸡蛋:新鲜猪肝 50 克,新鲜鸡蛋 1 个,大米 100 克。先将大米在锅内熬到开花为度。将猪肝制成泥状,用少许食用油炒热备用。将鸡蛋制成蛋花,与热鸡肝一起放进粥内熬成粥状,待温,调味后食用,隔日 1 次。猪肝含丰富优质蛋白质,富含钙、磷及维生素 A。鸡蛋则含有婴幼儿成长需要的卵蛋白和卵球蛋白,而且钙、磷等无机盐含量也很丰富,是儿童增高的理想食品。

(5)鸡蛋黄粉粥:新鲜鸡蛋 1 个,煮熟后除去蛋白,留下蛋黄。将蛋黄研细,加入已煮好的米粥中拌匀食用,每天 1～2 次。蛋黄中含有丰富的卵磷脂、钙、磷和维生素 A、多种脂类,色香味俱全,适合婴幼儿食用。

10. 宜给挑食的孩子做点好吃的

有些孩子稍长大一些时,吃东西会变得挑挑拣拣,总是不愿吃蔬菜、鸡蛋和米饭什么的,让妈妈很发愁。其实,这里面也有妈妈的问题。如能经常变些花样,就会调动起宝贝的小胃口,让他们喜欢吃这些饭菜。

(1)鱼味蛋饼:鸡蛋 200 克,猪肉 50 克,植物油少许,葱、姜、蒜末、番茄酱、食盐、白糖、米醋、味精及水淀粉各适量。将鸡蛋打入碗中放少许食盐、味精,鸡蛋打散后,待用。猪肉切成绿豆大小的颗粒,待用。将干净炒锅放置炉火,烧热后放少许植物油,倒入鸡蛋液摊成厚薄均匀的饼状,两面略金黄,完全成熟,盛入一盆中。炒锅中放少许植物油,再放入葱花、蒜末,煸出香味后,放入适量番茄酱及少许汤汁,煸出红油后,放入肉粒煸炒,加食盐、白糖、味精炒至肉粒成熟后淋少许米醋,水淀粉勾芡后,盛入装蛋饼盆中即可。把鸡蛋做成蛋饼,既香嫩又色泽红亮,尤其是口味甜酸的肉粒能大大提起不爱吃鸡蛋宝贝的食趣,很适合 1 岁半以上的宝贝。

(2)蔬菜小杂炒:土豆、蘑菇、胡萝卜、黑木耳及山药各 15 克,植物油、食盐、味精及芝麻油各少许,水淀粉适量。将所有的原料切成片,待用。把洗干净的炒锅放在炉火上,放入少许植物油,等烧热后放入胡萝卜片、土豆片和山药片,煸炒片刻,再放入适量的汤汁。烧开后,加入蘑菇片、黑木耳和少许食盐,烧至原料酥烂,加一点点味精,然后用水淀粉勾芡,再淋上少许芝麻油即成。如果 1 岁半左右的宝贝不爱吃蔬菜,可利用他们在这个时期好奇心很强的特点,把平日不爱吃的各种蔬菜合在一起,做出色泽鲜艳的饭菜吸引他们。这些蔬菜中含有生长发育十分需要的多种营养,口味也很适宜宝贝。

（3）香炒米饭：米饭 50 克，土豆 10 克，黄瓜 10 克，黑木耳 5 克及鸡肉 10 克，植物油、葱花、黄酒、食盐、味精各少许。将土豆、黄瓜切成丁，黑木耳用水发后略用刀切几下，待用。把洗干净的炒锅置于炉火上，加入少许植物油，待烧热后先放入鸡丁煸炒片刻，再加入少许汤水。烧开后，略微焖烧一会儿，等鸡丁熟烂后放入土豆丁和黑木耳，烧煮片刻取出待用。将洗净的炒锅里放入少许植物油烧热，放入米饭、葱花煸炒几下，放入黄瓜丁及其他原料，加入少许黄酒、食盐、味精一起煸炒至入味即成。米饭是 2 岁以上宝贝的主食，如果宝贝不爱吃，妈妈可在里面加一些别的东西，就会使米饭"面目皆非"，引起宝贝的兴趣。

11. 宜给孩子做营养早餐

（1）香蕉面包卷：切片面包 3 片，鸡蛋 1 个，香蕉 1 个，花生酱和芝麻各适量。面包切去硬边，鸡蛋打散成蛋液。在面包片中间涂上花生酱。香蕉剥皮后，每个切成两段再对半切开（每块面包只放 1/4 块香蕉就可以），其中一边涂上蛋液，可以更好地封口。用面包片把香蕉卷起来，稍为压一下封口。每条面包卷蘸上蛋液，再蘸上芝麻。植物油烧至五成热，放进面包卷，中火炸至金黄（大约 3 分钟）。捞起沥油。再放在厨房纸上吸干油后切成段食用。

（2）红薯鸡蛋饼：红薯 1 个，鸡蛋 1 个，白砂糖 1 汤匙，面粉 2 汤匙。红薯削皮洗干净后，先切成薄片，再切成条，最后切小粒。鸡蛋磕进面粉里，加入白砂糖，加入 2 汤匙的水，一起搅拌均匀成面糊。把红薯粒加进面糊里。平底锅加热，刷上一层薄油，倒进面糊，小火煎。想红薯熟得快点，就盖上锅盖，用小火煎至一面金黄再翻面，继续盖上盖子小火煎至另一面金黄色即可。

（3）胡萝卜馅馄饨：猪肉 300 克，馄饨皮 250 克，胡萝卜 50 克，甜玉米粒 50 克，鸡蛋 1 个，生姜 1 块，生粉半汤匙、食盐、胡椒粉各适量。猪肉清洗干净后切小块。把猪肉剁成肉末，加入姜末。肉末中加食盐、胡椒粉、生粉、鸡蛋搅拌均匀,顺着一个方向充分搅拌。甜玉米粒稍剁碎,胡萝卜刨成丝,加入肉末里面。把所有材料搅拌均匀。开始包馄饨,肉馅放中间,馄饨皮对折,把靠近自己这边的两个角粘在一起,为了更好地粘牢,可以在旁边放碗清水,蘸一点清水就可以把馄饨皮牢牢粘住。锅里放水煮开,放进馄饨,再次水开后,倒进半碗的清水,水再次煮开后,再煮5分钟左右,放点香油、食盐、鸡精在汤里,撒上葱花即可食用。

(4)芹菜叶煎饼:芹菜叶子若干,面粉2汤匙,鸡蛋1个,食盐适量。芹菜叶子清洗干净,剁碎。把鸡蛋磕进碗里,加入2汤匙的面粉,一点点食盐,用适量清水搅拌均匀后再加入芹菜叶,把所有材料搅拌均匀成面糊。平底锅擦一层薄油,加热到六成热就把面糊倒进去,慢火煎至金黄定型。小心地把饼翻面,继续慢火煎至金黄。芹菜叶饼煎熟以后,稍凉切块即可。

(5)鸡蛋煎饼:鸡蛋1个,面粉2汤匙,葱1根,淀粉1小勺,盐、清水各适量。将面粉、冷水、淀粉、食盐混合,搅拌均匀成为面糊,太稀的可以加点面粉,太稠的可以加点冷水。葱切成粒备用,鸡蛋打散成蛋液备用。平底锅刷一层薄薄的植物油,烧热后倒入一大勺面糊,加入葱粒摊成面饼,待面皮凝固成形后打入鸡蛋液,使蛋液均匀的覆盖在面饼上,待蛋液即将凝固的时候将饼卷起,一定要在蛋液还没完全凝固的时候卷起,这样才能裹成形。卷起后小火再煎一下,待蛋卷煎成金黄色就可以拿出来了,切块装盘即可。

(6)红豆沙卷饼:面粉半碗,红豆沙馅半碗(两张饼的分量)。面粉中加入适量清水,揉成面团,分成两份,分别用擀面杖擀成平底锅大小。平底锅烧热,刷一层薄植物油,把面团放下去,小火煎至金黄色。把面饼翻面,继续煎至金黄色。面饼盛起,把红豆沙馅抹上去,再把饼卷起来,切块,装碟即可。趁热吃会更好吃,饼皮香香脆脆的,红豆沙馅软糯糯的。